脑血管疾病动物模型

主编◎王　军　马　开

郑州大学出版社

图书在版编目(CIP)数据

脑血管疾病动物模型 / 王军，马升主编．— 郑州 ：郑州大学出版社，2022．2（2024.6 重印）

ISBN 978-7-5645-8298-2

Ⅰ．①脑… Ⅱ．①王…②马… Ⅲ．①脑血管疾病 - 医用实验动物 - 试验模型 Ⅳ．①R743-33

中国版本图书馆 CIP 数据核字(2021)第 218698 号

脑血管疾病动物模型

NAOXUEGUAN JIBING DONGWU MOXING

策划编辑	张　霞	封面设计	苏永生
责任编辑	薛　晗	版式设计	凌　青
责任校对	张彦勤	责任监制	李瑞卿

出版发行	郑州大学出版社	地　　址	郑州市大学路 40 号(450052)
出 版 人	孙保营	网　　址	http://www.zzup.cn
经　　销	全国新华书店	发行电话	0371-66966070
印　　刷	廊坊市印艺阁数字科技有限公司		
开　　本	787 mm×1 092 mm　1 / 16		
印　　张	14.75	字　　数	352 千字
版　　次	2022 年 2 月第 1 版	印　　次	2024 年 6 月第 2 次印刷

书　　号	ISBN 978-7-5645-8298-2	定　　价	79.00 元

主编简介

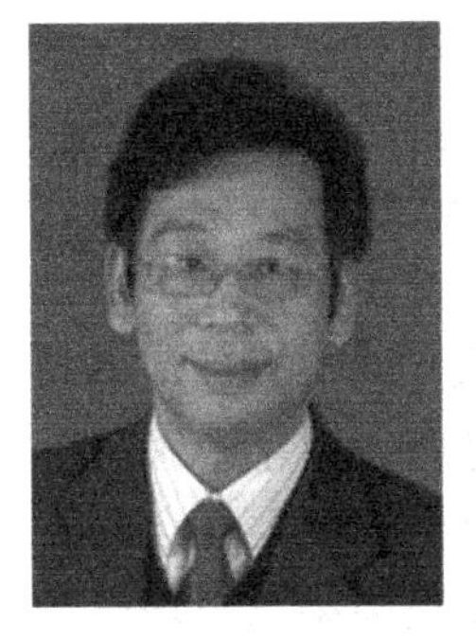

王军,医学博士,河南省中医药研究院研究员,硕士研究生导师。1983 年从河南医科大学(现郑州大学医学院)医疗系毕业,获学士学位;1991 年从西安医科大学(现西安交通大学医学部)生理学专业研究生毕业,获硕士学位;2007 年从北京中医药大学中西医结合基础专业博士研究生毕业,获博士学位。主持和参加完成国家自然科学基金课题 2 项、“九五”国家科技攻关课题 1 项、国家中医药管理局重点课题 1 项和青年基金课题 2 项、河南省重大科技攻关课题 1 项和其他课题 20 余项等,完成 40 余种中药新药药效学和毒理学研究。现任河南省中医药研究院中药研究所所长,中药药理实验室(国家中医药管理局三级实验室)主任,河南省高血压病研究所副所长。中国药理学会理事、河南省药理学会副理事长兼神经药理专业委员会主任委员、河南省药学会药理专业委员会副主任委员,河南省免疫学会副理事长,河南省生理学会理事,河南省跨世纪学术和技术带头人。共获各级科研成果奖 18 项,其中省、部级科学技术进步奖二等奖 5 项、三等奖 4 项,发表论文 100 余篇。目前主要从事心、脑血管疾病药理学研究。

主编简介

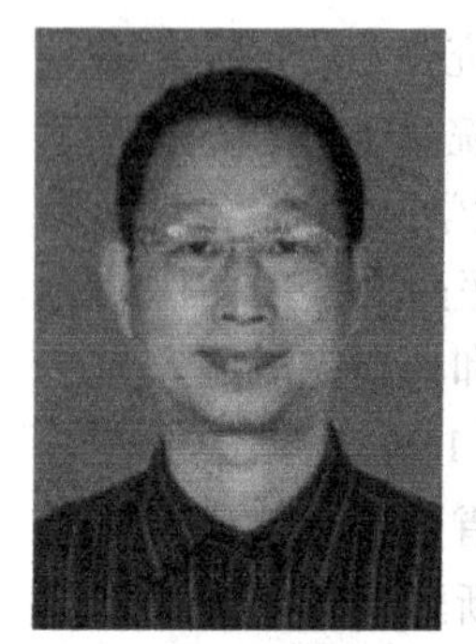

马开，河南省中医药研究院副研究员，硕士研究生导师。1991 年 6 月毕业于河南中医学院（现河南中医药大学），获学士学位。主持和参加完成国家自然科学基金课题 1 项、“九五”国家科技攻关课题 1 项、国家新药基金课题 2 项、河南省重大科技攻关课题 2 项、省重点科技攻关课题 4 项和其他课题 10 余项等。现任河南省中医药研究院中药研究所副所长，中药分析实验室（国家中医药管理局三级实验室）副主任，中国中药协会药用菌物专业委员会副主任委员、世界中医药学会联合会老年医学专业委员会第三届理事会常务理事、中华中医药学会中药基础理论分会委员。共获各级科研成果奖 10 余项，其中省、部级科学技术进步奖二等奖 4 项、三等奖 3 项，发表论文 60 余篇。目前主要从事天然活性成分研究。

作者名单

主　编　王　军　马　开

副主编　高丽君　张　薇

编　委　（以姓氏笔画为序）

马　开　马　龙　王　军

田　萍　孙　为　杨　丹

张　薇　张迪文　高丽君

内容提要

《脑血管疾病动物模型》共分6章35余万字，分别介绍常见脑血管疾病80余种动物模型，包括脑缺血、脑出血、血管性认知障碍、蛛网膜下腔出血、颅内动脉瘤、颅内静脉窦血栓形成动物模型。每种疾病动物模型的复制主要包括模型制备的基本原理、实验材料、方法步骤、观察指标、模型特点、注意事项、模型评价和参考文献8个方面。各种疾病在介绍基本概念和经典动物模型的基础上，注重该领域的最新进展，尽可能地收录新方法、新技术在脑血管疾病动物模型制备与指标评价中的应用，如基因工程动物模型、自发性或遗传性疾病模型、微创介入技术等。尽量详细地列出原始参考文献并在相应部位加以角注，以便读者在使用过程中查阅、参考与对照。该书适用于基础医学、临床医学、药学及相关学科科研人员和研究生进行脑血管疾病病因、病理生理、诊断与疗效评价研究和新药开发研究。

前言

随着社会经济的发展，国民生活方式发生了显著变化，尤其是人口老龄化及城镇化进程的加速，脑血管病危险因素流行趋势明显，导致脑血管病的发病人数持续增加。卒中是严重危害中国国民健康的重大慢性非传染性疾病，是我国成人致死、致残的首位病因，具有高发病率、高致残率、高死亡率、高复发率、高经济负担五大特点。最新全球疾病负担研究显示，我国总体卒中终身发病风险为39.9%，位居全球首位，这意味着一生中每5个人大约会有2个人罹患卒中。《2019中国卫生健康统计提要》数据显示，2018年我国居民因脑血管病致死比例超过20%，这意味着每5位死亡者中至少有1人死于卒中。近年来，随着医学发展和科技进步，心血管疾病的基础与临床研究取得了很大的进展，对疾病的认识已从整体和组织水平，不断向细胞和分子水平深入，出现了一些新理论、新知识和新技术。

人类疾病动物模型是生物医学科学研究中所建立的具有人类疾病模拟性表现的动物实验对象和材料，是现代生物学、医学、药学等研究领域中不可或缺的实验方法和手段，对探讨病因与发病机制、提高诊断技术和药物疗效评价等具有重要意义。

本书是根据人类疾病动物模型的基本要求，探讨人类脑血管疾病的基本研究方法。本书共6章30余万字，分别介绍常见脑血管疾病80余种动物模型，包括脑缺血、脑出血、血管性认知障碍、蛛网膜下腔出血、颅内动脉瘤、颅内静脉窦血栓形成动物模型。每种疾病动物模型的复制主要包括模型制备的基本原理、实验材料、方法步骤、观察指标、模型特点、注意事项、模型评价和参考文献8个方面。

本书具有以下特色。

1.创新性：本书是目前国内外首部介绍心血管疾病动物模型知识的工具书。

2. 全面性：模型收录全面，包括六大类脑血管疾病、80余种动物模型，为目前收录脑血管疾病模型最多的专业书。

3. 实用性：本书不仅详细地介绍了模型的复制方法、步骤和注意事项，还对同类疾病不同动物模型的优缺点进行综合评价，同时列出国内外原始参考文献，并在相应部位右上角标注参考文献序号，以便读者在使用过程中查阅、参考与对照。本书适用于基础医学、临床医学、药学及相关学科科研人员和研究生进行心血管疾病病因、病理生理、诊断与疗效评价研究和新药开发研究。

4. 先进性：在介绍经典动物模型的基础上，注重该领域的最新进展，尽可能地收录新方法、新技术在脑血管疾病动物模型制备与指标评价中的应用，如基因工程动物模型、自发性或遗传性疾病模型及微创介入技术应用等。

由于编者水平有限，书中不妥之处恳请读者予以批评指正。

编者

2021年7月

目录

第一章 脑缺血模型

第一节　大鼠脑缺血模型

一、大鼠开颅法局灶性脑缺血模型

【基本原理】

大脑中动脉(middle cerebral artery,MCA)是人群脑卒中的多发部位,采用开颅直接阻断大鼠近端 MCA 的方法,造成 MCA 支配区脑组织缺血为主的局灶性脑缺血模型(middle cerebral artery occlusion,MCAO)。

【实验材料】

1. 药品试剂　①2,3,5-氯化三苯基四氮唑(2,3,5-triphenyl tetrazolium chloride,TTC):用磷酸缓冲液配成1%的染液(pH 值7.4)。②麻醉药物:盐酸氯胺酮注射液,水合氯醛或戊巴比妥钠等。③10%甲醛溶液或4%多聚甲醛溶液。

2. 仪器设备　手术显微镜,牙科钻,咬骨钳,常规手术器械,条件反射箱等。

3. 实验动物　成年 SD 或 Wistar 大鼠,雌雄兼用,体重 250 ~ 300 g。

【方法步骤】[1-2]

1. 术前准备　将动物用盐酸氯胺酮注射液腹腔注射麻醉(100 mg/kg),置左侧卧位固定于手术台上,头右侧手术部位剪毛,常规皮肤碘伏与乙醇消毒。

2. 动脉阻断　沿右侧耳眼连线中点纵行切开皮肤,分离颞肌,用咬骨钳咬断颧弓,在颧弓根前方用牙科钻行颅骨钻孔,在手术显微镜下分别用眼科剪和眼科镊剪开并小心撕开硬脑膜,暴露 MCA。在大脑下静脉和嗅束间用 11-0 号外科无创伤缝合线结扎 MCA,血流中断后于远侧切断,假手术组大鼠用针线穿过 MCA,不结扎和不切断血管。分层缝合肌肉和皮肤。

3. 术后处理　术后 3 d,每天碘伏消毒皮肤切口。

【观察指标】

1. 神经病学分级　手术 24 h 后,参照文献[3]方法,根据动物运动等行为表现进行神经病学分级。每天 1 次,观察 4 d。

0 级:行为正常,步态平稳,无神经损伤症状。

Ⅰ级:提尾时,手术对侧前肢屈曲。

Ⅱ级:提尾时,手术对侧前肢屈曲,抓力减弱。

Ⅲ级:自主运动无方向性,提尾时向手术对侧旋转。

Ⅳ级:自主运动时,向手术对侧旋转。

2. 被动性条件反射[4]　动物于造模前分别置于条件反射箱的明室内,进行被动性条件反射训练。大鼠因其嗜暗习性进入暗室,当动物四肢均进入暗室时,通以 36 V 的交流电，受电击后逃离暗室，回到明室内，记录潜伏期，将潜伏期大于 30 s 的大鼠剔除。造模后重复测试，测定并记录动物被动性条件反射潜伏期和 5 min 的错误次数。

3. 脑梗死面积测量[5]　动物被动性条件反射测试后，麻醉下断头取脑，迅速置于 −20 ℃ 冰箱中冷冻 20 min，在冰盘上迅速去除嗅脑、小脑和脑干，将大脑平均冠状切为 5 片，放于新鲜配制的 TTC 染液缸中，37 ℃温育 10 ~ 15 min 染色，间隔 1 min 轻轻摇晃一次，使其均匀染色。梗死区脑组织不着色，正常脑组织染成红色。用生理盐水冲洗后照相，在照片上用透明坐标纸（或图像分析系统）测量每片脑组织梗死区截面积和全脑面积，计算梗死面积百分比。

4. 脑组织病理学检查　染色照相后的第二片脑组织用 10% 甲醛固定，依次用 75%、85%、90%、95% 及 100% 的乙醇脱水、脱色，常规石蜡包埋、切片，HE 染色，进行光镜下脑梗死区及梗死周围区病理组织学检查。

【模型特点】

（1）MCAO 大鼠体重减轻，活动明显减少，并出现不同程度的运动障碍，表现为提尾时手术对侧前肢屈曲、手术对侧前肢抓力减弱、提尾时向手术对侧旋转或自主运动时向手术对侧旋转等表现。

（2）MCAO 大鼠记忆能力明显降低，被动性条件反射潜伏期显著延长，错误次数明显增多。

（3）MCAO 大鼠绝大多数大脑冠状切面可见皮质部较大的苍白梗死区，与正常脑组织（染为红色）界线较明显，部分梗死灶可深达尾壳核。

（4）MCAO 大鼠脑组织绝大多数皮质部有一较明显的软化坏死灶，有些达尾核，可见坏死脑细胞，部分出现片状出血，周围带可见较多的单核和淋巴细胞浸润，血管扩张充血。

【注意事项】

（1）手术操作宜在手术显微镜观察下进行。

（2）牙科钻行颅骨钻孔至硬脑膜为止，避免穿透硬脑膜损伤脑组织。

（3）结扎或电凝 MCA 时，速度宜慢，防止血管破裂，尽可能减少脑组织损伤。

【模型评价】

（1）在实验动物品种的选择上，尽管一些大动物（如猴、狗、猫、兔等）已用于脑缺血的研究，但大鼠是复制脑缺血模型的首选动物，主要由于：①大鼠脑血管解剖特点比较接近人类；②有关大鼠生理、生化、形态及药理等方面的实验资料比较丰富，有利于进行研究和比较；③价格低廉，可进行较大量的重复实验；④纯种鼠属近亲交配，品种相对一致，脑血管的解剖和生理功能变异较小；⑤大脑体积相对较小，有利于进行脑组织的固定染色及病理形态学观察[6]。

（2）开颅直接阻断 MCA 造成局灶性脑缺血模型具有其他方法无法比拟的优点：①实验条件较易于控制，在直视下操作阻断 MCA，缺血效果与范围稳定可靠；②MCA 阻断后，可引起大脑半球皮质、基底核和海马 CA1 区缺血性损伤，与人类缺血性卒中的病理改变较为接近，即 MCA 阻断而侧支循环尚存，受累脑组织包括严重缺血、坏死的中心区（梗死灶)、缺血受损伤的周围区(半暗带,penumbra)及接近正常的外围带,可实现为以保护外围区、改善周国区和缩小中心区为目的治疗药物和方法提供可靠的实验依据;③全身影响相对较小,动物存活时间长,可进行急性和慢性实验,适用于脑缺血后长期的神经功能缺损及介入治疗和康复策略的研究;④可同时进行生理、生化、病理形态及神经病学等多种指标的观察与测定;⑤由于该方法可同时导致大鼠皮质和尾壳核栓塞,故被公认为是当今最接近人类脑卒中的标准动物模型,而梗死所致的神经病学改变和脑梗死面积的测量是缺血性损伤程度及治疗效果的主要客观评价指标[7]。

(3)缺点:①阻断 MCA 手术难度较大,需要较高的熟练度;②易对毗邻脑组织产生损伤并有潜在的脑脊液漏形成;③只能形成永久性脑梗死,不能进行缺血再灌注的研究;④由于颧弓被去除,影响动物进食。

该模型自 Tamura 等[1]1981 年建立以来,一直受到同行们的极大兴趣和高度评价。Bederson 等[8]通过对 MCA 阻断的准确位置和程度与神经病学结果关系的细致观察,发现必须将豆状纹状体动脉和小的皮质分支与近、远端血供侧支分开方可形成恒定的梗死灶,中度低血压可使梗死灶扩大。采用 MCA 近端结扎,血流中断后将其结扎点离心端切断,可造成较大栓塞灶的局灶性缺血模型[8-11],模型的成功率达到100%。

此外,在 Tamura 的基础上,不少学者对入颅途径及 MCA 阻断方法等进行了进一步的探索,包括双极微电凝器或加热的不锈钢丝致血管热凝固阻塞等[12]。我室的经验表明,电凝及热凝法虽比结扎易操作,但所致的脑组织水肿及局部创伤程度则明显大于结扎法。尚有利用活套结扎、穿线抬起 MCA 或微动脉夹夹闭后再通的方法造成局灶性脑缺血再灌流模型。但因 MCA 较细,手术操作时易断裂出血及再灌流时间短等缺点,未能广泛地应用。

【参考文献】

[1]TAMURA A,GRAHAM D I,CULLOCH J,et al. Focal cerebral ischaemia in the rat,I:description of technique and early neuropathological consequences following middle atery occlusion[J]. J Cereb Blood Flou Metab,1981,1(1):53-60.

[2]徐叔云,卞如濂,陈修. 药理实验方法学[M]. 北京:人民卫生出版社,2002:1065-1066.

[3]PERSSON L,HARDEMARK H G,HANS G,et al. Neurologic and neuropathologic outcome after middle cerebral artery occlusion in rats[J]. Stroke,1989,20(5):641-646.

[4]HIRAKAWA M,TAMURA A,NAGASHIMA H,et al. Disturbance of retention of memory after focal cerebral ischemia in rats[J]. Stroke,1994,25(12):2471-2475.

[5]FORSTING M,RCITH W,SCHABITZ W R,et al. Decompressive craniectomy for cerebral infarction-an experimental study in rats[J]. Stroke,1995,26(2):259-263.

[6]王军. 大鼠脑缺血模型研究进展[J]. 中医研究,2002,15(5):60-62.

[7]MYRON D,GINSBERG M D,RAULBUSTO B S. Rodent models of cerebral ischemia [J]. Stroke,1989,20(10):1628-1635.

[8]BEDERSON J B,PITTS L H,TSUJI M,et al. Rat middle cerebral artery occlusion:Evaluation of the model and development of a neurologic examination[J]. Stroke,1986,17(3):

472-476.

[9]雷新强,王军,王玉升,等.头针对急性局灶性脑缺血模型大鼠的影响[J].中国中西医结合杂志,1997,17(9):544-546.

[10]王玉升,王军,范军铭,等.电针对急性局灶性脑缺血模型大鼠的影响[J].中国针灸,1996,16(9):34-37.

[11]王玉升,王军,贾士奇,等.脑栓通片对大鼠局灶性脑缺血的影响[J].中国药学杂志,1997,32(9):532-534.

[12]MOHAMED A A,GOLOH O,GRAHAM D I,et al. Effect of pretreatment with the calcium antagonist nimodipine on local cerebral blood flow and histopathology aftermiddle cerebral artery occludion[J],Ann Neurol,1985,18(6):705-711.

二、大鼠线栓法局灶性脑缺血模型

【基本原理】

动脉内放置异物线栓,造成动脉内膜损伤,局部血流动力学改变,激活凝血系统,促血小板凝集,释放一系列活性物质,阻塞血管导致血栓形成[1]。由颈外动脉(external carotid artery,ECA)或颈总动脉(common carotid artery,CCA)分叉处插入线栓进入颈内动脉(internal carotid artery,ICA),阻断大鼠大脑中动脉(MCA)起始端,造成以MCA支配区脑组织缺血为主的MCA闭塞型(MCAO)局灶性脑缺血模型;通过提拉线栓可造成缺血再灌流损伤模型。

【实验材料】

1.药品试剂　①2,3,5-氯化三苯基四氮唑(TTC):用磷酸缓冲液配成1%的染液(pH值7.4)。②麻醉药物:盐酸氯胺酮注射液,水合氯醛或戊巴比妥钠等。③10%甲醛溶液或4%多聚甲醛溶液等。

2.仪器设备　手术显微镜,常规手术器械,4-0尼龙线或钓鱼线,磁共振成像(magnetic resonance imaging,MRI)仪,激光多普勒血流仪,条件反射箱,Morris水迷宫等。

3.实验动物　成年SD或Wistar大鼠,雌雄兼用,体重250~300 g。

【操作步骤】[2-3]

1.线栓制备　顺鱼线的弧度剪取长约5 cm的线栓,剔除无弧度、弧度过大及变形的线栓,取熔点为56 ℃的固体石蜡一块,在瓷杯中加热至56~60 ℃熔化,将直径0.23 mm、长5 cm的鱼线插入端标记的5 mm一段垂直迅速浸入熔化的石蜡中并垂直提起,待冷却,凝固的一薄层石蜡可紧密地黏附在鱼线插入端的表面,即成为直径大小相一致插入端光滑圆钝的线栓,其直径为0.26 mm左右,在插入端18 mm和20 mm处分别作一标记,将制备好的鱼线用75%的乙醇浸泡至少30 min,再置于0.9%氯化钠注射液中备用。

2.术前准备　将大鼠用10%水合氯醛腹腔注射麻醉(300 mg/kg),仰卧固定于手术台,颈部常规备皮、消毒。

3.血管分离　取颈前部正中切开皮肤长2~3 cm,用镊子钝性分离、暴露两侧颌下腺中心线，露出右侧胸锁乳突肌与胸骨舌骨肌后，钝性分离两肌间隙，可见动脉鞘，避开气管，钝性分离右侧 CCA 与迷走神经。此时动作要轻柔、准确，避免损破动脉，尽量减少牵拉、损伤神经，以免造成呼吸及心率改变。沿 CCA 前行分离 ICA 及 ECA 近心端。

4. 动脉阻断　结扎 CCA 和 ECA 近心端，动脉夹夹闭 CCA 远心端，在动脉夹近端置一打好结的丝线，勿收紧，备用，在丝线近端剪一小口，将鱼线栓送入 CCA 过丝线后，打紧丝线以保证线栓能通过又不见动脉剪口渗血，松开动脉夹。将线栓沿 CCA、ICA 前行，保证线栓向屋顶方向或内上方弯曲，遇进线困难，不宜盲目用力以防损破动脉，可回退调整方向再进，反复难插可换线栓，轻柔缓慢送入，感有轻微阻力或线栓标记接近 CCA 分叉处即可，进入深度 18 ~ 19 mm，造成右侧 MCA 血供闭塞，扎紧备用线，缝合皮肤。

5. 缺血再灌注　阻断血流 2 h 后，缓缓退出尼龙线，进行再灌注。线栓退至标记点露出皮肤即止，不宜全部拔出以免动脉破口出血，剪去皮外的线栓。

6. 术后处理　①术后大鼠尚未清醒，应取侧卧位，避免舌根后坠窒息；②注意保温，室温在 25 ℃ 左右为宜；③颈部切口用碘伏按常规消毒以防止术后感染；④术后 3 d 内大鼠自由进食饮水少，为防止低血糖发生，可配 1% 的蔗糖饮用水，不能自主饮食需灌胃，每次 3 ~5 mL/只，每日 2 ~3 次，至大鼠正常饮食为止。

【观察指标】

1. 行为学评价

(1)神经功能评分[3]：采用 Longa 神经功能评分。①无神经损伤症状，0 分；②提尾时病灶对侧前肢不能完全伸直，1 分；③行走向对侧旋转，2 分；④爬行时身体向对侧倾倒，3 分；⑤不能自己行走或意识丧失，4 分。

(2)被动性条件反射[4]：动物于造模前分别置于条件反射箱的明室内，进行被动性条件反射训练，当动物四肢均进入暗室时，通以 36 V 的交流电，记录潜伏期，将潜伏期大于 30 s 的大鼠剔除；末次给药 1 h 后，重复测试，测定并记录动物被动性条件反射潜伏期和 5 min 的错误次数。

(3)空间学习记忆能力[5-8]：采用 Morris 水迷宫，通过定位航行实验与空间探索实验，进行 MCAO 模型大鼠空间学习记忆能力评估。

2. MRI 检查[9-11]　MCAO 后 24 ~48 h，将大鼠麻醉，应用超导磁共振成像仪、大鼠专用线圈，进行脑部 FSE T_2W 成像。参数：TR 1600 ms，TE 80 ms，层厚 1 mm，层间距 0，FOV 35 mm×35 mm，矩阵 256 ×256。应用 Image J 软件测量每层脑梗死面积，按照公式计算脑梗死体积百分比。梗死体积百分比 = 梗死体积/总体积×100% = ($S1+S2+S3+\cdots\cdots+SN$)/($S1$ 总$+S2$ 总$+S3$ 总$+\cdots\cdots+SN$ 总)。$S1 \sim SN$ 表示每层的梗死面积，$S1$ 总 ~ SN 总表示每层的脑组织面积。

3. 半暗带脑血流测定[12-13]　头皮正中切口，暴露颅骨，于前囟前 0.7 mm、旁开 4 mm 处，用牙科钻开颅，颅窗直径 2 mm，该点代表缺血半暗带。利用激光多普勒血流仪测定缺血前、缺血后不同时间及再灌注不同时间该区域的脑血流量(cerebral blood flow，CBF)。将缺血前的 CBF 作为基础值，将缺血和再灌注后测得的 CBF 表示为基础值的百分比。

4. 脑梗死面积测量　将大鼠深麻醉下取脑，在冰盘上迅速去除嗅脑、小脑和脑干，将大脑平均冠状切为5片，放于新鲜配制的TTC染液缸中，37 ℃温育10～15 min染色，间隔1 min轻轻摇晃一次，使其均匀染色。梗死区脑组织不着色，正常脑组织染成红色。用生理盐水冲洗后照相，照相后在照片上用透明坐标纸（或图像分析系统）测量每片脑组织梗死区截面积和全脑面积，计算梗死面积百分比。

5. 脑组织病理学检查　染色照相后的第二片脑组织用10%甲醛或4%多聚甲醛固定，依次用75%、85%、90%、95%及100%的乙醇脱水脱色，二甲苯透明，常规石蜡包埋切片，HE或Nisson染色，进行光镜下脑梗死区及梗死周围区病理组织学检查。

【模型特点】

（1）与假手术大鼠比较，MCAO大鼠体重减轻，活动减少，并出现不同程度的运动障碍，神经功能评分明显增加；学习记忆能力明显降低；绝大多数大脑冠状切面可见皮质部较大的苍白梗死区，部分梗死灶可深达尾壳核；镜下可见坏死脑细胞，部分出现片状出血，周围带可见较多的单核和淋巴细胞浸润，血管扩张充血。

（2）线栓法永久性闭塞大鼠与缺血再灌注大鼠相比，脑梗死体积更大；缺血再灌注大鼠线栓停留时间与梗死体积呈正相关，与运动能力呈负相关[14]。

（3）不同方法线栓入路的MCAO模型在再灌注24 h后大鼠神经功能评分、梗死率、模型成功率和死亡率等方面无明显差异[15-17]。

（4）大鼠优势半球MCA阻塞后，神经功能缺损程度较非优势侧严重，脑梗死体积更大[18]。

（5）线栓法MCAO模型中，栓线插入越深，脑梗死体积越大，动物存活率越低，越易累及皮质；深度2.0 cm更适用于建立梗死灶较稳定且动物存活率较高的实验性大鼠缺血脑损伤模型[10-11]。

【注意事项】

1. 大鼠种系选择[14-17]　国内研究常用的实验大鼠主要有SD和Wistar两种。SD大鼠具有术中出血较少、MCA变异性较小、闭塞MCA后形成稳定的顶颞皮质区梗死病灶及缺血坏死面积大于Wistar大鼠等优点，故目前首选SD大鼠。

2. 体重[18-22]　大鼠体重过小，其颅内血管变细，线栓难以插入，致手术操作难度加大；当体重过大时，血管直径增粗变形，线栓不宜完全阻断MCA血流，易导致模型制作失败；250～300 g为最佳。

3. 月龄[22-25]　22个月龄的老年大鼠通过线栓法制作MCAO模型的成功率低，而青壮年大鼠阻断MCA血流，梗死率接近100%。目前研究大多数选用青壮年大鼠。

4. 麻醉剂[20,26-28]　目前国内动物实验常用麻醉剂有氨基甲酸乙酯（乌拉坦）、戊巴比妥钠、水合氯醛等。乌拉坦对大鼠心率、呼吸具有抑制作用，易造成低氧血症及CO_2潴留，从而诱发加重缺氧后脑损伤，故不宜用于脑缺血模型实验。戊巴比妥钠是目前较为常用的动物麻醉剂，对脑有保护作用，呼吸抑制较轻，但可引起血压下降和心动过缓。水合氯醛因其具有价钱低廉、配制储存简便易行、动物苏醒快且利于行为学的观察等特点而被广泛应用于脑缺血的动物实验研究。

5. 线栓制作材料、直径与头端处理

(1)线栓材料[17,20]:目前制备大鼠脑缺血模型的线栓材料有鼠须、尼龙线、钓鱼线等,钓鱼线因其具有合适的硬度、弹性、头端制作容易且价格便宜等优点而被广泛应用于线栓的制作。

(2)线栓直径[17,20,29]:栓线的粗细与大鼠体重有密切的联系,既要保证能够顺利插入MCA,又要能够完全阻断MCA。因在一定体重范围内,大鼠体重与MCA管径、线栓直径与长度呈正相关,体重为250~300 g的大鼠,栓线直径以0.22~0.23 mm为宜。

(3)线栓头端处理[15,17,20,30-31]:目前线栓头端处理方法。①线栓头端经火焰加热成光滑的球形;②线栓头端用砂纸磨成光滑半球面;③线栓头端涂以硅胶、石蜡等化学物质。头端加热成球法因其灼烧火候难以掌控,砂纸打磨法不易控制均等的摩擦力度,均无法保证头端直径大小的一致性,且易刺破血管。栓线头端涂以石蜡法因其具有价廉易得、化学性质稳定、不刺激血管壁、不与血液成分反应等优点而被广泛使用。且石蜡能够与线栓牢固结合、栓线头端钝圆、在插栓线和施行再灌注过程中不容易脱落,不易刺破血管致蛛网膜下腔出血,是一种理想的栓线制作法。

6. 插线深度[15,17,20,31-32]　栓线插入深度与模型成功率及动物存活率密切相关。栓线插入太浅则不会进入MCA,达不到阻断血流效果;插入太深会穿破血管导致蛛网膜下腔出血。鱼线的插入深度一般从颈内、外动脉分叉处开始计算。目前对于线栓插入深度的探讨并没有绝对的统一性意见,大鼠的MCA长度与其体重呈正相关,模型制作时可根据大鼠的体重来判断栓线插入的深浅。较为统一的建议是(18.5±0.5)mm。

7. 手术部位选择　大鼠左侧的迷走神经直接分布并支配心脏,通过颈部手术可能会损伤迷走神经,对心脏、血压影响较大,为减少大脑外在因素的影响,尽量选择右侧MCA栓塞。

8. 术后护理　①术后大鼠尚未清醒,应取侧卧位,避免舌根后坠窒息;②颈部切口用碘伏按常规消毒以防止术后感染;③术后3 d内大鼠自由进食饮水少,为防止低血糖发生,可配1%的蔗糖饮用水,不能自主饮食需灌胃,每次3~5 mL/只,每日2~3次,至大鼠正常饮食为止。

【模型评价】

1. 优点　①无须开颅,组织损伤小,术后死亡率低。是目前唯一能观察再灌流损伤的急、慢性局灶性脑缺血模型。②操作相对简便,重复性好。③可作为短暂性脑局部缺血和局灶性脑缺血再灌注损伤的良好模型。

2. 缺点　动物体重要求严格,该模型实质上也是一种栓塞性卒中,与人类常见卒中仍存在着差异。

【参考文献】

[1]缪培,张通,米海霞.基于线栓法大鼠大脑中动脉闭塞的局灶性脑缺血模型的比较研究[J].中国康复理论与实践,2016,22(10):1190-1195.

[2]KOIZUMI J I,YOSHIDA Y,NAKAZAWA T,et al. Experimental studies of ischemic brain edema,a new experimental model of cerebral embolism in rats in which recirculation can

be reduced in the ischemic area [J]. Stroke,1986,16(8):1-8.

[3]LONGA Z E,WEISTEIN P R. Reversible middle cerebral artery occlusion without craniectomy in rats [J]. Stroke,1989,20(1):84-89.

[4]HIRAKAWA M,TAMURA A,NAGASHIMA H,et al. Disturbance of retention of memory after focal cerebral ischemia in rats[J]. Stroke,1994,25(12):2471-2475.

[5]王军,黄启福,贾士奇,等. 生姜水提物对血管性痴呆模型大鼠的影响[J]. 医学研究杂志,2008,37(8):33-37.

[6]周娇娇,阙建宇,于雯雯,等. Morris 水迷宫检测动物学习记忆水平的方法学[J]. 中国老年学杂志,2017,37(24):6274-6277.

[7]武海霞,吴志刚,刘红彬,等. Morris 水迷宫实验在空间学习记忆研究中的应用[J]. 神经药理学报,2014,4(5):30-35.

[8]徐叔云,卞如濂,陈修. 药理实验方法学[M]. 北京:人民卫生出版社,2002:826-828.

[9]张秀明,戴峰,姚群立,等. 大鼠急性脑缺血再灌注模型的 7.0T MR 成像研究[J]. 中国医学影像技术,2009,25(5):731-733.

[10]张乾,毛善平,李涛,等. 构建大脑中动脉阻塞脑缺血模型大鼠的类型分析[J]. 中国组织工程研究与临床康复,2011,15(24):4391-4394.

[11]温学花,张芳,黎浩江,等. MRI 观察不同插线深度对成年大鼠线栓法大脑中动脉阻断模型的影响[J]. 中国医学影像技术,2013,29(1):6-10.

[12]TAKAGI K,GINSBERG M D,GLOBUS M Y,et al. Changes in amino acid neurotransmitters and cerebral blood flow in the ischemic penumbral region following middle cerebral artery occlusion in the rat:correlation with histopathology [J]. J Cereb Blood Flow Metab,1993,13(4):575-587.

[13]李振宗,赵育梅,袁辉. 大鼠线栓法局灶性脑缺血模型的改良[J]. 中国微侵袭神经外科杂志,2018,23(9):419-412.

[14]ROGERS D C,CAMPBELL C A,STRETTON J L,et al. Correlation between motor impairment and infarct volume after permanent and transient middle cerebral artery occlusion in the rat [J]. Stroke,1997,28(10):2060-2065.

[15]孙宇,严国锋,姜虹,等. 改良线栓法大鼠大脑中动脉阻塞模型的建立[J]. 中国比较医学杂志,2008,18(8):8-10.

[16]LIU J R,JENSEN-KONDERING U R,ZHOU J J,et al. Transient filament occlusion of the middle cerebral artery in rats:does the reperfusion method matter 24 hours after perfusion [J]. BMC Neurosci,2012,13(1):49-58.

[17]厉建元,张亚卓,姚维成,等. 两种方法制作大鼠大脑中动脉栓塞再灌注模型比较[J]. 青岛大学医学院学报,2008,44(5):382-384.

[18]高焕民,刘丽丽,齐明山,等. 大鼠左右大脑中动脉缺血再灌注模型比较[J]. 中华老年心脑血管病杂志,2014,16(8):863-866.

[19]ZHANG P,HUANG Z,YAN H Q,et al. Improvement of the sutureoccluded method in rat models of focal cerebral ischemia-reperfusion[J]. Exp Ther Med,2014,7(3):657-662.

[20]何芳雁,韩春妮,李艳,等.制作线栓法大鼠脑缺血再灌注模型的要点及体会[J].实验动物科学,2013,30(4):46-48.

[21]DURUKAN A,TATLISUMAK T. Acute ischemic stroke: overview of major experimental rodent models, pathophysiology, and therapy of focal cerebral ischemia[J]. Pharmacol Biochem Behav,2007,87(1):179-197.

[22]林军,李艳芳,李冲,等.线栓法大鼠 MCAO 模型制作的要点及经验总结[J].医学综述,2018,24(17):3398-3403.

[23]TANG Q,HAN R,XIAO H,et al. Role of suture diameter and vessel insertion position in the establishment of the middle cerebral artery occlusion rat model[J]. Exp Ther Med, 2013,5(6):1603-1608.

[24]辛世萌,刘远洪,聂志余.栓线长度、直径及大鼠体重与线栓法大鼠局灶性脑缺血模型关系的研究[J].大连医科大学学报,2000,22(2):105-107.

[25]翟小虎,王斌,宋亚刚,等.线栓法制备大鼠脑缺血模型的研究进展与思路[J].实验动物科学,2015,32(5):55-58.

[26]JIA G,TAN B,MA J,et al. Prdx6 upregulation by curcumin attenuates ischemic oxidative damage via SP1 in rats after stroke[J]. Biomed Res Int,2017,2017(9):6597401.

[27]ZIAEE S M,TABESHMEHR P,HAIDER K H,et al. Optimization of time for neural stem cells transplantation for brain stroke in rats[J]. Stem Cell Investig,2017,4:29.

[28]WANG L C,FUTRELL N,WANG D Z,et al. A reproducible model of middle cerebral infarcts,compatible with long-term survival,in aged rats[J]. Stroke,1995,26(11):2087-2090.

[29]TANG Y,WANG L,WANG J,et al. Ischemia-induced angiogenesis is attenuated in aged rats[J]. Aging Dis,2015,7(4):326-335.

[30]FLURI F,SCHUHMANN M K,KLEINSCHNITZ C. Animal models of ischemic stroke and their application in clinical research[J]. Drug Des Devel Ther,2015,9:3445-3454.

[31]HOLOBOTOVSKYY V V,ARNOLDA L F,MCKITRICK D J. Effect of anaesthetic and rat strain on heart rate responses to simulated haemorrhage[J]. Acta Physiol Scand,2004, 180(1):29-38.

[32]BRODNIK Z D,ESPAñA R A. Dopamine uptake dynamics are preserved under isoflurane anesthesia[J]. Neurosci Lett,2015,606:129-134.

[33]CRELLIN S J,KATZ K D. Pentobarbital toxicity after self-administration of euthasol veterinary euthanasia medication[J]. Case Rep Emerg Med,2016,2016(779):6270491.

[34]KUGE Y,MINEMATSU K,YAMAGUCHI T,et al. Nylon monofilament for intraluminal middle cerebral artery occlusion in rats[J]. Stroke,1995,26(9):1655-1658.

[35]WINKLE J A,CHEN B,LEI I F,et al. Concurrent middle cerebral artery occlusion and intra-arterial drug infusion via ipsilateral common carotid artery catheter in the rat[J]. J Neurosci Methods,2013,213(1):63-69.

[36]TANG Q,HAN R,XIAO H,et al. Role of suture diameter and vessel insertion position in

the establishment of the middle cerebral artery occlusion rat model[J]. Exp Ther Med, 2013,5(6):1603-1608.

[37]张莹,舒兆瑞,沈梅红. 线栓法制备脑缺血再灌注的影响因素及探讨[J]. 辽宁中医药大学学报,2012,14(12):80-82.

三、大鼠光化学法局灶性脑缺血模型

【基本原理】

利用静脉注射光敏材料荧光素、荧光素钠、四碘荧光素二钠或四碘四氯荧光素二钠(rose bengal,RB)等,用特定冷光源(卤素灯或氙灯)照射局部头颅特定区域,光线透过颅骨和大脑中动脉(MCA)血管壁与血管内的光敏物质接触,激发光化学反应而产生单线态氧,后者与细胞膜上的结构蛋白和脂质发生反应,从而启动脂质过氧化反应,损伤血管内皮细胞,进而诱导血管内血小板的黏附聚集和血栓形成,引起血管支配区域脑组织缺血坏死,从而建立以 MCA 支配区脑组织缺血为主的局灶性脑缺血模型(MCAO)。

【实验材料】

1. 药品试剂　①四碘四氯荧光素二钠:又名孟加拉红、玫瑰红等,分子量为1 017.60,用生理盐水配成5%的浓度,经0.45 μm 滤膜过滤后遮光低温保存备用。②2,3,5-氯化三苯基四氮唑(TTC):用磷酸缓冲液配成1%的染液(pH 值7.4)。③麻醉药物:盐酸氯胺酮注射液,水合氯醛或戊巴比妥钠等;④10%甲醛或4%多聚甲醛。

2. 仪器设备　①冷光源,金属卤化灯(150 W,24 V)为发光光源,滤去全部紫外线与红外线,投射出单一绿色光束,波长(560±30)nm,光导纤维输出口至照射区距离为1 mm,光束投射中心直径为3 mm,光照强度为5.6×10^5 cd/m^2,照射中心最高温度为27 ℃;②大鼠脑立体定向仪;③其他,如手术器械、注射器、照相机等。

3. 实验动物　成年 SD 或 Wistar 大鼠,雌雄兼用,体重250～300 g。

【方法步骤】[1-2]

1. 麻醉固定　大鼠用10%水合氯醛腹腔注射麻醉(300 mg/kg),立体定位仪固定大鼠头部。

2. 骨窗手术　常规消毒后,沿头正中切口分离至暴露完整的颅骨,以矢状缝右侧3 mm,冠状缝后3 mm 为中心,用牙科平钻开直径约6 mm 的骨窗,去除颅骨表层骨板及髓层,保留下层骨板及硬脑膜。

2. RB 注射　尾静脉(舌下静脉或股静脉)缓慢注入5% RB(80 mg/kg),注射持续约1 min。

3. 冷光源照射　注射结束5 min 后,用冷光源照射骨窗20 min,同时使用多导生理记录仪监测心率及呼吸。

【观察指标】

1. 神经病学分级　手术24 h 后,参照文献[3-4]方法,根据动物运动等行为表现进行神经病学分级。每天1次,观察4 d。

0 级：行为完全正常，步态平稳，无神经损伤症状。

Ⅰ级：提尾时，手术对侧前肢屈曲。

Ⅱ级：提尾时，手术对侧前肢屈曲，抓力减弱。

Ⅲ级：自主运动无方向性，提尾时向手术对侧旋转。

Ⅳ级：自主运动时，向手术对侧旋转。

2. 被动性条件反射　动物于造模前分别置于条件反射箱的明室内，进行被动性条件反射训练，当动物四肢均进入暗室时，通以 36 V 的交流电，记录潜伏期，将潜伏期大于 30 s 的大鼠剔除；末次给药 1 h 后，重复测试，测定并记录动物被动性条件反射潜伏期和 5 min 的错误次数。

3. 局部脑血流量测定　采用氢清除法或多普勒激光探头分别测量光照前、光照后不同时间光照侧大脑皮质和海马区的局部脑血流量(regional cerebral blood flow，rCBF)。

4. 脑梗死面积测量　将大鼠深麻醉下取脑，在冰盘上迅速去除嗅脑、小脑和脑干，将大脑平均冠状切为 5 片，放于新鲜配制的 TTC 染液缸中，37 ℃温育 10～15 min 染色，间隔 1 min 轻轻摇晃一次，使其均匀染色。梗死区脑组织不着色，正常脑组织染成红色。用生理盐水冲洗后照相，照相后在照片上用透明坐标纸(或图像分析系统)测量每片脑组织梗死区截面积和全脑面积，计算梗死面积百分比。

5. 脑组织病理学检查　染色照相后的第二片脑组织用 10% 的福尔马林固定，依次用 75%、85%、90%、95% 及 100% 的乙醇脱水脱色，二甲苯透明，常规石蜡包埋切片，HE 染色，进行光镜下脑梗死区及梗死周围区病理组织学检查。

【模型特点】

(1)光照 30 min 后，大鼠脑皮质及基底节 rCBF 明显下降，且维持 90 min 以上。同时，光照侧脑组织含水量明显增加。

(2)光照侧 MCA 及其周围毛细血管管腔内均有明显血栓形成，额、顶叶皮质及新纹状体出现边界清晰、范围较恒定的苍白梗死灶。

(3)缺血 12 h 梗死区神经元、线粒体及内质网明显肿胀，神经元坏死。

(4)MCAO 大鼠脑梗死体积与 RB 浓度、照射时间呈正相关。

【注意事项】

(1)大鼠种系的选择：现在常用的大鼠种系有 Wistar 大鼠、SD 大鼠、自发性高血压大鼠(SHR)等，SD 大鼠有比 Wistar 大鼠更为稳定的梗死范围，SHR 比正常大鼠产生更大且稳定的梗死范围，更利于抗血栓药物的研究[5]。

(2)脑温下降对皮质缺血性脑损伤有明显的保护作用，局部温度的降低或升高也可影响血小板聚集。因此，照射局部的温度应控制在±1 ℃以内。

(3)由于 RB 浓度、照射时间与梗死范围呈正相关，因此，应严格控制不同动物个体的 RB 浓度和光源照射时间。

【模型评价】[5-6]

1. 优点　①不开颅，手术创伤较小，动物易长时间存活；②血栓形成过程与人类脑血栓形成较为近似，即由于脂质过氧化反应导致脑血管内皮细胞受损，诱导血小板聚集反应,引起脑血管内自体血栓的形成;③适用于急、慢性动物实验研究,尤其适用于抗血小板药、抗血栓药及内皮细胞保护药物的研究;④方法简便,重复性好;⑤脑组织损伤程度与 RB 浓度和光源照射时间呈正相关,可通过控制实验参数改变缺血梗死部位、范围和深度。

2. 缺点　①较早地导致终末动脉及微血管永久性闭塞,不利于扩血管及促进侧支循环作用药物疗效的评价;②光敏物质的导入对全身血液循环及微血管的损伤较为明显;③微血管明显损伤和血脑屏障的早期开放,可导致较为严重的血管源性脑水肿,而与人类缺血性脑水肿的形成有较大的差异。

1985 年 Watson 等首次报道采用光化学的方法诱导大鼠局灶性脑缺血模型[1]。王伟等[7]在 Watson 光化学法的基础上,采用分步照射 MCA 起始端或嗅束内侧 2 mm 至大脑下静脉交叉处的一段 MCA,不仅可闭塞 MCA 近端,同时可阻断其豆纹支,可使模型成功率达到100%,并在大鼠大脑额叶和顶叶皮质及基底节的外侧部均形成大小较为一致的梗死灶。

【参考文献】

[1] WATSON B D, DIETRICH W D, BUSTO R, et al. Induction of reproducible brain infarction by photochemically initiated thrombosis[J]. Ann Neurol, 1985, 17(5): 497-504.
[2] 韩东,廖福龙,李文,等. 冷光源光化学诱导局灶性脑梗塞及血管损伤半暗带大鼠模型[J]. 中国微循环,2001,5(1):71-75.
[3] PERSSON L, HARDEMARK H G, HANS G. et al. Neurologic and neuropathologic outcome after middle cerebral artery occlusion in rats[J]. Stroke, 1989, 20(5): 641-646.
[4] BEDERSON J B, PITTS L H, TSUJI M, et al. Rat middle cerebral artery occlusion: evaluation of the model and development of a neurologic examination[J]. Stroke, 1986, 17(3): 472-476.
[5] 孙居仙,张申. 光化学法啮齿类动物脑缺血模型分析[J]. 中国比较医学杂志,2008,18(8):58-61.
[6] 王军. 大鼠脑缺血模型研究进展[J]. 中医研究,2002,15(5):60-62.
[7] 王伟,董为伟,傅雅各,等. 光化学诱导鼠大脑中动脉闭塞及再通模型[J]. 中国神经精神疾病杂志,1996,22(1):27-30.

四、大鼠栓塞法局灶性脑缺血模型

【基本原理】

将大鼠自体动脉血栓经由颈外动脉(ECA)或颈总动脉(CCA)穿刺或置管注入颈内动脉(ICA),建立大鼠大脑中动脉(MCA)栓塞法局灶性脑缺血模型(MCAO)。

【实验材料】

1. 药品试剂　①2,3,5-氯化三苯基四氮唑(TTC):用磷酸缓冲液配成 1% 的染液(pH 值 7.4)。②麻醉药物:盐酸氯胺酮注射液,水合氯醛或戊巴比妥钠等。③10% 甲醛溶液或 4% 多聚甲醛溶液。④其他:凝血酶,磷酸盐缓冲液(phosphate buffer saline, PBS),

人体白蛋白等。

2. 仪器设备　多导生理记录仪，手术显微镜，常规手术器械，牙科钻，微量注射器及注射器全套，磁共振成像（MRI）仪，激光多普勒血流仪，条件反射箱，Morris 水迷宫等。

3. 实验动物　成年 SD 或 Wistar 大鼠，雌雄兼用，体重 350～400 g。

【方法步骤】[1-5]

1. 自体血栓　新鲜配制的 PBS 溶液、凝血酶/PBS 溶液（1 mg/mL）1 mL，20% 人体白蛋白 5 mL 备用，保存于冰箱。将盛有 0.15 mL 凝血酶/PBS 溶液与从同系大鼠的股动脉抽取动脉血 0.6 mL 混合后，注入 1.8 F 微导管。在室温下保存 40 min，使用生理盐水将丝线样血栓从微导管冲洗出来。在显微镜下切成长度为 0.8～1.0 mm 的栓子，PBS 溶液洗涤 2 遍（将血细胞洗涤下来），再将 10 个长度为 0.8～1.0 mm、宽度 0.35 mm 的栓子放入人体白蛋白/PBS（2 滴/5 mL）备用。

2. 麻醉与固定　术前禁食，自由饮水。将大鼠用 10% 氯胺酮腹腔注射麻醉（100 mg/kg），仰卧固定于手术台上。

3. 颈动脉处理　常规颈部消毒备皮后，沿颈前部正中切口逐层分离组织，用自制小拉钩牵开二腹肌、胸锁乳突肌，钝性分离并暴露左侧 CCA、ICA 及其颅外分支（翼腭动脉）、ECA 及其分支（枕动脉及甲状腺上动脉）。用电凝器分别夹闭枕动脉、甲状腺上动脉及翼腭动脉，并将枕动脉和甲状腺上动脉离断。用 5.0 手术缝线结扎 ECA 的远侧段，并在其近侧设置活结。

4. MCA 栓塞　将栓子逐条抽入盛有 PBS 溶液的 1 mL 注射器中，并让栓子略微分散。用小止血夹分别夹闭 CCA 和 ICA 后，用显微剪刀将 ECA 远侧端（结扎处近端）剪开一小口，沿此小口插入事先用肝素封管的 24G 单头静脉留置针至 CCA 分叉部，拔出针芯并去除 ICA 的小止血夹，待回血并充分排气后，将制备好的栓子缓慢注入 ICA，待栓子全部注入完毕后，去除 ECA 的小止血夹并恢复血流达 1 min 以上，拔出静脉留置针，结扎 ECA 并缝合颈部皮肤。

【观察指标】

1. 脑电图（electroencephalogram，EEG）　将大鼠麻醉后俯卧固定，颅顶正中矢状切开皮肤，在矢状缝与冠状缝交叉处左前、右后两点颅骨钻孔，各装一银丝皮质脑电极，牙托粉固定，记录栓塞剂注射前及注射后不同时间脑电振幅与频率的变化。

2. MRI 检查　MCA 栓塞后的 3、6、9 h 和 1、7、14 d 进行 MRI 扫描，并进行 MRI 图像的半定量分析。

（1）脑血流容积（cerebral blood volume，CBV）测量[6-7]　在 T_2WI 上脑缺血半球区设定以下 4 个区域：梗死中心区（1 个），位于 T_2WI 上高信号中心，梗死边缘区（3 个），位于 T_2WI 上高信号边缘区；然后在对侧半球的正常区域也设定 4 个区域与上述 4 个区域相对应。再将 T_2WI 上设定的区域拟合于 PWI 上，分别测量患侧 CBV 与正常侧的百分比值。在上述 4 个区域及对侧镜像区域设定感兴趣区（region of interest，ROI）（面积 1～2 mm^2），随访复查时，与第 1 次测定的区域相吻合。

（2）脑梗死部位判定及脑梗死体积测量[8-9]　MRI 上脑梗死部位判定根据血栓注入

24 h后T_2WI上的高信号区域来确定梗死的部位。利用工作站上自带的软件，根据T_2WI图像分析和判断病灶体积和双侧大脑半球体积，将T_2WI图像放大并调整到最佳的对比度和亮度，手工绘制每一层面上双侧大脑半球的轮廓。用以下神经解剖学标志来确定中线的位置：大脑镰，松果体，纵裂，漏斗，中脑水管和第三脑室。在计算机辅助下，手工绘制T_2WI图像每一层面上的高信号区代表病灶面积。将每一层面上病灶面积、对侧和同侧大脑半球的面积相加起来再乘以层厚就得到每只大鼠的病灶总体积（lesion volumes，LV）、同侧大脑半球体积（volumes of the ipsilateral hemispheres，HVc）和对侧大脑半球体积（volumes of the contralateral hemispheres，HVi）。按下式计算缺血区大脑半球病灶体积百分比（HLV^u）。

$$HLV^u(\%) = LV/(HVc + HVi)\times 2\times 100$$

3. 其他　参见本节"大鼠线栓法局灶性脑缺血模型"。

【模型特点】

（1）模型成功率为95%。

（2）脑梗死仅位于同侧大脑半球的占84.7%，局限于左侧顶叶皮质或（和）左侧基底节的占79.4%，局灶性脑梗死体积占同侧大脑半球（23.12±6.04）%；对侧大脑半球也同时出现梗死灶，占14.5%。

（3）血栓注入后3、6和9 h的rCBV分别为（34.13±17.55）%、（40.67±25.91）%和（40.72±26.51）%。

【注意事项】

（1）钻透颅骨时勿伤脑组织，分离血管时应将伴行的神经分离，勿一并结扎。

（2）颈部血管分离时，动作要轻柔、准确，避免损破动脉，尽量减少牵拉、损伤神经，以免造成呼吸及心率改变。

【模型评价】[4-5,10-13]

1. 优点　①该方法制备的栓塞性脑梗死模型较为接近人类自然栓塞性梗死；②模型成功率高，手术创伤性小，死亡率较低；③本模型主要适用于观察抗血小板聚集和溶栓药物的研究。

2. 缺点　①由于栓子的随机性，无法预测栓塞的部位与大小，脑组织缺血程度不一，不利于进行神经病学症状和脑梗死范围的定量组织学分析；②由于交通支的存在，对侧大脑半球亦可同时受累而出现梗死灶；③外源性物质进入机体可导致非特异性炎症反应，全身影响相对较大；④由于该模型的建立是在非直视下进行，受血栓栓子的大小、数量、大鼠的体重及操作者的熟练程度等因素的影响，血流阻断部位与否无法直接判断；⑤栓子注入后因激活内源性纤溶系统，导致出现不同程度的栓子自溶及堵塞血管再通现象。

除自体血栓法建立大鼠栓塞性MCAO外，其他栓塞剂或血栓诱导剂如花生四烯酸盐[14]、兔脑粉[15]或聚乙烯硅氧烷[16]等亦有用于大鼠栓塞性MCAO的报道。

【参考文献】

[1]KUDO M,AOYAMA A,ICHIMORI S,et al. An animal model of cerebral infarction-Homologous blood clot emboli in rats[J]. Stroks,1982,13(4):505-508.

[2]KANEKO D,NAKAMURA N,OGAWA T. Cerebral infarction in rats using homologous blood emboli:development of a new experimental model[J]. Stroke,1985,16(1):76-84.

[3]KRUEGER K,BUSCH E. Protocol of a thromboembolic stroke model in the rat:review of the experimental procedure and comparison of models[J]. Invest Radiol,2002,37(11):600-608.

[4]尤小芳,李明华,赵俊功,等. 一种新型的适用于延迟溶栓治疗的大鼠脑血栓模型的制作[J]. 介入放射学杂志,2007,16(5):330-333.

[5]李永东,赵俊功,李明华,等. 急性血栓性大脑中动脉栓塞脑缺血模型的建立[J]. 介入放射学杂志,2008,17(2):122-128.

[6]李明华,赵俊功,程英升,等. 延长急性脑缺血溶栓时间窗的实验研究[J]. 介入放射学杂志,2005,14(5):510-515.

[7]赵俊功,李明华,程英升,等. 大鼠急性脑梗死后不同区域扩散和灌注成像的变化特点[J]. 介入放射学杂志,2005,14(5):516-522.

[8]WALBERER M,STOLZ E,MULLER C,et al. Experimental stroke:ischaemic lesion volume and oedema formation differ among rat strains(a comparison between Wistar and Sprague-Dawley rats using MRI)[J]. Lab Anim,2006,40(1):1-8.

[9]GERRIETS T,STOLZ E,WALBERER M,et al. Noninvasive quantification of brain edema and the space-occupying effect in rat stroke models using magnetic resonance imaging[J]. Stroke,2004,35(2):566-571.

[10]王军. 大鼠脑缺血模型研究进展[J]. 中医研究,2002,15(5):60-62.

[11]周雨濛,张卓伯,刘锡茜. 局灶性脑缺血动物模型的建立及神经功能评价[J]. 生物医学工程与临床,2018,22(4):473-476.

[12]杨芳,李继英. 动脉栓塞法复制局灶性脑缺血模型的影响因素探讨[J]. 中风与神经疾病杂志,2004,21(3):141-143.

[13]赵丹,武丽斐,刘振权. 大鼠脑缺血动物模型研究现状与展望[J]. 中西医结合心脑血管病杂志,2010,10(5):594-596.

[14]付蔓华,邹明辉,王玉升,等. 花生四烯酸诱导的大鼠急性脑缺血机理的实验研究[J]. 中国病理生理学杂志,1991,7(3):596,568.

[15]李威,李秋凤,苗利军,等. 通腑化痰活血法对大鼠脑梗塞后血液流变学的影响[J]. 中药药理与临床,1996,12(3):3-6.

[16]KUGE Y,MINENATSU K,YAMAGUCHI T,et al. Nylon monofilament for intraluminal middle cerebral artery occlusion in rats[J]. Stroke,1995,26(9):1655-1658.

五、大鼠氯化铁诱导法局灶性脑缺血模型

【基本原理】

三氯化铁($FeCl_3$)溶液外敷使血管由外膜到内膜产生透壁性损伤,使血管内皮细胞连接部位分离和剥脱,胶原暴露,血小板黏附集聚,凝血系统激活形成混合型血栓[1]。开颅直接将$FeCl_3$溶液外敷于大鼠近端大脑中动脉(MCA),造成以MCA支配区脑组织缺血为主的局灶性脑缺血模型(MCAO)。

【实验材料】

1. 药品试剂 ①三氯化铁($FeCl_3$):用生理盐水配成50%的浓度,经0.45 μm滤膜过滤后遮光低温保存备用。②2,3,5-氯化三苯基四氮唑(TTC):用磷酸缓冲液配成1%的染液(pH值7.4)。③麻醉药物:盐酸氯胺酮注射液,水合氯醛或戊巴比妥钠等。④10%甲醛溶液或4%多聚甲醛溶液。

2. 仪器设备 手术显微镜,常规手术器械,磁共振成像(MRI)仪,激光多普勒血流仪,条件反射箱,Morris水迷宫,生物显微镜及图像分析系统等。

3. 实验动物 成年SD或Wistar大鼠,雌雄兼用,体重250~300 g。

【方法步骤】[1-6]

将大鼠用10%水合氯醛腹腔注射麻醉(300 mg/kg),右侧卧位固定,在眼外眦和外耳道连线中点作一弧形切口,长约1.5 cm,夹断颞肌并切除,暴露颞骨,用牙科钻在颧骨与颞鳞骨接合处靠近口侧1 mm处作一直径2.5 mm骨窗,清理残渣,暴露MCA(位于嗅束及大脑下静脉之间)。置一小片塑料薄膜保护血管周围组织,将吸有50% $FeCl_3$溶液10 μL的小片定量滤纸敷在此段MCA上,约30 min至动脉凝闭,用生理盐水冲洗局部组织,逐层缝合,回笼饲养。假手术组大鼠除不滴加$FeCl_3$溶液外,其余手术步骤同模型组。

【观察指标】

1. 神经病学分级 手术24 h后,参照文献[7]方法,根据动物运动等行为表现进行神经病学分级。每天1次,观察4 d。

0级:行为完全正常,步态平稳,无神经损伤症状。

Ⅰ级:提尾时,手术对侧前肢屈曲。

Ⅱ级:提尾时,手术对侧前肢屈曲,抓力减弱。

Ⅲ级:自主运动无方向性,提尾时向手术对侧旋转。

Ⅳ级:自主运动时,向手术对侧旋转。

2. 被动性条件反射[8] 动物于造模前分别置于条件反射箱的明室内,进行被动性条件反射训练,大鼠因其嗜暗习性进入暗室,受电击后逃离暗室,回到明室内。当动物四肢均进入暗室时,通以36 V的交流电,记录潜伏期,将潜伏期大于30 s的大鼠剔除;末次给药1 h后,重复测试,测定并记录动物被动性条件反射潜伏期和5 min的错误次数。

3. 局部脑血流量(rCBF)测定[9] 采用激光多普勒血流仪对脑局部血流做连续监测,观察缺血部脑血流的变化,间接观察血栓或栓子的堵塞情况,比较溶栓前后脑血流量的

不同变化，判断溶栓治疗的效果。

4. MRI 检查[9]　通过灌注和弥散加权像来判断脑血流和缺血范围以及再灌注情况，判断溶栓治疗的疗效及缺血半暗带的研究。

5. 脑梗死面积测量[4,10-11]　动物被动性条件反射测试后，深麻醉下取脑，在冰盘上迅速去除嗅脑、小脑和脑干，将大脑平均冠状切为 5 片，放于新鲜配制的 TTC 染液缸中，37 ℃温育 10 ~ 15 min 染色，间隔 1 min 轻轻摇晃一次，使其均匀染色。梗死区脑组织不着色，正常脑组织染成红色。用生理盐水冲洗后照相，照相后在照片上用透明坐标纸（或图像分析系统）测量每片脑组织梗死区截面积和全脑面积，计算梗死面积百分比。

6. 脑组织病理学检查　染色照相后的第二片脑组织用 10% 甲醛固定，依次用 75%、85%、90%、95% 及 100% 的乙醇脱水脱色，二甲苯透明，常规石蜡包埋切片，HE 染色或 Nissl 染色，进行光镜下脑梗死区及梗死周围区病理组织学检查。

【模型特点】

（1）MCAO 大鼠麻醉清醒后即有偏瘫样症状出现，主要表现为不同程度的手术对侧前肢内收，肩内旋，肌张力降低，推右肩向对侧移动，抵抗阻力降低，部分动物出现不停地向一侧转圈现象。术后 4、8、24 h 的行为评分维持在高峰阶段，48 h 后行为有所恢复，少数动物在 7 d 后基本恢复正常。术后动物的一般状态较差，活动减少，大多数动物体重有所下降。

（2）TTC 染色显示，MCAO 后 24 h 及 48 h，脑组织梗死程度明显，梗死面积占总脑面积的（9.42±6.23）% 和（8.95±5.74）%。

【注意事项】

（1）手术操作宜在手术显微镜观察下进行。

（2）牙科钻行颅骨钻孔至硬脑膜为止，避免穿透硬脑膜损伤脑组织。

（3）$FeCl_3$滤纸敷在 MCA 前，置一小片塑料薄膜保护血管周围组织，防止血管破裂，尽可能减少脑组织损伤。

【模型评价】[12]

1. 优点　①该方法造成的脑缺血及行为障碍特点与开颅直接阻断大脑中动脉局灶性脑缺血模型基本一致；②$FeCl_3$诱导动脉血管内形成的血栓为混合血栓，具有栓塞位置固定、梗死范围稳定及重复性好等优点；③由于保留了完整的 MCA，可提供有关溶栓治疗及抗血栓药物的研究与疗效评价。

2. 缺点　颧弓被去除，影响动物进食，不利于长期观察。

【参考文献】

[1] LOCKYER S, KAMBAYASHI J. Demonstration of flow and platelet dependency in a ferric chloride induced model of thrombosis[J]. Cardiovasc Pharmacol, 1999, 33(5): 718-725.

[2] KURZ K D, MAIN B W, SANDUSKY G E, et al. Rat model of arterial thrombosis induced by ferric chloride[J]. Thromb Res, 1990, 60(4): 269-280.

[3] 刘小光，徐理纳. 一种能评价溶栓和抗栓药的大鼠大脑中动脉血栓模型[J]. 药学学报，1995，30(9)：662-667.

[4]徐叔云,卞如濂,陈修.药理实验方法学[M].北京:人民卫生出版社,2002:1067-1068.
[5]张硕峰,贾占红,吴金英,等.银杏内酯B注射液对局灶性脑缺血的保护作用[J].中日友好医院学报,2006,20(4):229-231.
[6]TAMURA A,GRAHAM D I,CULLOCH J,et al. Focal cerebral ischaemia in the rat,I:description of technique and early neuropathological consequences following middle atery occlusion[J]. J Cereb Blood Flou Metab,1991,1(1):53-60.
[7]PERSSON L,HARDEMARK H G,HANS G. et al. Neurologic and neuropathologic outcome after middle cerebral artery occlusion in rats[J]. Stroke,1989,20(5):641-646.
[8]HIRAKAWA M,TAMURA A,NAGASHIMA H,et al. Disturbance of retention of memory after focal cerebral ischemia in rats[J]. Stroke,1994,25(12):2471-2475.
[9]孙立军,李智文.用于溶栓治疗研究的大鼠脑梗死模型[J].医学综述,2007,13(22):1722-1723.
[10]FORSTING M D,GANG REITH M D,RUDIGER SEHABITZ M D. et al. Decompressive craniectomy for cerebral infarction: an experimental study in rats[J]. Stroke, 1995, 26(2):259-264.
[11]王玉升,王军,范军铭,等.电针对急性局灶性脑缺血模型大鼠的影响[J].中国针灸,1996,16(9):34-37.
[12]郭朝锋.三氯化铁动物血栓模型方法学及其应用研究进展[J].中华实用诊断与治疗杂志,2010,24(6):537-539.

六、大鼠四动脉阻断法全脑缺血模型

【基本原理】

通过阻断供应脑循环的两侧颈总动脉(CCA)和两侧椎动脉(vertebral artery)产生全脑缺血,可根据实验需要,在缺血一定时间后通过开启CCA血流,建立大鼠四动脉阻断法(four-vessel occlusion,4-VO)全脑缺血模型。

【实验材料】

1.药品试剂　①麻醉药物:盐酸氯胺酮注射液,水合氯醛或戊巴比妥钠等。②谷氨酸(glutamic acid,Glu)、天冬氨酸(aspartic acid,Asp)、γ-氨基丁酸(gamma-aminobutyric acid,GABA)和甘氨酸(glycine,Gly)标准品。③超氧化物歧化酶(superoxide dismutase,SOD)、丙二醛(malondialdehyde,MDA)、三磷酸腺苷(adenosine triphosphate,ATP)酶试剂盒。④10%甲醛溶液或4%多聚甲醛溶液。

2.仪器设备　多导生理记录仪,小动物呼吸机,电磁流量计或激光多普勒血流仪(laser Doppler flowmetry,LDF),血气分析仪,手术显微镜,电热烧灼器,灌流装置全套(超级恒温水浴锅,导水管,电子蠕动泵),常规手术器械,牙科钻,小开胸钳,小硅胶管(直径3 mm,长5 mm),气管导管及各种规格动、静脉导管,微量注射器及注射器全套等。

3.实验动物　成年SD或Wistar大鼠,雌雄兼用,体重250~300 g。

【方法步骤】[1-5]

1. 麻醉与脑电极安装固定　大鼠用 10% 水合氯醛腹腔注射麻醉(350 mg/kg),俯卧固定于手术台(或立体定位仪),颅顶常规备皮、消毒,正中矢状切开皮肤,在矢状缝与冠状缝交叉处左前、右后两点颅骨钻孔,各装一银丝皮层脑电极,牙托粉固定。连接标准肢体Ⅱ导联,同步记录脑电图(electroencephalogram,EEG)及心电图(electrocardiograph,ECG)。

2. 气管插管　置仰卧位,颈部正中切口插入气管套管,接通人工呼吸机,人工通气(室内空气,通气量 20 mL/kg,频率 65 次/min)。(根据具体实验此步骤可免)

3. CCA 分离　钝性分离双侧 CCA,分别置线备用,缝合切口。

4. 阻断椎动脉　在枕骨后第 1、2 颈椎的位置做一约 1 cm 长的切口,从中央向两侧分离背阔肌和斜方肌,手术显微镜下分离暴露第 1 颈椎的横突翼并找到左、右横突孔(椎动脉在入脑前从此孔下通过)。用一直径为 0.5 mm 的电凝针插入横突孔将两侧椎动脉电凝,永久性阻断椎动脉血流。

5. 血压、血气检测　在有条件时,可做尾动脉插管以记录血压,测定血中 PO_2、PCO_2 和 pH 值,插管固定在动物表皮上并在插管内注入一些低浓度的肝素(2 U/mL)以保持插管内通畅。

6. 脑缺血再灌注　24 h 后,动物清醒,皮质脑电图恢复正常,拆除颈部缝合线,用带硅胶管的动脉夹夹闭两侧 CCA。此时脑血供全部被阻断造成脑缺血。缺血一定时间后可按实验具体要求再开启动脉夹从颈动脉进行脑缺血后再灌注。亦可在手术当天夹闭两侧 CCA,10 ~ 30 min 后放开动脉夹进行再灌注。

【观察指标】

1. 皮质 EEG[6]　①消失时间,以夹闭双侧颈总动脉开始至 EEC 消失的时间;②出现时间,以恢复血供至 3 s 内连续出现振幅>10 mV、频率>4 次/s 的 EEG 的时间;③恢复时间,以恢复血供至连续不断地出现上述 EEG 的时间。

亦可将 EEG 按变化程度分为 5 级[7-8]。Ⅰ级:以缺血前 EEG 振幅频率为标准(100%)。Ⅱ级:振幅频率为缺血前 75% 以上。Ⅲ级:振幅频率为缺血前 25% ~75%。Ⅳ级:振幅频率降至 25% 以下。Ⅴ级:呈等电位直线。

2. 大脑系数　实验结束后,将动物过量麻醉处死,开颅取脑,沿大脑半球后极横切,去除切面以下部分,称脑重并计算脑系数:脑系数=脑重(g)/体重(kg)。

3. 脑组织含水量测定　取右侧大脑半球,称湿重后置于 80 ℃ 烤箱中烤至恒重,称干重,按下式计算脑组织含水量。

$$脑含水量=(湿重-干重)/湿重\times 100\%$$

4. 脑组织 Ca^{2+}、Na^+、K^+ 含量测定[9]

(1)样品消化:将烤干的右侧大脑半球精确称重,倒入三角瓶中,碾碎后加入 HNO_3 与 $HClO_4$(3∶1)混合液 5 mL,12 min 后,置于电热板加热消化至无色近干,取下稍冷后加入

5 mL去离子水，摇匀，为样品消化液。原子吸收分光光度计测定脑组织 Na^+、K^+、Ca^{2+}含量。

（2）Na^+测定：取样品消化液0.05 mL，加入2.0 mL $SrCl_2$溶液和8.0 mL去离子水，摇匀，即为 Na^+测定液；测定参数，波长589 nm，狭缝0.7 Hnm，灯电流8 mA，乙炔流量2.0 L/min，空气流量17 L/min。

（3）K^+测定：取样品消化液0.05 mL，加入2.0 mL $SrCl_2$溶液和8.0 mL去离子水，摇匀，即为 K^+测定液；测定参数，波长769.7 nm，狭缝0.7 Hnm，灯电流10 mA，乙炔流量2.0 L/min，空气流量17 L/min。

（4）Ca^{2+}测定：取样品消化液2.5 mL，加入1.0 mL $SrCl_2$溶液，1.5 mL去离子水，摇匀，即为 Ca^{2+}测定液；测定参数，波长422.7 nm，狭缝0.7 Hnm，灯电流20 mA，乙炔流量2.2 L/min，空气流量17 L/min。

5. 脑组织SOD活性、ATP酶活性和MDA含量测定[9]

（1）样品处理：取左侧大脑半球，以冰生理盐水冲洗，潮湿滤纸除去血液，沿视交叉冠状切开为前、后两部分，取后半部脑组织，在冰盘中迅速分离后脑皮质，精确称重。在冰浴上按1∶9（*W/V*）加入4 ℃匀浆介质（生理盐水），转入玻璃匀浆器中，高速细胞粉碎机匀浆（14 000 r/min，30 s），3 500 r/min离心10 min。取上清液以考马斯亮蓝法测定蛋白含量后，分装，于-70 ℃冰箱保存备用。

（2）样品测定：严格按试剂盒操作说明于紫外分光光度计660 nm波长处比色测定脑组织 Na^+，K^+-ATP酶和 Ca^{2+}-ATP酶活性，550 nm波长处测定SOD活性，532 nm波长处测定MDA含量。

6. 脑组织氨基酸递质含量测定[9]

（1）样品处理：取左侧大脑半球后半部脑组织，在冰盘中迅速分离前脑皮质，以冰生理盐水冲洗后除去残血，吸干后立即精确称重，按重量比1∶9加入5%三氯乙酸，精确称重。在冰浴上按1∶9（*W/V*）加入4 ℃匀浆介质（生理盐水），转入玻璃匀浆器中，4 ℃ 12 000 r/min离心10 min，取上清液-30 ℃保存待测。测试前标本复溶，4 ℃ 3 000 r/min离心10 min，取上清液测定。

（2）衍生化试剂的配制：75 mg邻苯二甲醛（OPA）、120 μL β-巯基乙醇（β-MCE）溶于1.5 mL甲醇中，加入硼酸缓冲液（pH值10）15 mL，摇匀，避光保存。

（3）对照品溶液的配制：取Glu、Asp和Gly标准品精密称量，置于100 mL量瓶中，加双蒸水溶解制成浓度分别为10 mmol/L的溶液，备用。

（4）衍生化反应：精密量取上述对照品溶液20 μL或样品100 μL，加入2倍量的衍生化试剂，用振荡仪振荡1.5 min，使其充分混匀，完全移入10 mL的量瓶中，加双蒸水稀释到刻度，摇匀，用0.45 μm的滤膜滤过。

（5）色谱条件：①色谱柱，ODSC_{18}（4.6 mm×250 mm，5.0 μm）；②流动相，乙腈-四氢呋喃-醋酸盐缓冲液（pH值3.7）配制比例为（34.2∶0.8∶65）；③流速，1 mL/min，EX=330 nm，Em=456 nm；④进样量，5 μL。

7. 脑组织病理学检查　脑组织用10%甲醛或4%多聚甲醛固定，乙醇梯度脱水，常规石蜡包埋、切片，HE或Nisson染色，光镜结合病理图像分析系统进行脑组织病理形态学检查。

8. 其他 根据研究目的进行相关的血液、脑组织生化及分子生物学等指标测定。

【模型特点】

(1)模型成功标准[10]:①双侧颈动脉夹闭后 1 min 内动物意识丧失;②眼球变白,双侧瞳孔散大,对光反射消失,角膜反射消失或迟钝,但睫毛反射可存在;③翻正反射消失;④自主呼吸加快;⑤毛发竖起;⑥小便失禁。

(2)模型大鼠海马 CA1 区神经细胞数量明显减少,残存的神经细胞呈缺血性改变,为瘦长形,核固缩深染,核仁消失,细胞质深嗜伊红或核消失,仅见细胞轮廓,即典型的迟发性神经元坏死表现。

【注意事项】

(1)电凝椎动脉和夹闭 CCA 要彻底,否则脑缺血不完全。一般情况下,如脑缺血较完全则脑电图在 5 min(一般不超过 30 min)内即出现严重抑制或变平。在再灌流实验时,应注意观察颈动脉内血流是否通畅以免血管内堵塞使再灌受阻。

(2)在实验过程中监测动物体温,肛温维持在 37 ℃左右。

(3)安装脑电极颅骨钻孔时,避免穿透硬脑膜损伤脑组织。

(4)分离血管时应将伴行的神经分离,勿一并结扎,并尽量减少迷走神经的牵拉。

【模型评价】[11-12]

1. 优点 ①该方法可导致大脑严重缺血,具有高度的可重复性;②脑缺血及再灌注损伤程度可通过动脉夹夹闭和开放时间进行控制;③同时在动物麻醉和清醒两种状态下进行,无须进行降压或缺氧处理,减少对其他重要器官病理生理的影响;④由于双侧大脑半球缺血,能利用的脑组织较多,可同步进行多种指标的观察与测定;⑤该模型是目前应用最为广泛的全脑缺血再灌注损伤模型。

2. 缺点 ①全脑缺血模型与人类通常的脑梗死(多为单一血管闭塞)情形不一致,且不能进行健、患侧自身对照;②操作复杂,4 条动脉的处理分两步在 2 d 内才能完成;③由于椎动脉与脊管前动脉间的交通支存在,个体差异较大而影响缺血的稳定性。

【参考文献】

[1]PULSINELI W A,BRIELEY J B. A new model of bilateral hemispheric ischemia in the unanesthetized rat[J]. Stroke,1979,10(3):267-272.

[2]徐叔云,卞如濂,陈修. 药理实验方法学[M]. 北京:人民卫生出版社,2002:1065-1066.

[3]范圣登,王深,谢红. Pulsinelli 四血管法大鼠全脑缺血模型制作的改进[J]. 苏州大学学报(医学版),2003,23(4):416-417.

[4]李文东,姜洪波,连晓清,等. Pulsinelli 四血管法大鼠全脑缺血模型制作方法的改进[J]. 新乡医学院学报,2010,27(3):237-239.

[5]李兵,章翔,蒋晓帆,等. 改良四血管阻塞法建立大鼠全脑缺血模型[J]. 中华神经外科疾病研究杂志,2005,4(2):110-113.

[6]李威,范军铭,贾士奇,等. 电针对大鼠全脑缺血再灌流损伤的保护作用[J]. 中国针灸,1996,11:21-23.

[7]沈德莉,邱常青,陈尉芸.左旋千金藤立定对大鼠脑缺血再灌注损伤的保护作用[J].中国药理学与毒理学杂志,2001,15(5):395-397.

[8]王绍斌,李卫平,何婷,等.黄芪提取物对全脑缺血损伤的保护作用[J].中国药理学通报,2004,20(3):338-342.

[9]王军,黄启福,刘惠霞,等.生姜水提物对全脑缺血再灌注大鼠脑组织氨基酸递质的影响[J].中国实验方剂学杂志,2011,17(21):122-125.

[10]张兴毅,韩江全,宋国林,等.建立大鼠全脑缺血模型制作的方法改进[J].西部医学,2010,22(1):18-20.

[11]WANG J,FAN J M,DONG Y S,et al. Effects of acupoint *versus* non-acupoint electroacupuncture on cerebral cortical neuronal Bcl-2,Bax and caspase-3 expression in a rat model of focal cerebral ischemia[J]. Neural Regeneration Research,2008,3(12):1308-1313.

[12]王军.大鼠脑缺血模型研究进展[J].中医研究,2002,15(5):60-62.

七、大鼠三动脉阻断法全脑缺血模型

【基本原理】

通过阻断供应脑循环的两侧颈总动脉(CCA)和基底动脉(BA)产生全脑缺血,可根据实验需要,在缺血一定时间后开启CCA血流,建立三动脉阻断法(three-vessel occlusion,3-VO)全脑缺血再灌流模型。

【实验材料】

1.药品试剂　①麻醉药物:盐酸氯胺酮注射液,水合氯醛或戊巴比妥钠等。②谷氨酸(Glu)、天冬氨酸(Asp)和甘氨酸(Gly)标准品。③超氧化物歧化酶(SOD)、丙二醛(MDA)、三磷酸腺苷(ATP)酶试剂盒。④10%甲醛溶液或4%多聚甲醛溶液。

2.仪器设备　多道生理记录仪,人工呼吸机,原子吸收分光光度计,紫外分光光度计,高效液相色谱仪,常规手术器械等。

3.实验动物　成年SD或Wistar大鼠,雌雄兼用,体重250~300 g。

【方法步骤】[1-5]

1.麻醉与脑电极安装固定　大鼠用10%水合氯醛腹腔注射麻醉(300 mg/kg),俯卧固定于手术台,颅顶常规备皮、消毒,正中矢状切开皮肤,在矢状缝与冠状缝交叉处左前、右后两点颅骨钻孔,各装一银丝皮质脑电极,牙托粉固定。连接标准肢体Ⅱ导联,同步记录脑电图及心电图。

2.血管分离与气管插管　置仰卧位,颈前部正中纵行切开皮肤,暴露气管并插管,钝性分离双侧CCA,穿线备用。

3.基底动脉阻断　在甲状软骨上缘旁开右侧分离肌肉至枕骨腹面,先在枕骨嵴旁钻一小孔,再扩大为3 mm×2 mm大小的骨窗,暴露基底动脉,挑开硬脑膜,用5-0丝线结扎(或电凝)延髓腹侧面上的基底动脉。接通人工呼吸机进行人工通气(室内空气,通气量2 mL/100 g,频率60次/min)。

4. 缺血再灌注 结扎基底动脉 10 min 后，微型动脉夹夹闭双侧 CCA，10 min 后放开动脉夹，恢复血供，造成全脑缺血再灌流损伤。

【观察指标】

参见本节“大鼠四动脉阻断法全脑缺血模型”。

【模型特点】

(1) 当完全阻断脑部血供后，EEG 振幅很快下降，频率降低，在几十秒内完全消失。恢复血供后一段时间，EEG 由偶尔出现到逐渐活跃增多，最后大多数动物的 EEG 都能恢复至夹闭颈总动脉前水平。

(2) 脑缺血再灌流 3 h 后，可出现明显的脑水肿，脑组织中 Ca^{2+}、Na^{+} 及 LPO 含量明显升高，SOD 活性显著降低。

【注意事项】

(1) 分离、结扎（或电凝）延髓腹侧面上的基底动脉时，要仔细轻柔，尽量减少延髓结构的损伤。

(2) 实验过程中应对动物体温进行监测，肛温维持在 37 ℃左右。

【模型评价】[6]

1. 优点 为克服椎动脉与脊管前动脉间的交通支存在对脑缺血的影响，Kameyama 等[1]于 1985 年采用阻断双侧 CCA 和基底动脉的方法建立三动脉阻断全脑缺血模型。此模型成功率高，缺血指标的观察明确简单，可根据实验的需要，通过阻断 CCA 时间的长短控制脑缺血的程度。被认为是至今为止最理想的全脑缺血动物模型。

2. 缺点 操作较复杂，要求较高的手术技巧和熟练程度；手术不当时，容易损伤延髓结构。目前，国内仅有少数学者采用该模型进行脑缺血的研究。

【参考文献】

[1] KAMEYAMA M, SUZUKI J, SHIRANE R, et al. A new model of bilateral hemispheric ischemia in the rat-three vessel occlusion model[J]. Stroke, 1985, 16(3): 489-493.

[2] 田鹤邨，陈前芬，谢群. 三血管阻断与重开放造成的大鼠全脑缺血再灌流损伤的实验研究[J]. 蚌埠医学院学报，1993(2): 113-118.

[3] 田鹤邨，张成英，陈前芬. 绞股蓝总皂甙对大鼠全脑缺血再灌流损伤的保护作用[J]. 蚌埠医学院学报，1993，18(2): 117-119.

[4] 张成英，苗华，田鹤邨，等. 大鼠椎-基底动脉的解剖学观察及其在脑缺血模型中的应用[J]. 中国临床解剖学杂志，1995，13(1): 53-55.

[5] 李威，范军铭，贾士奇，等. 电针对大鼠全脑缺血再灌流损伤的保护作用[J]. 中国针灸，1996，11: 21-22，60.

[6] 王军. 大鼠脑缺血模型研究进展[J]. 中医研究，2002，15(5): 60-62.

八、大鼠二动脉阻断法全脑缺血模型

【基本原理】

大鼠双侧颈总动脉(CCA)阻断加上血压下降,则脑灌注压下降,通过椎动脉流入脑的血流减少,当血压下降到50 mmHg(1 mmHg=0.133 kPa),就可引起不完全性脑缺血,此时脑脊液压上升10~15 mmHg,当脑脊波压上升到超过收缩压即可引起完全性脑缺血,建立大鼠二动脉阻断法(two-vessel occlusion,2-VO)全脑缺血模型。

【实验材料】

1. 药品试剂　①麻醉药物:盐酸氯胺酮注射液,水合氯醛或戊巴比妥钠等。②谷氨酸(Glu)、天冬氨酸(Asp)和甘氨酸(Gly)标准品。③超氧化物歧化酶(SOD)、丙二醛(MDA)、三磷酸腺苷(ATP)酶试剂盒。④10%甲醛溶液或4%多聚甲醛溶液。

2. 仪器设备　多导生理记录仪,原子吸收分光光度计,紫外分光光度计,高效液相色谱仪,常规手术器械等。

3. 实验动物　成年SD或Wistar大鼠,雌雄兼用,体重250~300 g。

【方法步骤】[1-2]

1. 麻醉固定　将大鼠麻醉,俯卧固定,颅顶正中矢状切开皮肤,在矢状缝与冠状缝交叉处左前、右后两点颅骨钻孔,各装一银丝皮质脑电极,牙托粉固定。连接标准肢体Ⅱ导联,同步记录脑电图及心电图。

2. 分离血管　置仰卧位,颈腹部正中纵行切开皮肤,分离双侧颈总动脉。

3. 动脉插管　股动脉插管记录血压,塑料管从外颈静脉插入右心房,供放血用,连续记录EEG。

4. 放血结扎　用抽血的方法放血,当血压下降至80 mmHg时,结扎双侧颈动脉;继续抽血,当血压下降到50 mmHg时,EEG波幅明显降低;血压下降到40~45 mmHg时,形成完全性脑缺血,EEG到达等电线。

若欲引起暂时性缺血,则将抽出之血肝素化,放在37 ℃水浴内,在去除颈动脉结扎后,将抽出之血再注入体内,吸入100% O_2 2 min。

【观察指标】

参见本节“大鼠四动脉阻断法全脑缺血模型”。

【模型特点】[3-4]

(1)动物死亡率30%~75%。

(2)永久性结扎双侧CCA后30 d,大鼠出现明显的记忆能力下降,海马锥体细胞数量减少,神经核固缩,神经元突起断裂、排列紊乱。

【注意事项】

(1)钝性分离双侧CCA时,应避免损伤周围的气管和神经,并尽量减少牵拉迷走神经。

(2)安装脑电极颅骨钻孔时,避免穿透硬脑膜损伤脑组织。

【模型评价】[5]

1. 优点　①手术简单，可重复性较好，易于控制再灌注时间；②该模型除主要用于大鼠外，其他动物如小鼠、兔、猫、狗、猴等均可应用。

2. 缺点　①仅形成不完全性脑缺血，由于全身低血压严重干扰其他脏器的血供及实验结果；②动物的死亡率高，并随结扎时间的延长而增加。

【参考文献】

[1] EKLOF B, SIESJO B K. The effect of bilateral carotid artery ligation upon the blood flow and energy state of the rat brain [J]. Acta Physiol Scand, 1972, 86(2): 155-165.

[2] NORDSTROM G H, SIESJO B K. Effects of phenobarbital in cerebral ischemia. Part Ⅰ: cerebral energy metabolism during pronounced incomplete ischemia [J]. Stroke, 1978, 9(4): 327-335.

[3] 王兴华，李露斯. 两种大鼠2VO模型制作方法的比较[J]. 第三军医大学学报，2004，24(12)：1496.

[4] 刘汇波，叶翠飞，李斌，等. 双侧颈总动脉结扎对大鼠学习记忆功能和海马组织形态学的影响[J]. 基础医学与临床，1998，18(4)：54-58.

[5] 王军. 大鼠脑缺血模型研究进展[J]. 中医研究，2002，15(5)：60-62.

九、大鼠内皮素诱导法局灶性脑缺血模型

【基本原理】

内皮素(endothelin, ET)是目前已知由血管内皮细胞(vascular endothelial cell, VEC)产生的、作用最强的血管收缩活性物质。中枢神经系统内ET不仅可通过强烈持久的缩血管作用、显著降低局部脑血流量而导致局部脑组织缺血坏死，还具有直接损伤神经元及神经胶质细胞作用。采用脑内特定部位直接注射ET的方法，建立大鼠ET诱导法局灶性脑缺血模型。

【实验材料】

1. 药品试剂　①麻醉药物：盐酸氯胺酮注射液，水合氯醛或戊巴比妥钠等。②内皮素-1(endothelin-1, ET-1)：用0.9% NaCl配成60 pmol/μL溶液。③2,3,5-氯化三苯基四氮唑(2,3,5-triphenyl tetrazolium chloride, TTC)：用磷酸缓冲液配成1%的染液(pH值7.4)。④10%甲醛溶液或4%多聚甲醛溶液。

2. 仪器设备　微量注射器，脑立体定位仪，激光多普勒血流仪(LDF)，磁共振成像(MRI)仪，微透析系统(microdialysis, MD)，手术显微镜，生物显微镜，病理图像分析系统，牙科钻，咬骨钳，常规手术器械等。

3. 实验动物　成年SD或Wistar大鼠，雌雄兼用，体重250~300 g。

【方法步骤】[1-9]

1. 术前准备　大鼠用2%戊巴比妥钠腹腔麻醉(40 mg/kg)，俯卧位固定于脑立体定位仪上，下以保温床垫维持肛温在(37.5±0.5) ℃。

2. ET-1 导管植入　在颅顶沿正中线做一长约 1.5 cm 的切口，暴露颅骨，以前囟为标志，向前 0.9 mm，向左旁开 5.2 mm，向下 8.7 mm，植入 ET-1 导管，牙托粉固定并缝合伤口。

3. ET-1 注射　大鼠恢复 4 d 后，取 60 pmol/μL 浓度的 ET-1 溶液 3 μL，于清醒状态下以 0.6 μL/min 的速率注射至大脑中动脉（MCA）附近，留针 5 min，缓慢拔针。假手术大鼠注射等容积生理盐水。

【观察指标】

1. 行为学评价

(1) 神经学评分[4,13-16]

1) 平衡木实验：将大鼠放在一根长 84 cm，宽 2.4 cm 的木条上，观察动物通过情况。0 分：顺利走过。1 分：能走过去，偶尔打滑。2 分：能走过去，超过 50% 的步子打滑。3 分：能走过去，但患侧后肢不起作用。4 分：在行走时掉下来。5 分：能待在上面，但不能走。6 分：不能待，掉下来。

2) 抓绳实验：让大鼠前肢抓住一直径 2 mm 的钢绳。0 分：抓住 5 s 以上，并有后肢攀上绳子。1 分：能抓住 5 s，但后肢不能攀上绳子。2 分：能抓住 3～4 s。3 分：仅能抓住 0～2 s。

3) 提尾行走实验：轻提大鼠尾巴末端，使后肢离地行走。0 分：双前肢对称伸展，沿直线协调行走。1 分：右前肢较左前肢伸展少，稍向右倾行走。2 分：右前肢稍有伸展，行走时向右打转。3 分：无法行走。

4) 提尾悬空实验：轻提大鼠尾巴末端，使其悬空。0 分：四肢协调伸展。1 分：右侧肢体较左侧伸展少或慢。2 分：右侧肢体很少伸展。3 分：右侧肢体不伸展。

5) 其他：Longa 神经功能评分、Persson 神经病学分级等，参见本节“大鼠开颅法局灶性脑缺血模型”“大鼠线栓法局灶性脑缺血模型”。

(2) 学习记忆功能

1) 被动性条件反射[17]：动物于造模前分别置于条件反射箱的明室内，进行被动性条件反射训练。大鼠因其嗜暗习性进入暗室，当四肢均进入暗室时，通以 36 V 的交流电，大鼠受电击后逃离暗室，回到明室。造模后重复测试，测定并记录动物被动性条件反射潜伏期和 5 min 的错误次数。

2) 空间学习记忆能力[18-20]：采用 Morris 水迷宫，通过定位航行实验与空间探索实验，进行模型大鼠空间学习记忆能力评估。

2. 局部脑血流量（rCBF）测定[1,7-10]　ET-1 注射前后，采用 LDF 测定大脑特定部位 rCBF。

3. MRI 检查[10]　ET-1 注射后不同时间，采用线圈直径 40 mm，行 T_2 加权成像检查。在尾核水平（层厚 2 mm），使用磁共振连续动脉自旋标记（continuous arterial spin tagging, CAST）灌注成像技术，视野（field of view, FOV）4 cm×4 cm，矩阵 128×128。对10 个大脑相邻冠状切片（厚 1 mm）进行 T_2 加权成像，设定自旋标记度（a）0.75，脑血-水分配系数（λ）0.9 mL/g，FOV 3.5 cm×3.5 cm，256×256 矩阵，TR＝1 500 ms，TE＝80 ms。

4. 微透析检查[7,11]　ET-1 注射前后，收集特定部位脑组织微透析液，测定乳酸、丙酮酸及其乳酸/丙酮酸比值(lactate/pyruvate ratio,LPR)、多巴胺(dopamine,DA)及其代谢物3,4-二羟基苯乙酸(3,4-dihydroxyphenylacetic acid,DOPAC)和高香草酸(homovanillic acid,HVA)等物质含量。

5. 病理学检查　参见本节"大鼠开颅法局灶性脑缺血模型""大鼠线栓法局灶性脑缺血模型"。

【模型特点】

(1)神经功能评分显示,ET-1可造成大鼠不同程度的神经功能损伤(不能伸展右侧前肢,向右侧旋转或倾倒,意识丧失等)[4-5]。

(2)ET-1注入后10 min,模型动物平均动脉压(mean arterial blood pressure,MABP)增加20%,同侧MCA供血区rCBF迅速下降至最低点(93%),rCBF降低程度和持续时间与ET-1呈现浓度依赖性[1]。

(3)模型动物ET-1注入后,受累半球背外侧新皮质和纹状体出现大面积梗死,分别为(98±12) mm^3 和(32±3) mm^3[1-2]。

【注意事项】

参见本节"大鼠开颅法局灶性脑缺血模型"。

【模型评价】

1. 优点　①操作简便,创伤小,无术后并发症,减轻了手术因素对模型的影响。②纯种大鼠颅骨类型比较恒定,颅骨标志与脑结构之间的关系也比较恒定,定位准确,模型成功率高,稳定性和重现性好。③在缺血的同时即可出现逐步的再灌注,与部分人类脑卒中发生过程相似。④能在动物意识清醒时诱发脑卒中,便于观察动物在缺血即刻出现的行为改变,且可避免部分麻醉药物脑保护作用对实验结果的影响。

2. 缺点　由于ET-1除因缩血管作用导致脑局部组织产生缺血性损伤外,还通过其神经毒性作用直接造成神经元损伤,与人类缺血性脑血管病的病理生理机制存在较大的差异,从而限制了该类模型的广泛应用。

【参考文献】

[1]SHARKEY J,RITCHIE I M,KELLY P A. Perivascular microapplication of endothelin-1:a new model of focal cerebral ischemia in the rat[J]. J Cereb Blood Flow Metab,1993,13(5):865-871.

[2]SHARKEY J,BUTCHER S P,KELLY J S. Endothelin-1 induced middle cerebral artery occlusion:pathological consequences and neuroprotective effects of MK801[J]. J Auton Nerv Syst,1994,49(Suppl):S177-S185.

[3]BIERNASKIE J,CORBETT D,PEELING J,et al. A serial MR study of cerebral blood flow changes and lesion development following endothelin-1-induced ischemia in rats[J]. Magn Reson Med,2001,46(4):827-830.

[4]顾国军,黄振兴,陶凯忠,等. HBO对内皮素-1诱导的大鼠局灶性脑缺血模型的疗效观察[J]. 第二军医大学学报,2006,27(10):1134-1137.

[5]梅和珊,苏素文,王永利,等. Endothelin-1诱导的大鼠局灶性脑缺血再灌注模型[J].

中国药理学通报,2004,20(1):114-117.

[6]张秀春,程希,胡锦渠,等. dl-3-正丁基苯酞对内皮素诱导脑缺血大鼠行为学的改善研究[J]. 现代药物与临床,2018,33(7):1561-1565.

[7]FUXE K,KUROSAWA N,CINTRA A,et al. Involvement of local ischemia in endothelin-1 induced lesions of the neostriatum of the anaesthetized rat[J]. Exp Brain Res,1992,88(1):131-139.

[8]REID J L,DAWSON D,MACRAE I M. Endothelin,cerebral ischaemia and infarction[J]. Clin Exp Hypertens,1995,17(1-2):399-407.

[9]MACRAE I M,ROBINSON M J,GRAHAM D I,et al. Endothelin-1-induced reductions in cerebral blood flow:dose dependency,time course,and neuropathological consequences[J]. J Cereb Blood Flow Metab,1993,13(2):276-284.

[10]BIERNASKIE J,CORBETT D,PEELING J,et al. A serial MR study of cerebral blood flow changes and lesion development following endothelin-1-induced ischemia in rats[J]. Magn Reson Med,2001,46(4):827-830.

[11]FORSSE A,NIELSEN T H,NYGAARD K H,et al. Cyclosporin A ameliorates cerebral oxidative metabolism and infarct size in the endothelin-1 rat model of transient cerebral ischaemia[J]. Sci Rep,2019,9(1):3702.

[12]GELB A W,BAYONA N A,WILSON J X,et al. Propofol anesthesia compared to awake reduces infarct size in rats[J]. Anesthesiology,2002,96(5):1183-1190.

[13]OHLSSON A L,JOHANSSON B B. Environment influences functional outcome of cerebral infarction in rats[J]. Stroke,1995,26(4):644-649.

[14]GARCIA J H,WAGNER S,LIU K F,et al. Neurological deficit and extentneuronal necrosis attributable to middle cerebral artery occlusion in rats[J]. Stroke,1995,26(4):627-634.

[15]PERSSON L,HARDEMARK H G,HANS G,et al. Neurologic and neuropathologic outcome after middle cerebral artery occlusion in rats[J]. Stroke,1989,20(5):641-646.

[16]LONGA Z E,WEISTEIN P R. Reversible middle cerebral artery occlusion without craniectomy in rats [J]. Stroke,1989,20(1):84-89.

[17]HIRAKAWA M,TAMURA A,NAGASHIMA H,et al. Disturbance of retention of memory after focal cerebral ischemia in rats[J]. Stroke,1994,25(12):2471-2475.

[18]MORRIS R G M. Spatial localization does not depend on presence of local cues[J]. Learning Motivation,1981,12(2):239-260.

[19]周娇娇,阙建宇,于雯雯,等. Morris 水迷宫检测动物学习记忆水平的方法学[J]. 中国老年学杂志,2017,37(24):6274-6277.

[20]武海霞,吴志刚,刘红彬,等. Morris 水迷宫实验在空间学习记忆研究中的应用[J]. 神经药理学报,2014,4(5):30-35.

第二节　小鼠脑缺血模型

一、小鼠开颅法局灶性脑缺血模型

【基本原理】

采用开颅直接阻断小鼠近端大脑中动脉（MCA）的方法，造成以MCA支配区脑组织缺血为主的局灶性脑缺血模型（MCAO）。

【实验材料】

1. 药品试剂　①2,3,5-氯化三苯基四氮唑（TTC）：用磷酸缓冲液配成1%的染液（pH值7.4）。②麻醉药物：盐酸氯胺酮注射液，水合氯醛或戊巴比妥钠等。③其他：10%甲醛溶液或4%多聚甲醛溶液、乙醇等。

2. 仪器设备　常规手术器械，显微手术器械，手术显微镜，激光多普勒血流仪（LDF），磁共振成像（MRI）仪及8通道横向放置小鼠专用线圈等。

3. 实验动物　成年KM或C57 BL/6小鼠，雌雄兼用，体重（25±2）g。

【方法步骤】[1-2]

1. 术前准备　小鼠适应性喂养1周，术前12 h禁食不禁水，称重后用10%的水合氯醛腹腔麻醉（450 mg/kg），置左侧卧位固定于手术台上，头右侧手术部位剪毛，常规皮肤碘酊与乙醇消毒。术中应用保温毯保持小鼠直肠温度在36.5～37.5 ℃。

2. 颅骨钻孔　沿右侧耳眼连线中点纵行切开皮肤，分离颞肌，用咬骨钳咬断颧弓，于梨状骨与下颌骨交汇点向头侧1 mm，背侧3.5 mm处用电钻钻一个直径为1.0～2.0 mm的小孔。

3. 动脉阻断　在手术显微镜下分别用眼科剪和眼科镊剪开并小心撕开硬脑膜，暴露MCA。在大脑下静脉和嗅束间用电凝刀电凝阻断MCA近端。牙科黏合剂封闭小孔，缝合切口。

4. 术后处理　①术后3 d，每天碘伏消毒皮肤切口；②术后将小鼠置于27～28 ℃恒温箱中饲养。

【观察指标】

1. 行为学评价

（1）Longa's神经功能评分[3]：①无神经损伤症状，0分；②提尾时病灶对侧前肢不能完全伸直，1分；③行走向对侧旋转，2分；④爬行时身体向对侧倾倒，3分；⑤不能自己行走或意识丧失，4分。

（2）改良加西亚评分（modified Garcia score，mGS）[4]：通过对小鼠自主运动、四肢活动、前肢力量、攀爬能力及对外界刺激的反应进行评估，总分18分，分值越低，神经功能缺失越严重。见表 1-1。

表 1-1 改良加西亚评分(mGS)

测试	分值			
	0	1	2	3
自发性活动(笼内 5 min)	无运动	极少运动	移动,但接近笼壁少于 3 面	移动,接近笼壁至少 3 面
四肢自发运动	无运动	四肢轻微运动	四肢缓慢运动	四肢运动同 SAH 前
前肢的运动(拉尾时前肢伸展)	前肢无伸展	轻微前肢伸展	有限前肢伸展,小于 SAH 前	前肢伸展同 SAH 前
钢丝笼攀爬		不能攀爬	攀爬较弱	正常攀爬
触摸躯干两侧反应		无反应	反应较弱	正常反应
触须反应		无反应	反应较弱	正常反应

(3)改良神经损伤严重程度评分(modified neurological severity score, mNSS)[5]

1)运动实验(6 分):提尾实验 3 分;前肢屈曲 1 分;后肢屈曲 1 分;30 s 内头部偏离垂直轴>10° 1 分。

2)行走实验(3 分):正常行走 0 分;不能直线行走 1 分;向轻瘫侧转圈 2 分;向轻瘫侧倾倒 3 分。

3)感觉实验(2 分):放置实验(视觉和触觉测试)1 分;本体感觉实验(深感觉,向桌子边缘压鼠爪刺激肢体肌肉)1 分。

4)平衡木实验(6 分):平衡姿势 0 分;紧抓平衡木一侧 1 分,紧抱平衡木,一肢体从平衡木垂落 2 分;紧抱平衡木,两肢体从平衡木垂落,或在平衡木上旋转(>60 s)3 分;试图在平衡木上平衡但跌落(>40 s)4 分;试图在平衡木上平衡但跌落(>20 s)5 分;跌落,未尝试在平衡木上平衡(<20 s)6 分。

5)反射丧失和不正常运动(4 分):耳郭反射(接触外耳道时摇头)1 分;角膜反射(用棉丝轻触角膜时眩眼)1 分;惊恐反射(对快弹硬纸板的噪声有运动反应或尖叫)1 分;癫痫、肌阵挛、肌张力障碍 1 分。

(4)15 分神经学评估(15-point neurological evaluation scale, NES)[6]:①尾巴。无症状 0 分;尾巴张力减低或尾巴远端瘫痪 1 分;尾巴全瘫 2 分。②四肢。无症状 0 分;步态不稳 1 分;肢体轻瘫,行走时肢体拖曳 2 分;肢体全瘫,行走时肢体外翻 3 分。

(5)胶黏纸测试法[7]:将 0.5 cm×1 cm 的纸片黏在小鼠左侧前肢上,正常感知的小鼠会尝试将纸片撕去。实验中记录小鼠第一次碰触纸片及完全撕去纸片的时间,以评价其神经功能。每只小鼠术前训练 3 d,测试日及训练日每天测试 3 次,每次间隔时间为 15 min,避免小鼠疲劳或情绪抵抗。

2. 脑组织病理学检查

(1)TTC 染色脑梗死面积测量：将小鼠深麻醉下取脑，迅速置于-20 ℃ 冰箱中冷冻 20 min，在冰盘上迅速去除嗅脑、小脑和脑干，将大脑平均冠状切为 5 片，放于新鲜配制的 TTC 染液缸中，避光、37 ℃温育 10～15 min 染色，间隔 1 min 轻轻摇晃一次，使其均匀染色。梗死区脑组织不着色，正常脑组织染成红色。用生理盐水冲洗后用数码相机拍照，输入计算机用图像分析系统测量每片脑组织梗死区截面积和全脑面积，计算梗死面积百分比。

(2)HE 染色脑组织形态学观察：染色照相后的第二片脑组织用 10% 甲醛(或 4% 多聚甲醛)固定，梯度乙醇脱水、脱色，二甲苯透明，常规石蜡包埋切片，HE 染色，进行光镜下脑梗死区及梗死周围区病理形态学观察。

【模型特点】

(1)MCAO 小鼠均出现不同程度的神经功能缺损，术后 24～72 h 神经功能缺损评分明显高于假手术组。

(2)术后 24 h，手术侧大脑半球明显缺血，TTC 染色显示皮质部白色梗死灶。HE 染色镜下可见梗死病灶及周围组织结构疏松，间质水肿伴随空腔形成，且着色较浅；神经细胞数量明显减少，胞体皱缩，部分细胞轮廓欠清，有程度不等的神经细胞变性坏死，核固缩，核仁消失现象。

【注意事项】

(1)手术操作宜在手术显微镜观察下进行。

(2)电凝大脑中动脉时，防止血管破裂，并尽可能减少周围脑组织损伤。

【模型评价】[8]

1. 优点　①实验条件较易于控制，在直视下操作阻断 MCA，缺血效果与范围稳定可靠；②MCA 阻断后，可引起大脑半球皮质、基底核和海马 CA1 区缺血性损伤，与人类缺血性卒中的病理改变较为接近，即 MCA 阻断而侧支循环尚存，受累脑组织包括严重缺血、坏死的中心区(梗死灶)、缺血受损伤的周围区(半暗带，penumbra)及接近正常的外围带，可实现以保护外围区、改善周围区和缩小中心区为目的治疗药物和方法提供可靠的实验依据；③全身影响相对较小，动物存活时间长，可进行急性和慢性实验，适用于脑缺血后长期的神经功能缺损及介入治疗和康复策略的研究；④小鼠价格相对低廉，适合进行药物活性的筛选研究。

2. 缺点　①阻断 MCA 手术难度较大，需要较高的熟练度；②易对毗邻脑组织产生损伤并有潜在的脑脊液漏形成；③只能形成永久性脑梗死，不能进行缺血再灌注的研究；④由于颧弓被去除，影响动物进食。

【参考文献】

[1] MUTSUKI K，TAKAHISA F，TAKASHI M，et al. Direct experimental middle cerebral artery induces high reproducibility of brain ischemia in mice[J]. Exp Anim，2009，58(1)：19-29.

[2] 张雪梅，李兵，陈立杰，等. 电凝法制作 Balb/c 小鼠局灶性脑缺血模型的实验研

究[J]. 实验动物科学,2019,36(3):69-73.
[3]LONGA Z E,WEISTEIN P R. Reversible middle cerebral artery occlusion without craniectomy in rats [J]. Stroke,1989,20(1):84-89.
[4]SUGAWARA T,AYER R,JADHAV V,et al. A new grading system evaluating bleeding scale in filament perforation subarachnoid hemorrhage rat model[J]. Journal of Neuroscience Methods. 2008,167(2):327-334.
[5]GARCíA-YéBENES I,SOBRADO M,ZARRUK J G,et al. A mouse model of hemorrhagic transformation by delayed tissue plasminogen activator administration after in situ thromboembolic stroke[J]. Stroke,2011,42(1):196-203.
[6]CHEN Q F,LLU Y Y,PAN C S,et al. Angioedema and hemorrhage after 4.5-hour tPA (tissue-type plasminogen activator) thrombolysis ameliorated by T541 via restoring brain microvascular integrity[J]. Stroke,2018,49(9):2211-2219.
[7]陈青芳,赵顺英,董雯,等. 一种氯化铁诱导血栓生成的小鼠大脑中动脉远端缺血模型[J]. 中国卒中杂志,2020,15(11):1210-1217.
[8]王军. 大鼠脑缺血模型研究进展[J]. 中医研究,2002,15(5):60-62.

二、小鼠线栓法局灶性脑缺血模型

【基本原理】

由颈外动脉(ECA)或颈总动脉(CCA)插入线栓进入颈内动脉(ICA),阻断小鼠大脑中动脉(MCA)起始端,造成以MCA支配区脑组织缺血为主的MCA闭塞型(MCAO)局灶性脑缺血模型,通过提拉线栓可造成缺血再灌注损伤模型。

【实验材料】

1. 药品试剂　①2,3,5-氯化三苯基四氮唑(TTC):用磷酸缓冲液配成1%的染液(pH值7.4)。②麻醉药物:盐酸氯胺酮注射液,水合氯醛或戊巴比妥钠等。③其他:10%甲醛溶液或4%多聚甲醛溶液等。

2. 仪器设备　常规手术器械,显微手术器械,手术显微镜,激光多普勒血流仪,磁共振成像(MRI)仪及8通道横向放置小鼠专用线圈等。

3. 实验动物　健康成年KM或C57 BL/6小鼠,雌雄兼用,体重(25±2)g。

【方法步骤】[1-3]

1. 线栓准备　将统一规格的线栓(头端直径0.23 mm±0.02 mm)利用记号笔在线栓头端9 mm处标记,以便准确地控制进线的深度,将其消毒后备用。

2. 术前准备　小鼠用10%水合氯醛腹腔注射麻醉(400 mg/kg),仰卧固定于手术台,颈部常规备皮、消毒。

3. 血管分离　颈部正中切口,暴露并钝性分离下颌腺体,显微镜下在右侧肩脚舌骨肌、胸骨舌骨肌和二腹肌形成的三角处分离出右侧的颈总动脉(CCA),在颈总动脉上挂线,并继续向前剥离分出颈外动脉,将颈外动脉和颈总动脉结扎。

4. 动脉阻断　将线栓插入0.4 mm注射器针头,针头经颈总动脉近心端靠近结扎处插入，推入线栓，退出针头，继续往前推送线栓，插入颈内动脉到标记处或者直到略感阻力为止，即插入线栓从颈外动脉分叉处9 mm左右，扎紧活结。

5. 缺血再灌注　阻断血流2 h后，缓缓退出尼龙线，进行再灌注。线栓退至标记点露出皮肤即止，不宜全部拔出以免动脉破口出血，剪去皮外的线栓。

6. 术后处理　①术后动物清醒前，应取侧卧位，避免舌根后坠窒息；②注意保温，室温在25 ℃左右为宜；③颈部切口常规消毒，防止术后感染。

【观察指标】

1. 局部脑血流量（rCBF）测定[3]　分别于缺血后5 min、60 min、24 h及再灌注后5 min和60 min，采用激光多普勒血流仪测定rCBF。选择颅骨上3点进行测定（A点：矢状缝左侧3.5 mm，冠状缝后1 mm处，为缺血中心区。B点：矢状缝右侧对应点，为缺血对照区。C点：矢状缝左侧1 mm，冠状缝后1 mm处，为缺血半暗区）。

$$\text{rCBF 变化率}(\%) = \text{缺血后 rCBF}/\text{缺血前 rCBF} \times 100\%$$

2. 行为学评价

（1）神经功能评分[4]：采用Longa's神经功能评分。①无神经损伤症状，0分；②提尾时病灶对侧前肢不能完全伸直，1分；③行走向对侧旋转，2分；④爬行时身体向对侧倾倒，3分；⑤不能自己行走或意识丧失，4分。

（2）其他：参见本节“小鼠开颅法局灶性脑缺血模型”。

3. MRI检查[5]　术后24 h，将小鼠用10%水合氯醛腹腔注射麻醉（350 mg/kg），置于8通道横向放置小鼠专用线圈中央，俯卧位固定，T_1WI、T_2WI采用快速自旋回波序列扫描，DWI采用梯度回波扫描。因磁共振扫描小鼠冠状位层面多于横断位层面，故从冠状位层面计算脑梗死体积。采用Image pro plus 6.0软件计算小鼠每个层面脑梗死面积，梗死面积×层厚为脑梗死体积，脑梗死体积占全脑总体积的百分比即为脑梗死范围。

4. 脑组织病理学检查

（1）TTC染色脑梗死面积测量：将小鼠深麻醉下取脑，迅速置于−20 ℃冰箱中冷冻20 min，在冰盘上迅速去除嗅脑、小脑和脑干，将大脑平均冠状切为5片，放于新鲜配制的TTC染液缸中，避光、37 ℃温育10～15 min染色，间隔1 min轻轻摇晃一次，使其均匀染色。梗死区脑组织不着色，正常脑组织染成红色。用生理盐水冲洗后用数码相机拍照，输入计算机用图像分析系统测量每片脑组织梗死区截面积和全脑面积，计算梗死面积百分比。

（2）HE染色脑组织形态学观察：染色照相后的第二片脑组织用10%甲醛（或4%多聚甲醛）固定，依次用75%、85%、90%、95%及100%的乙醇脱水脱色，二甲苯透明，常规石蜡包埋切片，HE染色，进行光镜下脑梗死区及梗死周围区病理形态学观察。

【模型特点】

（1）与假手术组比较，MCAO小鼠体重减轻，活动减少，并出现不同程度的运动障碍，神经功能评分明显增加；学习记忆能力明显降低；绝大多数大脑冠状切面可见皮质部较大的苍白梗死区,部分梗死灶可深达尾壳核;镜下可见坏死脑细胞,部分出现片状出血,周围带可见较多的单核和淋巴细胞浸润,血管扩张充血。

(2)在体重、环境温度、线栓等条件相同情况下,BALB/c 小鼠的神经功能评分及梗死体积明显高于 KM 小鼠。

(3)体重在 25 g 左右的雄性 KM 小鼠制备模型成功率较高,死亡率较低,适合建立小鼠局灶性脑缺血再灌注模型。

(4)线栓法永久性闭塞小鼠与缺血再灌注小鼠相比,脑梗死体积更大;缺血再灌注小鼠线栓停留时间与梗死体积呈正相关,与运动能力呈负相关。

(5)不同方法线栓入路的 MCAO 模型在再灌注 24 h 后小鼠神经功能评分、梗死率、模型成功率和死亡率等方面无明显差异。

(6)小鼠优势半球 MCA 阻塞后,神经功能缺损程度较非优势侧严重,脑梗死体积更大。

(7)线栓法 MCAO 模型中,栓线插入越深,脑梗死体积越大,动物存活率越低,越易累及皮质;深度 2.0 cm 更适用于建立梗死灶较稳定且动物存活率较高的实验性大鼠缺血脑损伤模型。

【注意事项】

(1)线栓头端的稳固性和标准化是模型成功的关键。小鼠脑血管脆弱,如果线栓过硬,在制备模型的过程中很容易将脑血管插穿,造成脑出血。线栓头端的处理方法主要有 3 种:Koizumi 等[6]的线栓顶端硅橡胶包裹处理、Longa 等[4]的线栓顶端烫成圆球处理及石蜡包裹处理。采用石蜡包埋的线栓,其缺点在于头端容易脱落,造成脑血管的其他部位的栓塞[7]。因此采用同一直径(0.128 mm)的进口鱼线,柔软且有韧性,硅胶包被后头端平滑稳固,直径控制在(0.23±0.02)mm,使该模型更加规范化,可能更具有参考和实验意义[3]。

(2)不同缺血时间与再灌注时小鼠的存活率存在明显的相关性。缺血时间短,不能形成稳定、明显的梗死灶,模型成功率低;而缺血时间延长,梗死体积增大,但术后小鼠神经功能缺损严重,存活时间短,死亡率高,且再灌注时容易造成出血。栓塞 2 h 再灌注 22 h可引起较明显的梗死灶,而且稳定性好,神经功能评分最高,梗死灶大小适宜,适合于脑缺血再灌注损伤的对照研究[7-8]。

(3)由于不同品系小鼠颅底 Willis 环的解剖差异,影响小鼠对线栓的耐受力,因而不同品系的小鼠将显示不同的结果[9]。与 KM 小鼠相比,BALB/c 小鼠脑缺血术后死亡率高,神经功能评分较高,梗死灶范围较大[10]。

(4)雌性 KM 小鼠的手术耐受能力远远低于雄性小鼠,雌性小鼠的脑梗死体积和神经功能评分较小[11]。

(5)同一性别不同体重的小鼠对手术的耐受力不同,低于 20 g 的小鼠颈部血管易分离,操作简单,但体质差,成活率相对较低。高于 30 g 的小鼠,体重较重,颈部脂肪较多,对实验操作中分离血管的难度加大,容易造成血管破裂,影响造模的成功率。一般认为以 25 g 左右的小鼠较为适宜[7]。

(6)目前线栓的进线位置有从 CCA 进线和从 ECA 进线两种[12]。从 ECA 进线,可保证 CCA 的完整性，再灌注时通过手术侧的 CCA 可重新恢复供血。

（7）进线深度也是关键因素之一，进线太浅达不到阻断血流的效果，进线太深易刺穿大脑前动脉（anterior cerebral artery，ACA），引发蛛网膜下腔出血，小鼠会产生向病灶对侧翻转的现象，容易误将脑出血的小鼠判定为脑缺血的小鼠。从 CCA 进线到 ICA 时，容易误入翼腭动脉，可退回 CCA 分叉处，将线栓头端向内下方重新进线。在实验操作过程中，当进线深度达 10 mm，继续前进时遇阻力则停止，向后退回约 1 mm 固定，最终进线深度一般在 13 mm 左右[7]。

（8）在选择线栓时，过粗会导致血管损伤，过细无法阻断来自 Willis 环的血供，因此线栓规格的选择与小鼠体重的匹配程度亦是影响模型成功的因素之一。

【模型评价】

1. 优点[13]　①无须开颅，组织损伤小，术后死亡率相对较低，是目前唯一能观察再灌注损伤的急、慢性局灶性脑缺血模型；②操作相对简便，重复性好；③可作为短暂性脑局部缺血和局灶性脑缺血再灌注损伤的良好模型。

2. 缺点　①动物体重要求严格；②小鼠与大鼠相比，体型小，手术耐受力较差，血管细，增加了制备脑缺血模型的难度；③该模型实质上也是一种栓塞性卒中，与人类常见卒中仍存在着差异。

【参考文献】

[1]WATSON B D，DIETRICH W D，BUSTO R，et al. Induction of reproducible brain infarction by photochemically initiated thrombosis[J]. Ann Neurol，1985，17(5)：497-504.

[2]贾蔷，石作荣，杨洪军. 改进的线栓法对不同品系小鼠脑缺血模型的构建[J]. 中国中药杂志，2014，39(17)：3367-3370.

[3]毛颖，周良辅，杨国源. 小鼠局灶性脑缺血的脑血流动力学和脑损害的评价[J]. 中华实验外科杂志，1999，16(5)：436-438.

[4]LONGA Z E，WEISTEIN P R. Reversible middle cerebral artery occlusion without craniectomy in rats[J]. Stroke，1989，20(1)：84-89.

[5]庄丽华，孔营楠，杨烁慧，等. 线栓插入深度对改良线栓法制备小鼠脑缺血模型稳定性及安全性的影响[J]. 山东医药，2019，59(25)：42-45.

[6]KOIZUMI J I，YOSHIDA Y，NAKAZAWA T，et al. Experimental studies of ischemic brain edema，a new experimental model of cerebral embolism in rats in which recirculation can be reduced in the ischemic area [J]. Stroke，1986，16(8)：1-8.

[7]甄毅岚，王亚男，李晟，等. 线栓法制备不同体重 KM 小鼠局灶性脑缺血/再灌注模型的建立及评价[J]. 中国实验动物学报，2013，21(2)：39-45.

[8]高大宽，章翔，蒋晓帆，等. 小鼠大脑中动脉暂时性脑缺血模型的建立方法和时间窗探讨[J]. 陕西医学杂志，2010，39(5)：529-532.

[9]ENGEL O，KOLODZIEJ S，DIRNAGL U，et al. Modeling stroke in mice-middle cerebral artery occlusion with the filament model [J]. J Vis Exp，2011，6(47)：2423.

[10]王芙蓉，姜永生，肖文伍，等. 颈内动脉线栓法建立小鼠局灶性脑缺血再灌注模

型[J].卒中与神经疾病,2003,10(2):102-114.
[11]卞杰勇,王宇卉,张世明,等.雌激素对大鼠局灶性脑缺血的保护作用[J].中西医结合心脑血管病杂志,2007,5(6):511-513.
[12]张成英,赵旭东.栓线法制作大鼠局灶性脑缺血模型插线部位的选择[J].四川解剖学杂志,2004,12(2):110-111.
[13]王军.大鼠脑缺血模型研究进展[J].中医研究,2002,15(5):60-62.

三、小鼠氯化铁诱导法局灶性脑缺血模型

【基本原理】

三氯化铁($FeCl_3$)溶液外敷使血管内皮细胞连接部位分离和剥脱,胶原暴露,血小板黏附集聚,凝血系统激活形成混合血栓[1]。开颅直接将 $FeCl_3$ 溶液外敷于小鼠远端大脑中动脉(MCA),造成以 MCA 支配区脑组织缺血为主的 MCA 闭塞型(MCAO)局灶性脑缺血模型。

【实验材料】

1. 药品试剂　① $FeCl_3$ 溶液:用生理盐水配成 10% 的浓度。②2,3,5-氯化三苯基四氮唑(TTC):用磷酸缓冲液配成 1% 的染液(pH 值 7.4)。③麻醉药物:如盐酸氯胺酮注射液、水合氯醛或戊巴比妥钠等。④其他:10% 甲醛溶液或 4% 多聚甲醛溶液、乙醇等。

2. 仪器设备　常规手术器械,显微手术器械,手术显微镜,激光多普勒血流仪,磁共振成像(MRI)仪及 8 通道横向放置小鼠专用线圈等。

3. 实验动物　成年 KM 或 C57 BL/6 小鼠,雌雄兼用,体重(25±2)g。

【方法步骤】[1]

1. 术前准备　小鼠适应性喂养 1 周,术前 12 h 禁食不禁水,称重后用 10% 的水合氯醛按腹腔麻醉麻醉(450 mg/kg),置左侧卧位固定于手术台上,头右侧手术部位剪毛,常规皮肤碘酊与乙醇消毒。术中应用保温毯保持小鼠直肠温度在 36.5~37.5 ℃。

2. 颅骨钻孔　沿右侧耳眼连线中点纵行切开皮肤,分离颞肌,用咬骨钳咬断颧弓,于梨状骨与下颌骨交汇点向头侧 1 mm,背侧 3.5 mm 处用电钻钻一个直径为 1.0~2.0 mm 的小孔。

3. 动脉阻断　在手术显微镜下小心撕开硬脑膜,暴露 MCA。左侧俯卧位暴露右侧颞肌,颅骨钻孔。暴露右侧 MCA 远端,用浸润 10% $FeCl_3$ 溶液的 0.5 mm×0.5 mm 滤纸贴于 MCA 远端动脉分叉处 3 min。除去滤纸,用生理盐水清洗表面盐溶液,覆盖可吸收性明胶海绵,缝合切口。手术期间保持小鼠肛温 36~38 ℃。假手术组用生理盐水替代 $FeCl_3$ 溶液进行处理。

4. 术后处理　①术后 3 d,每天碘伏消毒皮肤切口;②术后将小鼠置于 27~28 ℃ 恒温箱中饲养。

【观察指标】

1. 局部脑血流量(rCBF)测定　分别于 $FeCl_3$ 开始刺激前、术后 10 min、1 d、7 d,采用

激光多普勒血流仪测量脑表面血流量及 MCA 远端 rCBF。

rCBF 变化率(%)=缺血后 rCBF/缺血前 rCBF×100%。

2. 行为学评价　选用 Longa's 神经功能评分[2]、改良加西亚评分(mGS)[3]、改良神经损伤严重程度评分(mNSS)[4]、15 分神经学评估(NES)[5]和胶黏纸测试等方法[1]。参见本节“小鼠开颅法局灶性脑缺血模型”。

3. 脑组织病理学检查

(1)TTC 染色脑梗死面积测量:将小鼠深麻醉下取脑,迅速置于-20 ℃ 冰箱中冷冻 20 min,在冰盘上迅速去除嗅脑、小脑和脑干,将大脑平均冠状切为 5 片,放于新鲜配制的 TTC 染液缸中,避光、37 ℃温育 10～15 min 染色,间隔 1 min 轻轻摇晃一次,使其均匀染色。梗死区脑组织不着色,正常脑组织染成红色。用生理盐水冲洗后用数码相机拍照,输入计算机用图像分析系统测量每片脑组织梗死区截面积和全脑面积,计算梗死面积百分比。

(2)HE 染色脑组织病理形态学观察:染色照相后的第二片脑组织用 10% 甲醛(或 4% 多聚甲醛)固定,依次用 75%、85%、90%、95% 及 100% 的乙醇脱水脱色,二甲苯透明,常规石蜡包埋切片,HE 染色,进行光镜下脑梗死区及梗死周围区病理形态学观察。

【模型特点】

与假手术组相比,脑缺血组术后 10 min、1 d、7 d 脑表面血流和手术动脉血流下降,术后 1 d 脑皮质梗死明显,术后 7 d 仍有明显脑组织损伤;脑缺血组术后 1 d、3 d、5 d 和 7 d 时神经学评分及胶黏纸测试均提示小鼠神经功能不同程度损伤。术后 7 d 脑缺血组梗死周围皮质 M1 和 M2 型胶质细胞表达增加。

【注意事项】

(1)手术操作宜在手术显微镜观察下进行。

(2)$FeCl_3$滤纸敷在 MCA 前,置一小片塑料薄膜保护血管周围组织,防止血管破裂,尽可能减少脑组织损伤。

【模型评价】

1. 优点　①该方法造成的脑缺血及行为障碍特点与开颅直接结扎或电凝阻断 MCA 局灶性脑缺血模型基本一致;②$FeCl_3$诱导动脉血管内形成的血栓为混合血栓,具有方法相对简单、栓塞位置固定、梗死范围稳定及重复性好等优点;③由于保留了完整的 MCA,可提供有关溶栓治疗及抗血栓药物的研究与疗效评价。

2. 缺点　①颧弓被去除,影响动物进食,不利于长期观察;②小鼠与大鼠相比,体型小,手术耐受力较差,血管细,增加了制备脑缺血模型的难度;③该模型实质上是一种由血管外膜至内膜的化学性血管损伤诱发的血栓形成过程,与人类常见缺血性卒中仍存在着一定的差异。

【参考文献】

[1]陈青芳,赵顺英,董雯,等. 一种氯化铁诱导血栓生成的小鼠大脑中动脉远端缺血模

型[J]. 中国卒中杂志,2020,15(11):1210-1217.
[2]LONGA Z E,WEISTEIN P R. Reversible middle cerebral artery occlusion without craniectomy in rats[J]. Stroke,1989,20(1):84-89.
[3]SUGAWARA T,AYER R,JADHAV V,et al. A new grading system evaluating bleeding scale in filament perforation subarachnoid hemorrhage rat model[J]. Journal of Neuroscience Methods,2008,167(2):327-334.
[4]GARCíA-YéBENES I,SOBRADO M,ZARRUK J G,et al. A mouse model of hemorrhagic transformation by delayed tissue plasminogen activator administration after in situ thromboembolic stroke[J]. Stroke,2011,42(1):196-203.
[5]CHEN Q F,LLU Y Y,PAN C S,et al. Angioedema and hemorrhage after 4.5-hour tPA (tissue-type plasminogen activator) thrombolysis ameliorated by T541 via restoring brain microvascular integrity[J]. Stroke,2018,49(9):2211-2219.

四、小鼠全脑缺血再灌注模型

【基本原理】

采用阻断双侧颈总动脉(CCA)、CCA+基底动脉(basilar artery,BA)等方法产生全脑缺血,通过开放 CCA 建立小鼠全脑缺血再灌注损伤模型。

【实验材料】

1. 药品试剂　①麻醉药物,如盐酸氯胺酮注射液、水合氯醛或戊巴比妥钠等。②试剂盒,如 Na^+,K^+-ATP 酶、Ca^{2+}-ATP 酶、超氧化物歧化酶(SOD)、丙二醛(MDA)乳酸脱氢酶(LDH)、肌酸磷酸激酶(CPK)等试剂盒。③其他,如 10% 甲醛溶液或 4% 多聚甲醛溶液等。

2. 仪器设备　常规手术器械,显微手术器械,立体显微镜,激光多普勒血流仪,微型动脉夹等。

3. 实验动物　健康成年 KM 或 C57 BL/6 小鼠,雌雄兼用,体重(25±2)g。

【操作步骤】

1. 双侧 CCA 反复缺血再灌注法[1-4]

(1)方法:实验小鼠用 10% 水合氯醛腹腔注射麻醉(400 mg/kg),仰卧固定于手术台,75% 乙醇颈前皮肤消毒,颈正中切口,分离双侧 CCA,微动脉夹夹闭双侧 CCA 20 min,再通 20 min,如此反复 2 次。假手术组仅分离双侧 CCA,不进行血管阻断与再灌注。

(2)特点:与假手术组比较,模型小鼠脑组织含水量显著升高,脑组织 Na^+,K^+-ATP 酶、Ca^{2+}-ATP 酶和 SOD 活性明显降低,MDA 显著降低。

2. 三动脉阻断法(3-VO)[5]

(1)方法:实验小鼠用 10% 水合氯醛腹腔注射麻醉(400 mg/kg),仰卧位固定于自制垫有发热毯的小鼠固定板上,用直肠体温计监测小鼠体温并维持在 37 ℃左右。颈部正中切口 2 ~3 cm,立体显微镜下分离出两侧 CCA 并穿线备用,从气管和食管左侧旁向下剥离至寰枕关节膜,暴露出硬脑膜和蛛网膜,并用 1 mL 注射器针尖将其剥离,切断蛛网膜骨小梁，暴露并从脑干表面游离出 BA，然后用微型动脉夹夹闭 BA，在立体显微镜下观察 BA 血流被阻断后，用小动脉夹夹闭双侧 CCA 后开始计时，造成小鼠全脑缺血到相应时间点后，松开动脉夹恢复脑血供。

（2）特点：①模型成功率，缺血 12 min 再灌注 3 d 模型成功率为 76.5%，缺血 8 min 再灌注 3 d 成功率为 88.7%，缺血 16 min 再灌注 3 d 成功率为 56.5%；②缺血 8 min 再灌注 3 d 海马 CA1 区有神经元死亡，缺血 12 min 和 16 min 后海马 CA1、CA3 和 DG 区神经元存活的数量明显少于假手术对照组；③与假手术组比较，全脑缺血 12 min 再灌注 3、7、28 d 后 CA1、CA3、DG 区存活的神经元数量显著减少；④缺血 12 min 再灌注 3 d 后，小鼠大脑皮质、丘脑、纹状体均有神经元死亡。

3. 双侧 CCA 结扎结合颈部软组织加压法[6-7]

（1）方法：小鼠用 20% 乌拉坦腹腔注射麻醉（1.0 g/kg），沿颅顶正中线切开皮肤、暴露颅骨，于颅骨左侧、冠状缝和矢状缝旁开各 1 mm 处钻孔，穿透颅骨达硬膜外，安装不锈钢电极，与脑电图负极连接，将参比电极插入同侧耳后皮下，备记录脑电图使用。将动物仰卧固定，做颈部正中切口，分离气管并做气管内插管。分离两侧 CCA，穿线备用。在两侧 CCA、颈总静脉、气管、迷走、交感神经下穿线，环颈绕过颈后打活结备用。气管套管接小动物呼吸机，进行人工通气（室内空气，通气量 20 mL/kg，频率 70～80 次/min），心电图标准Ⅱ导联记录心电图。结扎双侧颈总动脉，同时将绕颈后的备线扎紧给颈部软组织逐步加压，观察脑电波至完全变平后，分别观察 30、60、90 min，并记录心电图，监测心脏变化；脑缺血/再灌注组在造成全脑缺血 30、60 或 90 min 后分别松开两侧 CCA 的结扎线，同时解除颈部软组织的结扎，使脑组织恢复血液供应，分别观察 30、60 和 120 min。

（2）特点：①脑电波于缺血后数秒内变为一条直线缺血 30 min 和再灌 60 min 内未见恢复；②缺血及缺血再灌注模型小鼠 LDH 和 CPK 活性显著降低；③缺血 30 min，大脑皮质和海马锥体细胞固缩，少数神经元变性，轻度充血、水肿；再灌注 60 min 后，上述损伤进一步加重。

【观察指标】

（1）脑电图：观察缺血及缺血再灌注后不同时间脑电图变化。

（2）脑组织含水量测定：取右侧大脑半球，称湿重后置于 80 ℃烤箱中烤至恒重，称干重，按下式计算脑组织含水量。

$$脑含水量=(湿重-干重)/湿重\times100\%$$

（3）脑组织酶活性测定：参见本章第一节“大鼠四动脉阻断法全脑缺血模型”，测定脑组织 Na^+，K^+-ATP 酶、Ca^{2+}-ATP 酶、SOD、LDH、CPK 等酶活性。

（4）脑组织病理组织学检查：脑组织用 10% 甲醛或 4% 多聚甲醛固定，乙醇梯度脱水，常规石蜡包埋、切片，HE 或 Nisson 染色，光镜结合病理图像分析系统进行脑组织病理形态学检查。

【注意事项】

（1）实验过程中监测动物体温，肛温维持在 37 ℃左右。

(2)安装脑电极颅骨钻孔时,避免穿透硬脑膜损伤脑组织。

(3)分离颈部血管时,尽量减少迷走神经的牵拉。

(4)分离、结扎(或电凝)延髓腹侧面上的基底动脉时,要仔细轻柔,尽量减少延髓结构的损伤。

【模型评价】

参见本章第一节"大鼠三动脉阻断法全脑缺血模型"和"大鼠二动脉阻断法全脑缺血模型"。

【参考文献】

[1]汪宁,刘青云,彭代银,等.通窍活血汤对反复脑缺血再灌注小鼠的保护作用及机制的研究[J].中国实验方剂学杂志,2003,9(5):22-24.

[2]任德成,杜冠华,张均田.总丹酚酸对脑缺血再灌注损伤的保护作用[J].中国药理学通报,2002,18(3):275-277.

[3]左萍萍,刘娜,雒蓬铁,等.还少丹的脑保护机制研究[J].中国中西医结合杂志,1997,17(7):420-423.

[4]王军,张磊,王子华,等.生姜醇提物对脑缺血再灌注小鼠脑组织 ATP 酶和自由基代谢的影响[J].江苏中医药,2007,39(4):59-60.

[5]陈远寿,陈旻,张弛.小鼠全脑缺血再灌注模型的制备及评价[J].中国老年学杂志,2011,31(3):435-438.

[6]陈前芬,祝晓光,杨卫东,等.小白鼠全脑缺血/再灌注损伤模型的改进[J].中国药理学通报,2000,16(5):577-579.

[7]赵士弟,杨卫东,汪洪涛.小鼠全脑缺血再灌注损伤模型的研究[J].蚌埠医学院学报,2004,29(2):101-103.

第三节　兔脑缺血模型

一、兔眼眶入颅法局灶性脑缺血模型

【基本原理】

采用经眼眶入颅的方法,直接阻断兔近端大脑中动脉(MCA),建立以 MCA 支配区脑组织缺血为主的局灶性脑缺血模型(MCAO)。

【实验材料】

1.药品试剂　①2,3,5-氯化三苯基四氮唑(TTC):用磷酸缓冲液配成1%的染液(pH 值7.4)。②麻醉药物:盐酸氯胺酮注射液,水合氯醛或戊巴比妥钠等。③10%甲醛溶液或4%多聚甲醛溶液。④其他:50%三氯化铁($FeCl_3$)溶液、青霉素等。

2. 仪器设备　手术显微镜，数字减影血管造影（DSA）仪，磁共振成像（MRI）仪，双极电凝器常规手术器械等。

3. 实验动物　成年新西兰兔，雌雄兼用，体重 2.5～3.0 kg。

【方法步骤】[1-8]

1. 麻醉固定　将兔用 3% 戊巴比妥钠耳缘静脉注射麻醉（30 mg/kg），麻醉平稳后，仰卧位固定在恒温手术台上。

2. 人工呼吸　取颈部正中切口，行气管切开、插管，动物呼吸机维持呼吸。

3. 眶后开颅

（1）摘除眼球法：动物侧卧位固定，自右眼内眦向前和外眦向后各切约 1 cm 切口游离眼球周围组织后摘除眼球，用明胶海绵和浸过肾上腺素盐水的棉球压迫眶内止血。分离眶内骨膜至视神经孔附近，用手术刀在右视神经孔后上眶壁划一约 5 mm×5 mm 骨窗，然后用显微外科剪剪开硬脑膜，游离、暴露 MCA。

（2）眶上缘切开法：将兔俯卧位固定于手术台上，在手术显微镜下于左侧眶上缘取一 2.0 cm 切口，前平齐左眼裂前缘，后至左眼裂后缘尾侧 0.5 cm，依次切开头皮达左颞顶骨，双极电凝器电凝止血。颅骨咬骨钳仔细咬除部分左颞顶骨，骨窗 1.5 cm×1.0 cm，暴露左侧部分大脑半球。剪开硬脑膜，撕破侧裂池，用脑棉仔细吸除部分脑脊液，暴露位于嗅束与大脑下静脉之间的一段 MCA。

（3）眼晶状体和玻璃体吸除法：将兔俯卧位固定于手术台上，"十"字切开角膜，吸除晶状体和玻璃体，眼球内充分减压沿眶上缘作弧形切口，咬除部分眶嵴骨质，自骨膜下分离达视神经孔，保留视神经。在视神经孔外侧用牙钻钻开，形成骨窗约 5 mm×6 mm。在 5 倍手术放大镜下切开硬膜、蛛网膜，在嗅索下约 3 mm 处用特制细钩游离 MCA 起始段。

4. 动脉阻断　可选择以下 3 种方法阻断 MCA。

（1）电凝法：手术显微镜下双极电凝器电凝阻断 MCA。

（2）结扎法：手术显微镜下用 11/0 无损伤缝线结扎 MCA。

（3）$FeCl_3$ 诱导法：置一小片脑棉保护血管周围组织，将吸有 50% $FeCl_3$（1 mol/L HCl）溶液 20 μL 的小片定量滤纸敷在该段 MCA 上，持续 30 min 后去掉滤纸，用生理盐水冲洗局部组织。

5. 术后处理　术中及术后注意保持动物体温衡定，手术后每天肌内注射青霉素抗感染。

【观察指标】

1. DSA 检查　分别于术前、术后行 DSA 检查，观察动脉血管及栓塞情况。

2. MRI 检查　MCAO 后不同时间，采用磁共振成像系统和小关节表面线圈，在工作站上用相应软件进行图像后处理。所有动物均采用仰卧位，使兔头部置于线圈中心，以视交叉为中心进行冠状位扫描，层厚 5 mm，间距 1 mm，FOV 10 cm，矩阵 64×64。采用单次激励自旋回波-平面回波技术，分别在层面选择、相位编码和频率编码 3 个方向施加扩散敏感梯度，b 值为 0 s/mm^2 和 1 000 s/mm^2。

3. 脑梗死范围测量　动物于深麻醉下取脑，迅速置于-20 ℃ 冰箱中冷冻 20 min，在冰盘上迅速去除嗅脑、小脑和脑干，将大脑平均冠状切为5片，放于新鲜配制的TTC染液缸中，37 ℃避光温育30 min染色，间隔1 min轻轻摇晃一次，使其均匀染色。梗死区脑组织不着色，正常脑组织染成红色。用生理盐水冲洗后照相，在照片上用透明坐标纸（或图像分析系统）测量每片脑组织梗死区截面积和全脑面积，计算梗死面积百分比。或取白色梗死组织称重，以白色梗死组织占总脑重量的百分比作为梗死范围。

4. 脑组织病理形态学检查　取出位于嗅束及大脑下静脉之间的一段MCA和为测量脑梗死体积时所切的第3张脑片，置入10%甲醛固定或4%多聚甲醛内固定，梯度乙醇脱水脱色，常规石蜡包埋、切片，HE或Nisson染色，光镜结合病理图像分析系统进行脑梗死区及梗死周围区病理组织学检查。

【模型特点】

（1）MCAO后1 h，MRI扩散加权像（DWI）显示患侧基底节和顶叶皮质均显示异常高信号，随时间延长异常高信号区逐渐增大。

（2）TTC染色显示：MCAO后4 h，脑冠状切面上即可见基底节尾核缺血苍白区，约占同侧半球脑片面积的20%；随着缺血时间延长，苍白区扩大至额叶外侧皮质；24 h后切面上苍白面积约占同侧的50%。

（3）MCAO后1 h，光镜下未见明显改变；4 h光镜下可见神经元细胞核固缩；8 h出现间质水肿；12 h可见神经细胞坏死。

【注意事项】

（1）$FeCl_3$滤纸敷在MCA前，置一小片塑料薄膜保护血管周围组织，防止血管破裂，尽可能减少脑组织损伤。

（2）双极电凝刀电凝MCA时，应采用小电流，同时向脑组织表面滴注少量生理盐水，以防灼伤脑组织。

【模型评价】

1. 优点　①栓塞位置固定，梗死范围稳定，重复性好且保留有MCA可供研究溶栓治疗；②通过兔眼眶暴露MCA，比猫的位置要表浅，更容易暴露；③兔脑皮质及丘脑以外的皮质下核团主要由同侧颈内动脉通过MCA供血，颅内外之间无网状吻合，与犬、猫等相比更接近于灵长类动物。

2. 缺点　手术因破坏眼球，对动物创伤较大。

【参考文献】

[1] O′ BRIEN M D, WALTZ A G. Transorbital approach for occluding the middle cerebral artery without craniectomy[J]. Stroke, 1973, 4(2): 201-206.

[2] YAMAMOTO K, YOSHIMINE T, YANADIHARA T. Cerebral ischemia in rabbit: a new experimental model with immunohistochemical investigation[J]. J Cereb Blood Flow Metab, 1985, 5(4): 529-536.

[3] 吕爱刚，张连海，胡香杰，等. 家兔大脑中动脉结扎局部脑组织Ca、Na、K、H_2O变化[J]. 河南医科大学学报，1993，28(3)：240-243.

[4] 韩鸿宾，谢敬霞. 兔大脑中动脉阻塞模型局灶性脑缺血区超早期水分子扩散异常的病

理基础研究[J]. 中华放射学杂志,1999,33(10):655-661.
[5]李祥,刘健,李健龙,等. 碱性成纤维因子对兔局灶性脑缺血后神经细胞凋亡的影响[J]. 贵州医药,2001,25(4):291-293.
[6]刘健,李祥,李健龙,等. 氯化铁致兔大脑中动脉脑缺血模型的建立[J]. 中华实验外科杂志,2001,18(4):382-383.
[7]吕涵青,程敬亮,谭占国,等. 兔大脑中动脉梗死模型的建立[J]. 河南实用神经疾病杂志,2002,5(4):24.
[8]程敬亮,吕涵青,张勇,等. 改良兔大脑中动脉阻塞模型的建立[J]. 郑州大学学报(医学版),2005,40(2):215-217.

二、兔线栓法局灶性脑缺血模型

【基本原理】

动脉内放置异物线栓,造成动脉内膜损伤,局部血流动力学改变,激活凝血系统,促血小板凝集,释放一系列活性物质,阻塞血管导致血栓形成。由颈外动脉(ECA)或颈总动脉(CCA)分叉处插入线栓进入颈内动脉(ICA),阻断兔大脑中动脉(MCA)起始端,造成以 MCA 支配区脑组织缺血为主的 MCA 闭塞型局灶性脑缺血模型(MCAO);通过提拉线栓可造成缺血再灌流损伤模型。

【实验材料】

1. 药品与试剂　①2,3,5-氯化三苯基四氮唑(TTC):用磷酸缓冲液配成 1% 的染液(pH 值 7.4)。②麻醉药物:盐酸氯胺酮注射液,水合氯醛或戊巴比妥钠等。③10% 甲醛溶液或 4% 多聚甲醛溶液。

2. 仪器设备　手术显微镜,常规手术器械,磁共振成像(MRI)仪等。

3. 实验动物　成年新西兰兔,雌雄兼用,体重 2.5 ~3.0 kg。

【方法步骤】[1-6]

1. 血管铸型　采用 Scremin 等[4]的方法对兔颈动脉系统行动脉血管铸型,分别测量双侧 MCA、大脑前动脉(ACA)起始部的内腔直径以及 ICA 的长度。

2. 线栓制备　将 2 号钓鱼线(直径 0.234 mm)剪成 10 cm 长的线段,在线段的一端长约 0.50 cm 处涂硅橡胶,涂硅橡胶时要分数次,直到线栓头端直径达到要求,并在距离线栓头端 6.0 cm 处做标志。

3. 阻断 MCA　术前动物禁食 24 h,20% 的乌拉坦耳缘静脉注射麻醉(5 mL/kg),左侧股动、静脉插管分别用来动脉采血监测血气和补充麻醉用药。颈部备皮后,利多卡因局部麻醉,取颈部正中切口,暴露左侧 CCA 及颈动脉分叉,并尽量向头侧分离 ECA 和 ICA。在 ECA 发出第一分支处将其结扎,然后用微动脉夹暂时夹闭 CCA 和 ICA,在 ECA 结扎处的近端将其剪断并反折,使 ECA 残端与颈内动脉呈一直线。将线栓经 ECA 残端向 ICA 缓缓插入,遇到 ICA 上的动脉夹后就去掉动脉夹继续插线。直到感觉到轻微的阻力不能进线时停止插线,观察有无血液反流,并计算线栓进入 ICA 的长度,如果血液反流不明显且进入 ICA 长度超过 4.0 cm,则将 ECA 残端及钓鱼线一同结扎,记录时间作为动脉阻塞开始时间，逐层缝合颈部切口。如果线栓进入 ICA 长度小于 4.0 cm，则抽出线栓并结扎 ECA 残端，改作动脉血管铸型寻找原因。

4. 缺血再灌注　再灌注时，用镊子或血管钳夹住线栓外露残端轻轻向外拉出，直至遇到明显阻力感不能继续时停止牵拉，记录时间作为再灌注开始时间。

【观察指标】

1. MRI 检查　在动脉阻塞后不同时间，兔仰卧位置于 7.62 cm 小表面线圈的中央，行 T_2WI 和 DWI 检查，在定位相上以视交叉平面为中心取冠状位连续扫描 5 层，层厚 3 mm，层间距 0.3 mm。怀疑有出血发生时，加做 T_1WI 和 FLAIR 序列。其他扫描参数如下。T_2WI：TR 3 680 ms，TE 95 ms，FOV 115 mm×180 mm，矩阵 296×512。DWI：TR 2 900 ms，TE 84 ms，FOV 115 mm×180 mm，矩阵 72×128，在 x、y、z 轴 3 个方向分别施加扩散敏感梯度（b 值取 0 s/mm^2 和 1 000 s/mm^2），在线生成 trace-DWI 图像。DWI 像上出现片状高信号区者为模型成功的标准。

2. 血压（blood pressure）、颅内压（intracranial pressure，ICP）、中心静脉压（central venous pressure，CVP）监测　套管针穿刺右侧股动脉，监护仪监测股动脉收缩压（systolic blood pressure，SBP）、舒张压（diastolic blood pressure，DBP）和平均动脉压（mean arterial pressure，MAP）；经第四脑室穿刺后接压力监测仪监测 ICP；左颈总静脉穿刺插管监测 CVP；计算脑灌注压（cerebral prefusion pressure，CPP）（CPP＝MAP−ICP）。

3. 脑梗死范围测量　参见本节“兔眼眶入颅法局灶性脑缺血模型”。

4. 脑组织病理形态学检查　参见本节“兔眼眶入颅法局灶性脑缺血模型”。

【模型特点】

（1）MCAO 后 30 min，DWI 上即出现异常高信号，高信号范围逐渐增大，约在 24 h 后范围增大不再明显。在 T_2WI 上出现异常的平均时间是（2.34±0.97）h，约在 MCAO 10 h 后 T_2WI 上病变范围与 DWI 上的扩散异常区一致。MCAO 后缺血区 ADC 值的变化表现为早期的逐渐下降以及随后的回升，基底节区 ADC 值的下降早于额顶叶皮质区。

（2）MCAO 后，兔血压、颅内压逐渐升高，头颅 MRI 和 TTC 染色均可见明显梗死灶，其大小、部位基本一致。

（3）HE 染色后，光镜下可见梗死区内神经细胞核固缩、碎裂、溶解，神经细胞、胶质细胞周围腔隙扩大，梗死灶中心部位大片神经细胞消失。

【注意事项】[6-8]

（1）插线初始经常遇到线栓行进受阻、打弯而不能顺利插线的情况，可通过调整进线方向使线栓尽量保持与颈内动脉方向一致。

（2）插线时一定要动作轻柔，幅度不应过大。

（3）当线栓进入 ICA 超过 4 cm 时，速度应减慢，同时仔细感受有无阻力感存在，如遇到轻微的阻力感即应停止插线。

（4）兔脑 ICA 系统存在一定变异，大约有 1/3 的枕动脉起源于 ICA 近段或远段。起源于近段者在插线前应尽量向头侧分离颈内动脉，充分暴露枕动脉后用动脉夹临时夹闭其起始部，待线栓头端通过后再放开；亦可利用 ICA 与枕动脉走行方向不同的特点，控制、调整插线的方向,避免线栓头端进入枕动脉。这种变异类型并不影响缺血再灌注模型的制作结果。而对于枕动脉起源于远段者,由于枕动脉发出位置较深,多在接近入颅处分出,故难以用动脉夹处理,该变异类型不宜作脑缺血再灌注模型,最好放弃该动物。

(5)渔线的硬度、韧度和弹性最适合制作兔 MCA 闭塞脑缺血模型。渔线的规格齐全,不同重量的兔可采用不同规格的渔线,对于 1.5～2.0 kg 的兔可采用 0.8 号(直径 0.148 mm)渔线,穿线有困难则可采用 0.6 号(直径 0.128 mm)或 0.5 号(直径 0.117 mm)渔线;<1.0 kg 的兔可采用 0.4 号(直径 0.104 mm)渔线;对于 2.0～3.0 kg 的兔可采用 0.8 号(直径 0.148 mm)和 1 号(直径 0.165 mm)渔线。

(6)因线栓较细,用彩色或黑色渔线或在穿线前用碘酒将线染色可降低穿线的难度。另一种穿线方法是将线栓预先放入 4 号静脉穿刺针头内,待针头刺入 ICA 后将线栓导入,缓慢插入 MCA 起始部。

(7)在模型制作的过程中,游离 ICA 时适当用一些局部麻醉药(如利多卡因)可减少乌拉坦的用量,减少兔术后处于麻醉状态的时间,提高其存活率。

(8)颈内动脉起始部到 MCA 的起始部之间多数无分支,少数有向后行走到耳部的分支,因此在采用线栓法时应注意这些分支,以免线栓误入这些分支而造成实验失败。

(9)线栓穿入 4.0～4.4 cm 才可能到达 MCA 起始部,若穿入深度<3.8 cm,则多为穿线失败,应更换较细的线栓。

【模型评价】

1. 优点　①操作简单易行,创伤小。此方法只需暴露分离 ICA,注意 ICA 向后分支,将渔线沿向下分支插入 MCA 起始部,操作方便、简单且无须开颅,创伤小。②模型稳定,制作成功率高,存活兔线栓头均到达 MCA 起始部且头颅 MRI、脑组织 TTC 染色和 HE 染色所见梗死灶大小和部位基本一致。③拔出线栓后注射肝素,即可制作缺血再灌注模型。

2. 缺点　动物体重要求严格,该模型实质上也是一种栓塞性卒中,与人类常见卒中仍存在着差异。

【参考文献】

[1] LONGA E Z, WEINSTEIN P R, CARLSON S, et al. Reversible middle cerebral artery occlusion without craniectomy in rats[J]. Stroke, 1989, 20(1): 84-91.

[2] ROUSSEL S A, BRUGGEN N, KING M D, et al. Monitoring the initial expansion of focal ischaemic changes by diffusion-weighted MRI using a remote controlled method of occlusion[J]. NMR Biomed, 1994, 7(1-2): 21-28.

[3] HARRIS N G, ZILKHA E, HOUSEMAN J, et al. The relationship between the apparent diffusion coefficient measured by magnetic resonance imaging, anoxic depolarization, and glutamate efflux during experimental ischaemia[J]. J Cereb Blood Flow Metab, 2000, 20(2): 28-36.

[4] SCREMIN O U, SONNENSCHEIN R R, RUBINSTEIN E H. Cerebrovascular anatomy and blood flow measurementsin the rabbit[J]. J Cereb Blood Flow Metab, 1982, 2(1): 55-66.

[5]孔令琦,谢敬霞,韩鸿宾,等.提高线栓法大脑中动脉闭塞性兔脑缺血模型稳定性和可重复性的研究[J].中国医学影像技术,2004,20(2):209-211.

[6]李涛,李玲莉,李承晏,等.线栓法制作兔大脑中动脉闭塞脑缺血模型[J].神经损伤与功能重建,2007,2(1):14-16.

[7]刘学军,孔令琦,隋庆兰,等.线栓法建立兔局灶性脑缺血再灌注模型研究[J].青岛大学医学院学报,2006,42(1):37-40.

[8]SCREMIN O U,SONNENSCHEIN R R,RUBINSTEIN E H. Cerebrovascular anatomy and blood flow measurements in the rabbit[J]. J Cereb Blood Flow Metab,1982,2(1):55-66.

三、兔介入自体血栓法局灶性脑缺血模型

【基本原理】

在数字减影血管造影(digital subtraction angiography,DSA)指导下,采用股动脉插管,将兔自体动脉血栓由微导管经颈总动脉(CCA)注入颈内动脉(ICA),建立兔大脑中动脉(MCA)栓塞模型。

【实验材料】

1. 药品试剂　①2,3,5-氯化三苯基四氮唑(TTC):用磷酸缓冲液配成1%的染液(pH值7.4)。②麻醉药物:盐酸氯胺酮注射液,水合氯醛或戊巴比妥钠等。③10%甲醛溶液或4%多聚甲醛溶液。④其他:肝素、碘酊、碘普罗胺注射液等。

2. 仪器设备　手术显微镜,DSA仪,微导丝,微导管,磁共振成像(magnetic resonance imaging,MRI)仪,高压注射器,常规手术器械等。

3. 实验动物　成年新西兰兔,雌雄兼用,体重2.5~3.0 kg。

【方法步骤】[1-3]

1. 血栓制备　将兔用3%戊巴比妥耳缘静脉注射麻醉(30 mg/kg),碘酊消毒兔耳背面,用改良腰椎穿刺针穿刺并搔刮兔耳动脉内膜,擦伤约2 cm动脉内膜后在兔耳动脉近心端用缝合线结扎血管以减少血流,阻缓血流速度,增加栓子形成机会。24 h后再将兔麻醉,将搔刮过的兔耳动脉剪下,在放大镜下将血管内的血栓剥出,用眼科手术刀将其切为0.5 mm×0.4 mm,置于无菌生理盐水中待用。

2. 模型制作　将麻醉后剥离耳动脉血栓的实验兔仰卧固定于手术台上,固定四肢,常规消毒,切开右股内侧皮肤,分离右股动脉备插管、溶栓使用。将右股动脉远端结扎,近心端动脉用临时阻断夹夹闭,用眼科剪沿45°剪开右股动脉管径的一半,经右股动脉穿刺置入4F导管鞘,在电视监视与微导丝的指引下将Echelon-10微导管超选择性插入右或左CCA。导管头端约与第2颈椎下缘水平,侧位做路途,可见ICA为CCA向后上走行的一个分支,其起始部有一壶腹样膨大的标志。微导管越过ICA近端枕动脉开口,行正侧位造影判断血管走行情况,手推对比剂确定无明显反流后,用1 mL注射器经微导管注入3条血栓,再次造影证实CCA闭塞后撤出微导管。闭塞后尽量保持温度在37 ℃左右,分别在栓塞后2、5 h造影复查血管的再通情况。整个操作过程使用肝素生理盐水冲洗导管。

【观察指标】

1. DSA 检查　于自体血栓注入前、注入后即刻及 2、5 h，用高压注射器经 ICA 置入的微导管注射对比剂碘普罗胺注射液（150 mg/mL），行 DSA 造影检查，观察血管闭塞情况。

2. MRI 检查　在自体血栓注入后不同时间，兔仰卧位置于 3 inch 小表面线圈的中央，行 T_2WI 和 DWI 检查，在定位相上以视交叉平面为中心取冠状位连续扫描 5 层，层厚 3 mm，层间距 0.3 mm。怀疑有出血发生时，加做 T_1WI 和 FLAIR 序列。其他扫描参数如下。T_2WI：TR 3 680 ms，TE 95 ms，FOV 115 mm×180 mm，矩阵 296×512。DWI：TR 2 900 ms，TE 84 ms，FOV 115 mm×180 mm，矩阵 72×128，在 x、y、z 轴 3 个方向分别施加扩散敏感梯度（b 值取 0 s/mm^2 和 1 000 s/mm^2），在线生成 trace-DWI 图像。DWI 像上出现片状高信号区者为模型成功的标准。

3. 神经功能缺损评分　参考 Bederson 的[4] 5 分制法，在动物麻醉清醒后 24 h 进行评分。0 分：无神经功能缺损症状。1 分：对侧前肢屈曲。2 分：拉尾时对侧前肢抓力下降。3 分：无方向性运动，抓尾时向对侧转圈。4 分：自发向对侧转圈及意识障碍。分值越高，说明动物神经功能缺损越严重。

4. 脑梗死范围测量　参见本节“兔眼眶入颅法局灶性脑缺血模型”。

5. 脑组织病理形态学检查　参见本节“兔眼眶入颅法局灶性脑缺血模型”。

【模型特点】

（1）术后 24 h，可见闭塞对侧肢体不同程度的偏瘫，主要表现为向对侧倾倒、后肢外展、无力、肌张力降低、回缩反应减弱等。

（2）TTC 染色显示，闭塞 24 h 后，可见闭塞侧 MCA 分布区脑组织梗死灶明显，肉眼可见地图样不规则梗死区，直径为 0.5～2.0 cm，中央呈灰白色，边界清楚，梗死灶面积百分比为（38.67±2.23）%。

【注意事项】

由于 25.7% 兔的枕动脉直接从 CCA 上分出，其中 13.3% 枕动脉起源于 CCA 的远端近颅底，如不能越过 CCA 近端的枕动脉开口或闭塞枕动脉后再闭塞大脑中动脉，部分血栓可随血流进入枕动脉，影响模型的成功率[5-6]。

【模型评价】

1. 优点　①自体动脉栓子（白色栓子）比血凝块（红色栓子）更接近人的脑血栓，不易发生栓子自溶现象；②用改良腰椎穿刺针穿刺兔耳动脉损伤动脉内膜制备自体动脉血栓，富含纤维蛋白和血小板，与人类动脉粥样硬化形成的血栓相似，更适合溶栓治疗的研究；③在DSA 下闭塞兔 MCA，可使梗死条件的控制相对一致，并可精确显示血栓闭塞部位及血栓溶解、动脉再通等情况；④通过 DWI 来判断缺血范围，不仅可评估溶栓治疗的疗效，而且可用于缺血半暗带的研究。

2. 缺点　①动脉内注射血栓为血栓栓塞，与脑动脉内血栓形成仍有一定的差异，且模型动物无动脉硬化等基础病变，与人类栓塞性脑梗死的病理生理过程并不完全吻合；②由于目前的介入器械尚无法超选择插管到兔 MCA 注入栓子，所以部分血栓有时可进入大脑前动脉（ACA）或对侧颅内动脉，引起较为广泛的缺血梗死灶。

【参考文献】

[1]冯雷,潘力,冯光,等.介入技术制作兔大脑中动脉闭塞模型的研究[J].重庆医学,2011,40(6):535-539.

[2]KASHIWABARA S,KUROKAWA Y,UEDE T,et al. Direct continuous observation of in situ thrombolysis in the cerebral embolic model of rabbits[J]. No To Shinkei,1998,50(4):347-354.

[3]胡顶高,吴宣富,余力.兔局灶性脑梗死溶栓动物模型的建立[J].第一军医大学学报,2000,20(4):324-326.

[4]BEDERSON J B,PITTS L H,TSUJI M,et al. Rat middle cerebral artery occlusion:Evaluation of the model and development of a neurologic examination[J]. Stroke,1986,17(3):472-476.

[5]HAMILTON M G,LEE J S,CUMING P G,et al. A comparison of intra-arterial and intravenous tissue-type plasminogen activator on autologous arterial emboli in the cerebral circulation of rabbits[J]. Stroke,1994,25(3):651-656.

[6]LEE J S,HAMILTON M G,ZZBRASKI J M,et al. Variations in the anatomy of the rabbit cervical carotid artery[J]. Stroke,1994,25(2):501-503.

四、兔介入微导丝栓塞法局灶性脑缺血模型

【基本原理】

应用股动脉插管技术,采用微导管经颈总动脉(CCA)插入一侧颈内动脉(ICA),微导丝超选择进入并阻断兔大脑中动脉(MCA),建立兔 MCA 栓塞型局灶性脑缺血模型(MCAO)。

【实验材料】

1.药品试剂　①2,3,5-氯化三苯基四氮唑(TTC):用磷酸缓冲液配成1%的染液(pH值7.4)。②麻醉药物:氯盐酸氯胺酮注射液,水合氯醛或戊巴比妥钠等。③10%甲醛溶液或4%多聚甲醛溶液。

2.仪器设备　手术显微镜,数字减影血管造影(DSA)仪,微导丝,微导管,超导磁共振成像(MRI),24G套管针,5F导管鞘,5F Cobra导管,3F微导管和导丝,超滑微导丝,常规手术器械等。

3.实验动物　成年新西兰兔,雌雄兼用,体重2.5~3.0 kg。

【方法步骤】[1]

1.麻醉固定　术前动物禁食24 h,将兔用3%戊巴比妥耳缘静脉注射麻醉(30 mg/kg),仰卧固定于兔固定板上。

2.建立静脉通道　常规手术操作暴露双侧股动、静脉鞘,应用24G套管针穿刺左侧股静脉,建立静脉通道,持续给予肝素钠生理盐水以防止血栓形成。

3.股动脉介入栓塞　分离右侧股动脉一小段并剪一小口,以短直导丝引入5F导管

鞘，鞘内送入 5F Cobra 导管，并经 Cobra 导管插入 3F 微导管和导丝。在 X 射线直视下于主动脉弓处选择进入右侧 CCA，在近 CCA 分支处造影观察 ICA、ECA 及颅内血管分布情况，确定右 MCA 位置。将微导管在超滑微导丝导引下选择性进入 ICA 开口处，并将超滑微导丝继续向前超选插入 MCA 起始处。固定留置在体外的导管导丝，通过留置在体外导管和导丝头端的距离推算导丝进入 ICA 的长度。

【观察指标】

1. 多层螺旋 CT 灌注成像检查　实验动物俯卧于兔固定板上，对头部行冠状位扫描。先行 CT 普通平扫，层厚 5 mm，选取视交叉层面为中心层面行共 2 cm 范围内的多层螺旋 CT 脑灌注扫描。扫描参数为：层厚 2.5 mm，8 层，管电压 120 kV，电流 100 mA。使用高压注射器，经左侧股静脉通道途径以 0.5 mL/s 团注 Onampaqe(300 mg/mL) 对比剂，对比剂注射量为 1.5 mL/kg，扫描延迟时间为 5 s，连续 50 s 动态扫描，图像重建间隔时间为 0.5 s。使用脑灌注软件包进行后处理，经软件运算生成兔脑 8 个相邻层面脑血流量(CBF)图、脑血容积(CBV)图和平均通过时间(mean transit time，MTT)图。

2. 其他　参见本节“兔介入自体血栓法局灶性脑缺血模型”。

【模型特点】

(1)缺血 2 h，TTC 染色未见明显异常；缺血 6 h，TTC 染色均显示 MCA 供血区域缺血坏死灶形成。

(2)CT 灌注成像显示，模型动物脑血流量下降、脑血容量下降及平均通过时间延长。

【注意事项】

(1)在模型制作的过程中应尽量减少脑血管造影的次数，以防止实验动物因多次造影而死亡。

(2)由于 3F 微导管材质较软，单独使用时容易在主动脉弓处卷曲成袢，增加操作的难度，而应用 5F Cobra 导管辅助则能有效地解决此弊端。

【模型评价】

1. 优点　应用介入微导丝法建立的兔 MCA 栓塞脑缺血模型稳定可靠，而且拔出栓塞导丝后还可以形成再灌注，适用于急性脑缺血的研究。

2. 缺点　该模型仅适用于急性局灶性脑缺血的研究，不能进行模型动物的长期实验观察。

【参考文献】

[1]张慧博，徐克，于世平，等. 介入微导丝法建立兔急性大脑中动脉栓塞模型[J]. 中国医学影像技术，2005，21(6)：834-836.

五、兔自体血栓颈动脉注射法局灶性脑缺血模型

【基本原理】

将兔自体动脉血栓经由颈外动脉(ECA)或颈总动脉(CCA)穿刺或置管注入颈内动脉(ICA)，建立兔大脑中动脉(MCA)栓塞局灶性脑缺血模型(MCAO)。

【实验材料】

1. 药品试剂　①2,3,5-氯化三苯基四氮唑(TTC):用磷酸缓冲液配成1%的染液(pH值7.4)。②麻醉药物:盐酸氯胺酮注射液,水合氯醛或戊巴比妥钠等。③10%甲醛溶液或4%多聚甲醛溶液。④其他:伊文思蓝(Evans blue,EB),碘海醇,凝血酶。

2. 仪器设备　手术显微镜,经颅多普勒(transcranial Doppler,TCD),数字减影血管造影(digital subtraction angiography,DSA)仪,X射线计算机断层扫描(computed tomography,CT)机,磁共振成像(MRI)仪,微导丝,微导管,常规手术器械等。

3. 实验动物　成年新西兰兔,雌雄兼用,体重2.5~3.0 kg。

【方法步骤】

1. 血栓制备

(1)方法一[1]:将兔用3%戊巴比妥耳缘静脉注射麻醉(30 mg/kg),碘酊消毒兔耳背面,用改良腰椎穿刺针穿刺并搔刮兔耳动脉内膜,擦伤约2 cm动脉内膜后在兔耳动脉近心端用缝合线结扎血管以减少血流,阻缓血流速度,增加栓子形成机会。24 h后再将兔麻醉,将搔刮过的兔耳动脉剪下,在放大镜下将血管内的血栓剥出,用眼科手术刀将其切为0.5 mm×0.4 mm,置于无菌生理盐水中待用。

(2)方法二[2]:兔耳缘静脉取血0.5 mL,室温放置30 min,待其自行凝固后,血栓在显微镜下切割分离成大小约0.5 mm×0.5 mm微小血栓,电子天平称重,取2.5 mg左右的血块,置于盛有无菌生理盐水的器皿中备用。

(3)方法三[3]:兔耳缘静脉取血1~2 mL,注入含3 U凝血酶的3F血管造影导管内,静置60 min后推入生理盐水中反复冲洗至生理盐水澄清,将血栓剪成5 mm长的节段置于生理盐水中备用。

(4)方法四[4]:兔ECA取血1 mL,加入1.3 IU凝血酶,制成长0.7 mm、直径0.5 mm的红色血栓。

2. 模型制作[2-4]　将兔用3%戊巴比妥耳缘静脉注射麻醉(30 mg/kg),仰卧位固定,沿兔颈部正中线切开皮肤及皮下组织、肌肉,钝性分离显露一侧CCA、ICA及ECA,并向远心端游离,直到确认ECA,并且能够方便地穿刺置管为止。结扎ECA远端及枕动脉分支,暂时夹闭ECA起始处,将ECA残段向足侧拉直、与CCA长轴一致,20G留置针从ECA远心端穿刺后逆行向近心端(CCA方向)推进直至距ECA起始处2 mm处,固定穿刺针。留置针固定后去除导管帽,让兔血充满导管后夹闭导管,用显微镊夹取两只栓子置于导管中,暂时夹闭左侧CCA,用注射器缓慢将栓子送入左侧ICA内,松开CCA的动脉夹,恢复左侧ICA的正常血供,栓子将随血流进入颅内阻塞MCA。再结扎ECA近端,拔出留置针,缝合切口。

【观察指标】

1. TCD检查　将2 MHz脉冲式探头贴在兔眼球上,声强420 mW/cm^2,深度30~37 mm,取样容积12 mm,探测朝向探头方向的ICA颅内段血流,以朝向探头的正向TCD信号为准。记录MCA收缩期血流速度(systolic velocity,Vs)、平均血流速度(mean velocity,Vm)及搏动指数(pulsatility index,PI)。

2. CT 检查　注入血栓 3 h 后再次麻醉动物、仰卧位置于扫描机架内以基底节水平为中心、层厚 2.5 mm 连续 10 ~ 15 层非增强扫描；将高压注射器注射针头与股静脉留置针相连，根据平扫图像确定灌注扫描位置。选择电影扫描方式，股静脉内以 1 mL/s 的流率注射浓度为 300 mgI/mL 的对比剂碘海醇剂量 3 mL/kg 体重，注射开始 5 s 后启动灌注扫描，机架旋转速度 1 s/r，扫描时间 60 s，共获得 480 幅图像。图像传输至专用工作站，行血流灌注后处理。观察脑血流量（CBF）、脑血容量（CBV）、平均通过时间（MTT）及血管表面通透性（permeability surface，PS）。

3. 其他　参见本节“兔介入自体血栓法局灶性脑缺血模型”。

【模型特点】

（1）模型成功率 86.67%，表现为手术侧 CT 灌注异常、MRI 异常信号及 DSA 上手术侧 MCA 闭塞，其中 30.77% 同时可见大脑前动脉（ACA）供血区异常灌注及 MRI 信号异常。

（2）模型动物可见 MCA 供血区 EB 异常染色，大部分同时合并同侧基底节及丘脑区异常染色；镜下显示细胞间隙增大，神经元肿胀，细胞核固缩，细胞质着色加深血管周围间隙扩大。

【注意事项】

由于兔头颈部动脉分支变异，粗大的枕动脉起源于 ICA，有时其管径超过进入颅内的 ICA，易致误栓[5]。避免的方法是仔细游离 ICA、追踪至其入颅处，观察有无枕动脉的异常起源，结扎枕动脉或插管越过枕动脉起始部[6]。

【模型评价】

1. 优点　①自体血栓取材方便，类似于人类脑梗死的脑动脉内血栓形成或血栓栓塞，有利于进一步行溶栓治疗的观察及病理学、影像学研究；②在 DSA 检测下，将枕动脉先行结扎后注入自体血栓，MCA 栓塞率 100%；③其他，参见本节“兔介入自体血栓法局灶性脑缺血模型”。

2. 缺点　①直接经 ICA 插管注入血栓，易导致 ICA 内膜损伤而形成血栓，从而影响 ICA 的正常血流[1,7]；②由于目前的介入器械尚无法超选择插管到兔 MCA 注入栓子，部分血栓有时可进入大脑前动脉（ACA）或对侧颅内动脉，引起较为广泛的缺血梗死灶。

【参考文献】

[1]冯雷，潘力，冯光，等. 介入技术制作兔大脑中动脉闭塞模型的研究[J]. 重庆医学，2011，40(6)：535-539.

[2]姜宏全，张黎明，刘魏松，等. 兔大脑中动脉栓塞前后血流速度的变化[J]. 中国伤残医学，2011，19(6)：4-7.

[3]全冠民，袁涛，刘怀军，等. 自体血栓栓塞性兔大脑中动脉脑梗死影像学模型的建立[J]. 临床放射学杂志，2008，27(9)：1266-1269.

[4]蔡永辉，张光霁，朱诚，等. 兔大脑中动脉栓塞模型的建立及初步应用[J]. 第二军医大学学报，1999，20(1)：45-47.

[5]LEE J S，HAMILTON M G，ZABRAMSKI J M. Variations in the anatomy of the rahhit cer-

vical carotid artery[J]. Stroke,1994,25(2):501-503.
[6]刘新峰,陈春富.实验神经病学[M].北京:人民军医出版社,2006:51.
[7]ROTONDO A,AERIO R,MULE F. Gastric relaxation induced by apigenin and quercetin: analysis of the mechanism of action[J]. Life Sci,2009,85(1/2):85-90.

第四节 沙土鼠脑缺血模型

一、沙土鼠单侧颈总动脉阻断法脑缺血模型

【基本原理】

沙土鼠(gerbil)又名蒙古沙土鼠(Mongolian gerbils)或长爪沙鼠,90%沙土鼠颈内动脉(ICA)与椎底动脉的后交通支缺失,前交通支细小或缺失,大脑 Willis 环(circle of Willis,COW)不完善,结扎一侧颈总动脉(CCA)可形成同侧前脑缺血,从而建立沙土鼠单侧颈总动脉阻断法(CCAO)脑缺血模型[1-2]。

【实验材料】

1. 药品试剂 ①2,3,5-氯化三苯基四氮唑(TTC):临用时用磷酸缓冲液配成1%的染液(pH 值7.4)。②麻醉药物:盐酸氯胺酮注射液,水合氯醛或戊巴比妥钠等。③试剂盒:超氧化物歧化酶(superoxide dismutase,SOD)、丙二醛(malondialdehyde)及相关免疫组化试剂盒等。④10%甲醛溶液或4%多聚甲醛溶液。

2. 仪器设备 手术显微镜,激光多普勒血流仪(laser Doppler flowmetry,LDF),电子显微镜,微透析仪(microdialysis,MD),高效液相色谱仪(high performance liquid chromatography,HPLC),石墨炉原子吸收光谱仪(graphite furnace atomic absorption spectroscopy,GFAAS),流式细胞仪(flow cytometer,FCM),常规手术器械,其他根据测试指标不同而需要的仪器设备等。

3. 实验动物 蒙古沙土鼠,雌雄兼用,体重60~80 g。

【方法步骤】[3-15]

将沙土鼠用戊巴比妥钠腹腔注射麻醉(30 mg/kg),仰卧位固定,颈前部正中纵行切开皮肤,钝性分离皮下组织,暴露及分离一侧CCA(左侧或右侧),在动脉下套两根0号外科缝合线,做双结扎,两结扎线之间剪断,缝合皮肤。亦可用无创微型动脉夹夹闭一侧CCA,缺血一定时间后(根据实验需要而定),松开动脉夹进行缺血再灌注。

【观察指标】

1. 脑卒中指数评分 按表1-2标准进行脑卒中指数评分[14]。根据3~24 h内发生的神经症状进行打分,求得脑卒中指数得分。积分在10以下轻度脑缺血,≥10为严重脑缺血。

表 1-2　脑卒中指数评分

症状	得分	症状	得分
毛蓬乱竖起	1	动作缓慢或活动减少	1
触耳反应加强	1	头翘起	3
眼睑下垂	1	不闭眼	3
转圈	3	后肢向外向后伸展	3
肢体无力	6	抽搐或阵挛	3

2. 脑血流量(CBF)测定[9,11]　采用 LDF 分别测定手术同侧和对侧大脑半球 CBF。

3. 脑组织细胞外液神经递质和离子含量测定　采用微透析-高效液相色谱法(microdialysis-high performance liquid chromatography, MD-HPLC)测定脑组织细胞外液氨基酸递质、单胺类递质含量,采用微透析-石墨炉原子吸收光谱法(microdialysis-graphite furnace atomic absorption spectroscopy, MD-GFAAS)脑组织细胞外液相关离子含量。

4. 大脑系数[9]　实验结束后,将动物过量麻醉处死,开颅取脑,沿大脑半球后极横切,去除切面以下部分,称脑重并计算大脑系数:大脑系数=脑重(g)/体重(kg)。

5. 脑组织含水量测定　取一侧大脑半球,称湿重后置于 100 ℃烤箱中烤至恒重,称干重,计算脑组织含水量。脑组织含水量=(湿重-干重)/湿重×100%。

6. 脑组织病理学检查

(1)TTC 染色脑梗死面积测量:将动物深麻醉下取脑,迅速置于-20 ℃ 冰箱中冷冻 20 min,在冰盘上迅速去除嗅脑、小脑和脑干,将大脑平均冠状切为 5 片,放于新鲜配制的 TTC 染液缸中,避光、37 ℃温育 10 ~ 15 min 染色。梗死区脑组织不着色,正常脑组织染成红色。用生理盐水冲洗后用数码相机拍照,输入计算机用图像分析系统,测量每片脑组织梗死区截面积和全脑面积,计算梗死面积百分比。

(2)光镜观察:脑组织用 10% 甲醛或 4% 多聚甲醛固定,乙醇梯度脱水,常规石蜡包埋、切片,HE 或 Nisson 染色,光镜结合病理图像分析系统进行脑组织病理形态学检查。

(3)电镜观察[13]:取 CCA 阻断侧额叶皮质脑组织,放入 4 ℃ 3% 戊二醛缓冲液中备用。经 1% 锇酸固定、丙酮脱水、环氧树脂 618 包埋、超薄切片、醋酸铀和枸橼酸铅双重电子染色,透射电镜观察细胞超微结构。

7. 流式细胞仪检测脑细胞死亡率[13]　用显微剪刀剪下左侧大脑皮质。标本充分剪碎后,用 PBS 缓冲液洗净。加入 0.3% 胰酶,放入 37 ℃水浴箱。30 min 后,用 350 目尼龙网膜过滤。滤过液经 PBS 溶液冲洗,1 500 r/min 离心 5 min 后,加入 150 μL PBS 溶液,制成单细胞悬液,用无水乙醇固定。检测时,先加 RNAase 150 μL,37 ℃水浴 30 min,再用碘化丙啶 150 μL 染色。应用流式细胞仪,测定每样本计数 1 000 个细胞,经计算机系统分析,绘制细胞数与 DNA 分布图,计算出脑细胞死亡率。

8. 其他　根据研究目的进行相关的血液、脑组织生化及分子生物学等指标测定。

【模型特点】

1. 模型成功率[13-15]　永久性结扎一侧 CCA,脑卒中发生率为 30% ~50%。最常见的症状为同侧转圈、颈项强直和癫痫大发作，而明显的对侧偏瘫较少见。

2. 动物死亡率　24 h 死亡率 28%，48 h 死亡率 48%。

3. 脑血流量　与手术对侧（非缺血）大脑半球比较，手术同侧（缺血）大脑半球 CBF 显著降低。

4. 脑组织病理特征　缺血侧脑组织具有局灶性和弥散性相结合的缺血性神经细胞损伤特点。

5. 其他　手术侧脑组织 SOD 活性明显降低，MDA 含量升高，脑组织含水量增加。

【注意事项】

（1）沙土鼠的颈动脉相对细、脆，结扎时易断，手术应细心。

（2）麻醉对脑卒中发生率和死亡率有影响，用戊巴妥钠麻醉时，其卒中发生率和死亡率比乙醚麻醉明显降低。

【模型评价】[16-20]

1. 优点　①方法简单，易于操作。②未变种的沙土鼠出现卒中率和死亡率重复性好，能出现与人相似的脑卒中症状和病理改变。③单侧颈总动脉阻断可以进行同体对照，即同一个脑的两个半球（一侧缺血，另一侧不缺血）进行组织学比较，比使用不同个体做对照更为准确和方便。④与双侧颈动脉阻断比较，动物存活时间较长；并可进行缺血再灌注。

2. 缺点　①沙土鼠脑血管的解剖结构与人类差异较大。②沙土鼠的脑底动脉前、后交通支存在多种变异（7 种前交通支的变异类型和 5 种后交通支变异类型）。其中，前交通支缺失类型占总数的 46.1%，后交通支的缺失类型占总数的 85.2%，两者同时缺失的概率为 39.27%，某些个体存在完整的后交通支。单侧颈动脉阻断脑缺血模型成功率较低（30% ~40%）。

【参考文献】

[1] LEVINE S, PAYAN H. Effects of ischemia and other procedures on the brain and retina of the gerbil (Meriones unguiculatus) [J]. Exp Neurol, 1966, 16(3): 255-262.

[2] LEVINE S, SOHN D. Cerebral ischemia in infant and adult gerbils. Relation to incomplete circle of Willis [J]. Arch Pathol, 1969, 87(3): 315-317.

[3] HARRISON M J, ARNOLD J, SEDAL L, et al. Ischaemic swelling of cerebral hemisphere in the gerbil [J]. J Neurol Neurosurg Psychiatry, 1975, 38(12): 1194-1196.

[4] ITO U, SPATZ M, WALKER J T, et al. Experimental cerebral ischemia in mongolian gerbils. I. Light microscopic observations [J]. Acta Neuropathol, 1975, 32(3): 209-223.

[5] MRSULJA B B, MRSULJA B J, ITO U, et al. Experimental cerebral ischemia in Mongolian gerbils. Ⅱ. Changes in carbohydrates [J]. Acta Neuropathol, 1975, 33(2): 91-103.

[6] ITO U, GO K G, WALKER J T, et al. Experimental cerebral ischemia in Mongolian gerbils III. Behaviour of the blood-brain barrier [J]. Acta Neuropathol, 1976, 34(1): 1-6.

[7] MRSULJA B B, MRSULJA B J, SPATZ M, et al. Experimental cerebral ischemia in Mongolian gerbils. IV. Behaviour of biogenic amines [J]. Acta Neuropathol, 1976, 36(1): 1-8.

[8] BUBIS J J, FUJIMOTO T, ITO U, et al. Experimental cerebral ischemia in Mongolian gerbils. V. Ultrastructural changes in H3 sector of the hippocampus[J]. Acta Neuropathol, 1976, 36(3): 285-294.
[9] CROCKARD A, IANNOTTI F, HUNSTOCK A T, et al. Cerebral blood flow and edema following carotid occlusion in the gerbil [J]. Stroke, 1980, 11(5): 494-498.
[10] LAAS R, IGLOFFSTEIN J, MEYERHOFF S. Cerebral infarction due to carotid occlusion and carbon monoxide exposure. I. Pathophysiological and neuropathological investigations [J]. J Neurol Neurosurg Psychiatry, 1983, 46(8): 756-767.
[11] WEINBERGER J, NIEVES-ROSA J. Cerebral blood flow in the evolution of infarction following unilateral carotid artery occlusion in Mongolian gerbils[J]. Stroke, 1987, 18(3): 612-615.
[12] 杜小燕，杨慧，王钜．长爪沙鼠脑缺血模型的建立及脑组织中超氧歧化酶和丙二醛含量的测定[J]．中国比较医学杂志，2006，16(11)：664-668.
[13] 仲骏，丁美修，王秉玉．单侧颈动脉结扎后脑缺血及相关因素分析[J]．中风与神经疾病杂志，2001，18(5)：279-281.
[14] 徐叔云，卞如濂，陈修．药理实验方法学[M]．北京：人民卫生出版社，2002：1061-1063.
[15] OHNO K, ITO U, INABA Y. Regional cerebral blood flow and stroke index after left carotid artery ligation in the conscious gerbil [J]. Brain Res, 1984, 297(1): 151-157.
[16] 王军．大鼠脑缺血模型研究进展[J]．中医研究，2002，15(5)：60-62.
[17] 刘胜敏，杨志宏，孙晓波．沙鼠脑缺血模型特点及应用的研究进展[J]．中国实验动物学报，2013，21(6)：79-83.
[18] 邓雪，王旭梅，杨红云．蒙古沙鼠在制作脑缺血模型中的优势[J]．中国民族医药杂志，2014，14(2)：53-56.
[19] 杜小燕，杨慧，孟霞，等．长爪沙鼠脑底前后交通动脉变异类型分析[J]．中国实验动物学报，2006，14(2)：111-113.
[20] PACHECO C A, NIEMBRO F E, PEREZ P V, et al. Carotidbasilar arterial communication in gerbils(Meriones unguiculatus)[J]. J Revista De Neurologia, 2001, 32(3): 225-228.

二、沙土鼠双侧颈总动脉阻断法前脑缺血模型

【基本原理】

由于90%沙土鼠颈内动脉(ICA)与椎底动脉的后交通支缺失，大脑Willis环(circle of Willis, COW)不完善，阻断双侧颈总动脉(common carotid artery occlusion, UCAO)即可形成双侧大脑半球前脑缺血，从而建立沙土鼠双侧颈总动脉阻断法前脑缺血再灌注(cerebral ischemia-reperfusion, CIR)模型。

【实验材料】

1. 药品试剂　①麻醉药物：盐酸氯胺酮注射液，水合氯醛或戊巴比妥钠等。②试剂

盒:Hsp22、c-fos、Smad2、Smad4、NF-κB、ICAM-1 等相关免疫组化试剂盒等。③10% 甲醛溶液或 4% 多聚甲醛溶液。

2. 仪器设备 手术显微镜,微透析仪(microdialysis,MD),高效液相色谱仪(high performance liquid chromatography,HPLC),Morris 水迷宫,酶标仪,常规手术器械等。

3. 实验动物 蒙古沙土鼠(Mongolian gerbils),雌雄兼用,体重 60 ~ 80 g。

【方法步骤】[1-10]

沙土鼠用 3% 戊巴比妥腹腔注射麻醉(30 mg/kg),仰卧位固定,消毒,颈部正中切开皮肤 1.5 cm,钝性分离皮下组织及双侧 CCA,微血管夹夹闭双侧 CCA 5 ~ 20 min 后松开动脉夹,恢复血流,进行再灌注。

【观察指标】

1. 脑卒中指数评分[2-3] 连续观察沙土鼠 CIR 6 h 内的神经症状,每 1 h 评分 1 次。①竖毛震颤,1 分。②动作较慢或活动减少,1 分。③耳触觉迟钝,1 分。④抬头征,3 分。⑤眼呈睁开状,3 分。⑥眼睑下垂,1 分。⑦后肢瘫痪,3 分。⑧旋转运动,3 分。⑨惊厥或爆发性运动,3 分。⑩极度衰弱或昏迷,6 分。以各项积分之和为脑卒中指数。

2. 空间学习记忆能力[4] 采用 Morris 水迷宫,将安全平台置于水面上 1.5 cm,第 1 天训练,沙土鼠从第一象限放入,每次训练 1 min,结束后将沙土鼠放在平台上 20 s。2 ~ 5 d 进行隐蔽平台实验,安全平台置于水面下 1.5 cm,每天 3 次,1 min 内未找到平台的以1 min记录,考察沙土鼠的学习能力。第 6 天进行空间探索实验,将平台移走,然后让沙土鼠按相同的方法在水槽中寻找平台,记录 1 min 内沙土鼠穿梭平台所在位置的次数,检测沙土鼠的记忆能力。

3. 脑组织细胞外液神经递质含量测定[5] 采用微透析-高效液相色谱法(microdialysis-high performance liquid chromatography,MD-HPLC)测定脑组织细胞外液氨基酸及单胺类递质含量等。

4. 脑组织病理学检查 将动物深麻醉下取脑,脑组织用 10% 甲醛或 4% 多聚甲醛固定,乙醇梯度脱水,常规石蜡包埋、切片。

(1)HE 或 Nisson 染色:光镜结合病理图像分析系统进行脑组织病理形态学检查。HE 染色在装有目镜网格测微尺的 400 倍光镜视野下记数双侧海马 CA1 区未死亡的锥体细胞数目,每侧海马随机记数 3 个区段,取其平均值[6]。Nisson 染色观察海马 CA1 区神经细胞的形态变化。

(2)免疫组织化学染色[7-10]:常规应用二甲苯脱蜡,梯度乙醇脱蜡至水;以 3% H_2O_2 灭活内源性过氧化物酶,微波修复抗原,血清封闭,滴加一抗,4 ℃ 湿盒过夜,次日 PBS 洗涤,再滴加生物素化抗兔 IgG(二抗),PBS 洗涤,棕色 DAB 显色,苏木素复染,乙醇脱水,二甲苯透明,中性树脂封片。免疫组化对照用随试剂提供的阳性对照片作阳性对照,阴性对照采用替代法,用 PBS 代替一抗,其余步骤与上述操作相同。取各组沙鼠切面水平相似的连续脑组织切片,所有切片分析均在同一强度、同一放大倍数下进行,每个指标采用阳性细胞计数法。在 40×10 倍的光镜视野下观察免疫反应,以细胞质着棕褐色为阳性,每张切片随机选取前脑皮质区域 8 个不重叠 400 倍视野,分别对切片的 Hsp22、c-fos、

Smad2、Smad4、NF-κB、ICAM-1 等免疫阳性细胞进行计数，取均数作为各时间点该指标的阳性细胞数。

(3)TUNEL 染色[4]：参照 TUNEL 试剂盒说明进行。在显微镜下观察每张切片高倍视野下 TUNEL 阳性细胞，阳性细胞的标准为胞核中有棕褐色颗粒。

5. 其他　参见本节“沙土鼠单侧颈总动脉阻断法脑缺血模型”。

【模型特点】

(1)与假手术组比较，模型组沙土鼠卒中指数升高，空间学习记忆能力明显下降。

(2)前脑缺血 30 min，脑组织细胞外液半胱氨酸(cysteine，Cys)浓度迅速升高，达缺血前的 18 倍；再灌注 30 min、60 min，分别为缺血前的 5 倍和 2 倍，90 min 基本恢复到缺血前水平。

(3)模型动物额叶皮质和海马 CA1 区出现明显的神经细胞缺失与凋亡，排列紊乱。

(4)免疫组化染色显示，缺血及再灌注后，脑组织 Hsp22、c-fos、NF-κB、ICAM-1、Smad2 和 Smad4 的表达上调。

【注意事项】

参见本节“沙土鼠单侧颈总动脉阻断法脑缺血模型”。

【模型评价】

参见本节“沙土鼠单侧颈总动脉阻断法脑缺血模型”。

【参考文献】

[1]YU D K，YOO K Y，SHIN B N，et al. Neuronal damage in hippocampal subregions induced by various duration of transient cerebral ischemia in gerbils using Fluoro-Jade B histofluorescence [J]. Brain Res，2012，1437：50-57.

[2]李冬梅，徐丽，张红果，等. 芍药苷对脑缺血再灌注模型沙土鼠脑组织炎症反应因子的影响[J]. 中国药房，2015，26(1)：56-59.

[3]ITO U，HAKAMATA Y，YAMAGUCHI T，et al. Cerebral ischemia model using mongolian gerbils-comparison between unilateral and bilateral carotid occlusion models[J]. Acta Neurochir Suppl，2013，118：17-21.

[4]闵冬雨，贾连群，张哲，等. 黄芩对血管性痴呆沙土鼠学习记忆及海马神经细胞凋亡的作用研究[J]. 中华中医药杂志，2015，30(5)：1830-1833.

[5]程敬君，匡培根，吴卫平，等. 脑缺血再灌注时鼠脑纹状体区细胞外液半胱氨酸含量变化及丹参的影响[J]. 中华神经科杂志，1997，30(4)：232-235.

[6]张云鹤，常莉莎，刘清军，等. 沙鼠脑缺血再灌注后海马 CA1 区细胞存活数量的实验观察[J]. 华北煤炭医学院学报，2009，11(4)：470-471.

[7]周为军，胡治平. 沙鼠脑缺血后脑内 Smad 2 和 Smad 4 蛋白表达的研究[J]. 国际神经病学神经外科学杂志，2008，35(2)：112-114.

[8]刘爽，李义召，张涛. 沙鼠脑缺血再灌注损伤后细胞间黏附分子 1 及降钙素基因相关肽变化与阿司匹林的干预效应[J]. 中国临床康复，2006，10(18)：174-176.

[9]卫杏利，胡治平. 沙鼠脑缺血再灌注损伤后 Hsp22 和 c-fos 的表达变化[J]. 卒中与神

经疾病,2016,23(6):449-452.
[10]刘永海,高殿帅.沙鼠脑缺血再灌注后海马中 c-fos 蛋白表达及纳洛酮影响[J].中国神经免疫学和神经病学杂志,1999,6(1):12-15.

三、沙土鼠椎动脉阻断法后脑缺血模型

【基本原理】

利用沙土鼠 Willis 环(circle of Willis,COW)后交通支发育不全或缺失的解剖特性,通过结扎双侧椎动脉(bilateral vertebral arteries),建立沙土鼠椎动脉阻断法后脑缺血模型。

【实验材料】

1. 药品试剂　①2,3,5-氯化三苯基四氮唑(TTC):临用时用磷酸缓冲液配成1%的染液(pH 值7.4)。②麻醉药物:氟烷,盐酸氯胺酮注射液,水合氯醛或戊巴比妥钠等。③相关免疫组化试剂盒。④10%甲醛溶液或4%多聚甲醛溶液。

2. 仪器设备　小动物呼吸机,手术显微镜,自动加热垫,激光多普勒血流仪(laser Doppler flowmetry,LDF),常规手术器械等。

3. 实验动物　蒙古沙土鼠(Mongolian gerbils),雌雄兼用,体重60~80 g。

【方法步骤】[1-3]

1. 麻醉固定　将沙鼠用1%氟烷吸入麻醉,经口气管插管通气。动物沿水平方向倾斜30°仰卧位固定。

2. 阻断双侧椎动脉　颈椎前中线切口,在椎动脉进入颈椎横孔前切开颈长肌,暴露椎动脉。2条椎动脉用4-0丝线缝合成袢。随后采用5 g重物牵拉丝线,阻断椎动脉血流15 min。缺血期间,动物相继出现呼吸暂停、四肢抽搐、反应迟钝及角膜反射消失等表现,立即启动机械通气(潮气量1 mL,呼吸速率70次/min)。

3. 缺血再灌注　缺血15 min后,剪开缝合线,恢复椎动脉血流。再灌注后10 min内恢复自主呼吸,15 min内停止机械通气。

4. 手术护理,手术期间至再灌注后1 h,通过自动加热垫维持直肠温度36.5~37.0 ℃。

【观察指标】

1. 脑局部血流量(regional cerebral blood flow,rCBF)测定　采用碳-14碘安替比林放射自显影(carbon-14-iodoantipyrine autoradiography)[4]或LDF测定后脑rCBF。

2. 脑组织病理学检查

(1)样本处理:将动物用戊巴比妥钠(0.1 g/kg)深麻醉,0.1 mol/L磷酸盐缓冲液(pH值7.4)和4%多聚甲醛灌流,解剖取脑,置于4%多聚甲醛溶液固定24 h,常规脱水,石蜡包埋,冠状切片(片厚5 μm)。

(2)苏木精-伊红(hematoxylin-eosin,HE)染色:光镜结合病理图像分析系统观察后脑组织病理形态学改变。

(3)免疫组织化学染色:检测不同部位脑组织微管相关蛋白2(microtubule-associated protein 2,MAP2)、离子钙接头蛋白抗原(ionized calcium bindingadaptor molecule-1,IBA-1)和胶质纤维酸性蛋白(glial fibrillary acidic protein,GFAP)表达阳性神经细胞。采用Image J软件,通过对MAP2免疫反应缺失测量缺血性病变,并对图像进行定量分析。

【模型特点】

(1)缺血5 min,小脑、脑桥和延髓rCBF均小于5 mL/100 (g·min),提示双侧椎动脉闭塞后即刻即可诱发严重的后脑缺血[1]。而前脑结构未见明显的rCBF变化[4]。

(2)缺血15 min,前庭外侧核和三叉神经脊髓核的腹侧部分发现缺血病变,该缺血病变在再灌注后1 d消失;而在再灌注后3 d和7 d,再次出现缺血病变,且在所有动物的相同区域均检测到IBA-1阳性细胞簇。说明后脑短暂性缺血可诱发相关脑组织发生迟发性神经元死亡(delayed neuron death,DND)[3]。

(3)缺血3 min,所有模型动物均出现血压突然升高、心动过缓和呼吸暂停等表现[2]。

【注意事项】

(1)与大鼠相比,沙土鼠椎动脉相对较细,暴露、分离及阻断时应操作轻柔,避免血管损伤、破裂出血而导致模型失败。

(2)其他:参见本节“沙土鼠单侧颈总动脉阻断法脑缺血模型”。

【模型评价】

(1)90%的(蒙古)沙鼠颈内动脉与椎底动脉的后交通支缺失,Willis环不完善,阻断双侧椎动脉可建立理想的后脑缺血模型[5]。

(2)其他:参见本节“沙土鼠单侧颈总动脉阻断法脑缺血模型”。

【参考文献】

[1] HATA R,MATSUMOTO M,HATAKEYAMA T,et al. Differential vulnerability in the hindbrain neurons and local cerebral blood flow during bilateral vertebral occlusion in gerbils [J]. Neuroscience,1993,56(2):423-439.

[2] HATA R,MATSUMOTO M,KITAGAWA K,et al. A new gerbil model of hindbrain ischemia by extracranial occlusion of the bilateral vertebral arteries[J]. J Neurol Sci,1994,121(1):79-89.

[3] CAO F,HATA R,HU P,et al. Delayed neuronal cell death in brainstem after transient brainstem ischemia in gerbils [J]. BMC Neurosci,2010,11:115-125.

[4] YAMADA K,HAYAKAWA T,YOSHIMINE T,et al. A new model of transient hindbrain ischemia in gerbils[J]. J Neurosurg. 1984,60(5):1054-1058.

[5] 刘胜敏,杨志宏,孙晓波. 沙鼠脑缺血模型特点及应用的研究进展[J]. 中国实验动物学报,2013,21(6):79-83.

四、沙土鼠大脑中动脉阻断法局灶性脑缺血模型

【基本原理】

采用开颅直接阻断近端大脑中动脉(MCA)的方法,导致以MCA支配区脑组织缺血

性损伤，建立沙土鼠大脑中动脉阻断法(MCAO)局灶性脑缺血模型。

【实验材料】

1. 药品试剂　①2,3,5-氯化三苯基四氮唑(TTC)：用磷酸缓冲液配成1%的染液(pH值7.4)。②麻醉药物：氯胺酮，水合氯醛或戊巴比妥钠等。③其他：10%甲醛溶液或4%多聚甲醛溶液、乙醇等。

2. 仪器设备　脑立体定位仪，激光多普勒血流仪(laser Doppler flowmetry, LDF)，微透析仪(microdialysis, MD)，高效液相色谱仪(HPLC)，石墨炉原子吸收光谱仪(graphite furnace atomic absorption spectroscopy, GFAAS)，常规手术器械，显微手术器械，手术显微镜等。

3. 实验动物　蒙古沙土鼠(Mongolian gerbils)，雌雄兼用，体重60～80 g。

【方法步骤】[1-5]

1. 术前准备　沙土鼠适应性喂养1周，术前12 h禁食不禁水，称重后用10%的水合氯醛腹腔麻醉(400 mg/kg)，将头部俯卧位固定于脑立体定位仪上，鼻棒位于水平线以下4 mm，头右侧手术部位剪毛，常规皮肤碘酊与乙醇消毒。术中应用保温毯保持直肠温度在36.5～37.5 ℃。

2. 颅骨钻孔　沿右侧耳眼连线中点纵行切开皮肤，分离颞肌，用咬骨钳咬断颧弓，在颧弓根前方用牙科钻行颅骨钻孔。

3. 动脉阻断　在手术显微镜下分别用眼科剪和眼科镊剪开并小心撕开硬脑膜，暴露MCA。在大脑下静脉和嗅束间用电凝刀电凝阻断(或用8-0手术缝合线结扎)MCA近端。牙科黏合剂封闭小孔，缝合切口。

4. 术后处理　①术后3 d，每天碘伏消毒皮肤切口；②术后将小鼠置于27～28 ℃恒温箱中饲养。

【观察指标】

1. 局部脑血流量(rCBF)检测[1]　将激光多普勒血流监测仪的激光探头(直径0.8 mm)放置在皮质上，其尖端靠近MCA，检测MCAO前后不同时间的rCBF变化。

2. 脑组织细胞外液神经递质和离子含量测定[2-3]　将两个微透析探针插入两侧大脑半球皮质，同时收集缺血侧和缺血对侧脑组织透析液。采用微透析-高效液相色谱法(MD-HPLC)测定脑组织细胞外液氨基酸递质、单胺类递质含量，采用微透析-石墨炉原子吸收光谱法(microdialysis-graphite furnace atomic absorption spectroscopy, MD-GFAAS)脑组织细胞外液镁(magnesium, Mg)、锌(zinc, Zn)等相关离子含量。

3. 脑组织病理学检查

(1)TTC染色脑梗死面积测量[1,4]：将动物深麻醉下取脑，迅速置于-20 ℃冰箱中冷冻20 min，在冰盘上迅速去除嗅脑、小脑和脑干，将大脑平均冠状切为5片，放于新鲜配制的TTC染液缸中，避光、37 ℃温育10～15 min染色。梗死区脑组织不着色，正常脑组织染成红色。用生理盐水冲洗后用数码相机拍照，输入计算机用图像分析系统，测量每片脑组织梗死区截面积和全脑面积，计算梗死面积百分比。

(2)光镜观察：脑组织用10%甲醛或4%多聚甲醛固定，乙醇梯度脱水，常规石蜡包埋、切片，HE或Nisson染色，光镜结合病理图像分析系统进行脑组织病理形态学检查。

【模型特点】

(1)rCBF 在 MCAO 后即刻降至基线水平的 5% 以下,5 min 内达到最低水平[1]。

(2)MCAO 后 3 h 内,同侧皮质中 Mg、Zn 含量分别下降至基线水平的 65% 和 74%,对侧皮质 Mg、Zn 含量无明显变化[2]。

(3)MCAO 后,同侧海马组织细胞外液谷氨酸(glutamate,Glu)和天冬氨酸(aspartate,Asp)浓度显著升高(>3.5 倍)。Glu 维持该峰值水平 40~120 min[3]。

(4)MCAO 后 24 h,TTC 染色显示所有模型动物均出现皮层和尾壳核梗死灶,平均总梗死面积为 91.9 mm^3[1,4]。

【注意事项】

(1)手术操作宜在手术显微镜观察下进行。

(2)牙科钻行颅骨钻孔至硬脑膜为止,避免穿透硬脑膜损伤脑组织。

(3)结扎或电凝 MCA 时,速度宜慢,防止血管破裂,尽可能减少脑组织损伤。

【模型评价】

参见本章第一节“大鼠开颅法局灶性脑缺血模型”、第二节“小鼠开颅法局灶性脑缺血模型”及本节“沙土鼠单侧颈总动脉阻断法脑缺血模型”。

【参考文献】

[1]CHENG F C,JINN T R,HOU R C,et al. Neuroprotective effects of sesamin and sesamolin on gerbil brain in cerebral ischemia [J]. Int J Biomed Sci,2006,2(3):284-288.

[2]YANG D Y,LEE J B,LIN M C,et al. The determination of brain magnesium and zinc levels by a dual-probe microdialysis and graphite furnace atomic absorption spectrometry [J]. J Am Coll Nutr,2004,23(5):552S-555S.

[3]MIYASHITA K,ABE H,NAKAJIMA T,et al. Glutamate release in the gerbil hippocampus after middle cerebral artery occlusion [J]. Neuroreport,1994,5(8):945-948.

[4]CHUNG S Y,CHENG F C,LEE M S,et al. Ginkgo biloba leaf extract(EGb761)combined with neuroprotective agents reduces the infarct volumes of gerbil ischemic brain [J]. Am J Chin Med,2006,34(5):803-817.

[5]刘胜敏,杨志宏,孙晓波. 沙鼠脑缺血模型特点及应用的研究进展[J]. 中国实验动物学报,2013,21(6):79-83.

第五节　犬脑缺血模型

一、犬开颅法局灶性脑缺血模型

【基本原理】

采用开颅直接阻断犬近端大脑中动脉(MCA),造成以 MCA 供血区脑组织缺血为主的局灶性脑缺血模型(MCAO)。

【实验材料】

1. 药品试剂　①2,3,5-氯化三苯基四氮唑(TTC):用磷酸缓冲液配成1%的染液(pH值7.4)。②麻醉药物:盐酸氯胺酮注射液,水合氯醛或戊巴比妥钠等。③10%甲醛溶液或4%多聚甲醛溶液等。

2. 仪器设备　手术显微镜,数字减影血管造影(DSA)仪,CT机,磁共振成像(MRI)仪,手摇钻,咬骨钳,双极电凝器,开颅手术器械包等。

3. 实验动物　成年Beagle犬或家犬,雌雄兼用。

【方法步骤】

1. 颞部开颅法[1-4]

(1)麻醉固定:实验前12 h禁食,手术当日2.5%戊巴比妥钠下肢小隐静脉注射麻醉(1 mL/kg),取左侧卧位固定。

(2)开颅手术:常规备皮、消毒、铺单,取右眼外眦至外耳郭中点连线一长约2.5 cm的切口,逐层切开至暴露颅骨。手摇钻行颅骨钻孔(直径约0.6 cm),咬骨钳扩大骨窗,暴露并打开硬脑膜。

(3)动脉阻断:手术显微镜下向颞骨鳞部方向分离,暴露MCA主干,双极电凝夹闭,切断MCA M1段,查无活动性出血,以医用明胶海绵覆盖骨窗及黏合硬膜切口,逐层缝合切口,乙醇纱布覆盖、包扎。

(4)术后处理:术后3 h行DSA检查,明确阻断效果;5 h行头颅MRI检查;7 d、14 d复查头颅MRI。术后第1天开始神经功能评分。

2. 眶后开颅法[4-6]　在显微外科技术条件下,十字切开角膜,眶内减压,吸出晶状体和玻璃体,必要时用电凝器将视神经及其周围血管电凝以减少失血,剥开蛛网膜,在嗅索下约3 mm处可见到较粗大的MCA,夹闭或电凝主干可造成大多数动物MCA供血区脑组织急性缺血性损伤。

【观察指标】

1. 神经功能评分[7]

(1)行为:①无明显缺陷,神经功能正常,1分;②向一侧倾斜,不借助外力可自己恢复平衡,2分;③只有依靠外力才能站立,3分;④偏瘫,清醒,借助外力仍不能站立,4分;⑤昏迷或死亡无法测量,4分。

(2)意识:①清醒,反应正常,1分;②清醒,意识减轻或减退,2分;③清醒,意识严重减退,3分;④昏迷或死亡,4分。

(3)转头:①头部无明显活动,0分;②头部强制性或倾向于偏向梗死侧,1分;③不能抬头,昏迷或死亡,1分。

(4)转圈:①无明显转圈运动,0分;②行走路线为圆圈,1分;③不能行走或死亡,1分。

(5)偏盲:①未表现出阳性测试结果,0分;②行走时撞到患侧的墙,1分;③反复正面测试表现出明显不对称的结果,1分;④因意识减退或死亡无法测试,1分。

2. DSA 检查　术后不同时间,行患侧头颅动脉检查,确定手术栓塞部位和效果。

3. MRI 检查　采用机器自带软件勾画并测量犬脑梗死病灶、同侧大脑半球及对侧大脑半球的体积。脑梗死后脑水肿引起的中线结构移位,按照文献[8-9]报道进行脑梗死体积的校正。校正后脑梗死体积=(患侧大脑半球体积-对侧大脑半球体积)×患侧大脑半球体积脑梗死体积。

4. 病理学检查

(1)脑梗死体积测量:动物麻醉,开颅取脑,大脑冠状切片成厚约 3 mm,置于 2% TTC 溶液中染色,37 ℃避光温浴 30 min,观察大脑缺血、梗死情况。

(2)脑组织病理形态学检查:脑标本常规固定、脱水、透明、石蜡包埋、切片及 HE 染色,光镜观察。

【模型特点】

1. 颞部开颅法　①术后 24 h 内致死率为 22.22%,24 h 后致死率为 11.11%,总致死率为 33.33%,至术后 2 周处死时长期存活率达 66.67%;②术后 DSA 大脑动脉造影检查显示,阻断位置均在 MCA 的 M1 段,MCA 支配区域脑组织血流消失,大脑后动脉和大脑前动脉(ACA)血流正常;③术后 5 h、7 d 和 14 d 3 次颅内 MRI 扫描结果显示,术后 5 h,T_2WI 相开始出现高密度影像,7 d 时高密度影像达到高峰,14 d 体积有缩小趋势,但大于 5 h。

2. 眶后开颅法　①单独结扎 MCA 仅造成该侧半球(1.7 ±1.1)% 范围出现梗死,模型成功率不及 20%;②同时结扎 MCA 和同侧 ACA,可造成(14.9 ±4.0)% 区域发生梗死,数日后发展到(44.5 ±7.3)%;③同时结扎 MCA、大脑前动脉(anterior cerebral artery, ACA)和大脑后动脉 3 支血管,动物多因梗死范围过大死亡。

【注意事项】

(1)犬颈外动脉(external carotid artery, ECA)翼腭支与 MCA 之间存在交通支,部分动物存在交通血管网。这些交通血管与 MCA 的连接位置不尽相同,有时位于 MCA 三分叉处附近,此时单纯夹闭 MCA 主干,来自 ECA 的血液通过该交通支可以在很大程度上代偿该区域的血供,因此很难造成有效的脑缺血[4]。Yoshikazu 在应用眶后开颅法制作犬脑梗死模型的过程中,提出了“MCA 三分叉处”(trifurcation)的概念,即夹闭 MCA 三分叉处远端的部分可得到确切的缺血灶[6]。

(2)其他:参见本章第一节“大鼠开颅法局灶性脑缺血模型”。

【模型评价】

(1)颞部开颅法阻断 MCA 造成局灶性脑缺血模型具有以下优点:①实验条件较易于控制,在直视下操作阻断 MCA,缺血效果与范围稳定可靠;②MCA 阻断后,可引起大脑半球皮质、基底核和海马 CA1 区缺血性损伤,与人类缺血性卒中的病理改变较为接近;③全身影响相对较小,动物存活时间长,可进行急性和慢性实验。缺点:易对毗邻脑组织产生损伤并有潜在的脑脊液漏形成;只能形成永久性脑梗死,不能进行缺血再灌注的研究;由于颧弓被去除,影响动物进食。

(2)经眼眶结扎法创伤较小,死亡率低。但手术复杂,而且犬的脑血管侧支循环十分丰富，结扎 MCA 起始部后，其远端血管可经眶额动脉、颞前动脉等侧支供血，梗死成功率不高。

（3）其他：参见本章第一节“大鼠开颅法局灶性脑缺血模型”。

【参考文献】

[1] BRENOWITZE G, YONAS H. Selective occlusion of blood supply to the anterior perforted substance of the dog: a highly reproducible stroke model[J]. Surg Neurol, 1990, 33(4): 247-250.

[2] TAMURA A, GRAHAM D I, CULLOCH J, et al. Focal cerebral ischaemia in the rat, I: description of technique and early neuropathological consequences following middle atery occlusion[J]. J Cereb Blood Flou Metab, 1991, 1(1): 53-60.

[3] 康剑锋，吴纯，戴萍，等. 建立犬脑缺血模型的方法研究[J]. 武警医学，2009，20(10)：911-914.

[4] 武柏林，刘怀军，汪国石，等. 常用家犬脑缺血动物模型[J]. 河北医科大学学报，2003，24(1)：58-61.

[5] KIYOYUKI Y K, CAMARATE P J, SPELLMAN S R, et al. Optimal timing of hemodilution for brain protection in a canine model of focal cerebral ischemia[J]. Stroke, 1996, 27(5): 906-912.

[6] YOSHIKAZU O D, TAKESHI S M, NOBORU Y K Y. Comparison of middle cerebral artery trunk occlusion by silicone cylinder embolization and by trapping[J]. J Neurosury, 1983, 58(4): 492-499.

[7] 武柏林，刘怀军，汪国石，等. 一种不开颅的微创家犬局灶性脑梗塞疾病模型[J]. 中国医学影像学杂志，2003，11(1)：51-55.

[8] RINK C, CHRISTOFORIDIS Q, ABDULJALIL A, et al. Minimally invasive neuroradiologic model of preclinical transient middle cerebralartery occlusion in canines[J]. Proc Natl Acad Sci U S A, 2008, 105(37): 14100-14105.

[9] LOUBINOUX I, VOLK A, BORREDON J, et al. Spreading of vasogenic edema and cytotoic edema assessed by quantitative diffusion and T2 magnetic resonance imaging[J]. Stroke, 1997, 28(2): 419-427.

二、犬微栓子介入法局灶性脑缺血模型

【基本原理】

利用现代介入放射学技术，将微栓子经动脉导管直接导入犬近端大脑中动脉（MCA），造成以 MCA 供血区脑组织缺血为主的局灶性脑缺血模型（MCAO）。

【实验材料】

1. 药品试剂　①微栓子：动物自体血栓、硅胶柱或聚乙烯醇（polyvinyl alcohol, PVA）颗粒等。②麻醉药物：盐酸氯胺酮注射液、水合氯醛或戊巴比妥钠等。③2,3,5-氯化三苯基四氮唑（TTC）：用磷酸缓冲液配成 1% 的染液（pH 值 7.4）。④10% 甲醛溶液或 4%

多聚甲醛溶液等。

2. 仪器设备 手术显微镜,数字减影血管造影(DSA)仪,磁共振成像(MRI)仪,介入用手术器械包,穿刺针及血管鞘套件,常规手术器械等。

3. 实验动物 成年 Beagle 犬或家犬,雌雄兼用。

【方法步骤】[1-8]

1. 麻醉固定 实验前 12 h 禁食,将动物用 2.5% 戊巴比妥钠下肢小隐静脉注射麻醉(1 mL/kg),四肢固定于手术台上,用头架将犬头颅固定。

2. 股动脉插管 右侧腹股沟区备皮消毒,切开分离表皮、皮下、肌肉组织,暴露股动脉。采用 18 G 穿刺针 Seldinger 技术经股动脉穿刺插管,配用 4F 导管鞘。

3. 微栓子制备 抽取动脉血 5 mL,注入无菌容器,凝固后制备成 1.5 mm×1.5 mm×2 mm的栓子备用(栓子的大小主要是根据测量 MCA 及颈外动脉直径确定)。

4. MCA 栓塞 经右股动脉将 3F 导管在透视下进入右或左颈总动脉(CCA)内,导管先端置于环椎水平,高压注射 38% 泛影葡胺对比剂 5 mL,流速 3 mL/s,压力 2 067 kPa。摄连续正侧位 DSA,后在导丝引导下进入颈外动脉(ECA),经导管缓慢注入含凝血块的生理盐水 5 mL,观察 5 min 后接高压注射器,高压注射 38% 泛影葡胺对比剂 3 mL,流速 2 mL/s,观察颈内、外动脉间侧支栓塞情况。栓塞成功后撤导管进入颈内动脉(ICA),高压注射 38% 泛影葡胺对比剂 3 mL,流速 1 mL/s,压力 689 kPa,摄 ICA 正侧位连续 DSA,观察大脑前动脉(ACA)、MCA 走行及分布。后经导管缓慢注入凝血块生理盐水 5 mL,利用自身血液流动使栓子漂入 MCA,观察 5 min 后接高压注射器,高压注射 38% 泛影葡胺对比剂 3 mL,流速 1 mL/s,压力 689 kPa,观察 MCA 栓塞情况。显示栓塞后,撤导管进入椎动脉,高压注射 38% 泛影葡胺对比剂 3 mL,流速 1 mL/s,压力1 378 kPa,摄基底动脉环正位 DSA,比较两侧 ACA、MCA 血管分布,了解栓塞情况。

【观察指标】

1. 神经功能评分[9]

(1)行为:①无明显缺陷,神经功能正常,1 分;②向一侧倾斜,不借助外力可自己恢复平衡,2 分;③只有依靠外力才能站立,3 分;④偏瘫,清醒,借助外力仍不能站立,4 分;⑤昏迷或死亡无法测量,4 分。

(2)意识:①清醒,反应正常,1 分;②清醒,意识减轻或减退,2 分;③清醒,意识严重减退,3 分;④昏迷或死亡,4 分。

(3)转头:①头部无明显活动,0 分;②头部强制性或倾向于偏向梗死侧,1 分;③不能抬头,昏迷或死亡,1 分。

(4)转圈:①无明显转圈运动,0 分;②行走路线为圆圈,1 分;③不能行走或死亡,1 分。

(5)偏盲:①未表现出阳性测试结果,0 分;②行走时撞到患侧的墙,1 分;③反复正面测试表现出明显不对称的结果,1 分;④因意识减退或死亡无法测试,1 分。

2. DSA 检查 术后不同时间,行患侧头颅动脉检查,确定手术栓塞部位和效果。

3. MRI 检查 采用机器自带软件勾画并测量犬脑梗死病灶、同侧大脑半球及对侧大脑半球的体积。脑梗死后脑水肿引起的中线结构移位,按照文献[10-11]报道进行脑梗死体积的校正。校正后脑梗死体积-(患侧大脑半球体积-对侧大脑半球体积)×患侧大脑半球体积脑梗死体积。

4.软脑膜支代偿评分[12-13]　评分标准包括了大脑前动脉(ACA)及大脑后动脉(PCA)软脑膜支血液代偿供应至受累的MCA供血区域的解剖范围和通过时间。MCA供血区域通过MCA和PCA作为标志分为前、中、后3个部分。软脑膜支代偿评分标准如下:如果软脑膜支代偿血液供应超过脑组织的上述各部分,最多得分(如果代偿供血至MCA供血区域的前部得分,如果代偿供血至MCA供血区域的中部得分,如果代偿供血至MCA供血区域的后部得分);如果上述个区域的软脑膜支沿着MCA供血区域的外侧表面从前、后方向建立并到达段的远端,则可得另外的分数(最多得分);如果软脑膜支血管代偿重建至MCA段近端显影则再得分;如果软脑膜支血管代偿重建至MCA段和段交界处则再得分;软脑膜支血供代偿至MCA供血区域的时间占分,脑血管造影评估软脑膜支供应缺血区域的范围定义为早期静脉显影即颈静脉显影时供应的范围,如果仅有少量的血流代偿至MCA供血区域得分,如果仅有清晰的血流代偿至MCA供血区域再得分,如果血流代偿至MCA供血区域并有段远端分支显影再得分。

5.脑梗死体积与组织学检查　实验结束时,将动物麻醉,开颅取脑,大脑冠状切片成厚约3 mm,置于2% TTC溶液中染色,37 ℃避光温育30 min,观察大脑缺血、梗死情况。脑标本常规固定、脱水、透明、石蜡包埋、切片及HE染色,光镜观察。

【模型特点】

模型动物术后出现不同程度的神经功能缺陷,MRI示同侧MCA供血区信号改变DSA造影示血管中断,形态学检查出现MCA供血区相应缺血性改变。

【注意事项】

(1)在行DSA检查时必须测量MCA的直径,根据MCA直径来制作微栓子的大小,从而提高模型成功率。

(2)选用犬大小适当,以15~20 kg较为合适,便于操作。

(3)麻醉后的动物应注意保温,控制室温22~24 ℃,可减少动物死亡率。

(4)通常选用右侧股动脉径路,因为股动脉较粗,易触及,且操作者立于犬右侧容易进行操作。

【模型评价】

(1)犬为大型动物,具有相对较大的靶器官,为一系列无法在小动物身体进行的临床和基础研究如血管搭桥、血液稀释等提供了机会[14],更是医学影像学相关研究所必不可少的。

(2)犬为肉食性动物,喜近人,易于驯养,有服从人意志的天性,并能领会人的简单意图。由于犬具有发达的血液循环和神经系统以及与人相似的内脏和消化过程等特性,被广泛用于各种外科手术实验及训练。

(3)股动脉插管后,透视下使导管经主动脉弓、头臂动脉干到达颈总动脉。所有手术过程只需分离股动脉或股动脉穿刺,皮肤切口不超过3 cm。手术后,股动脉压迫即可止血。即使结扎该侧股动脉,因其距离头部甚远,不会影响颅内供血,而来自髂内动脉诸分支丰富的侧支循环使该侧下肢恢复后仍能活动自如。

(4)整个过程在透视下进行,研究人员可以清楚看到导管尖端所处的位置,通过 DSA 进行动脉期、静脉期、毛细血管期的观察,即时可以了解栓塞结果。

(5)创伤小,动物恢复快,存活率高,十分适合进行亚急性、慢性的基础和临床研究,以及动脉溶栓等早期治疗研究。

(6)缺点:该方法产生的梗死以多发性小梗死多见,栓子大小、部位不易控制。栓子因为大小不适或其他原因未能到达预定位置时,卡在动脉环的任何位置都无法造成有效缺血。

【参考文献】

[1]康剑锋,吴纯,戴萍,等.建立犬脑缺血模型的方法研究[J].武警医学,2009,20(10):911-914.

[2]武柏林,刘怀军,汪国石,等.常用家犬脑缺血动物模型[J].河北医科大学学报,2003,24(1):58-61.

[3]HOSSMANN K. Experimental models for the investigation of brain ischemia[J]. Cardio Res,1998,39(2):106-120.

[4]龚建平,钱铭辉,曹幼甫,等.犬脑梗塞模型的 CT 和病理研究[J].临床与实验病理学杂志,1995,11(1):57-59.

[5]AKAI F,MAEDA M,HASHIMOTO R,et al. A new animal model of cerebral infarction: magnetic embolization with carbonyl iron particles[J]. Neurosci Lett,1995,194(1):139-141.

[6]吴清华,周石,何玉洁,等.犬急性脑梗死动脉溶栓治疗时间窗的实验研究[J].中国医学影像技术,2006,22(7):1002-1005.

[7]刘增品,刘怀军.犬脑缺血模型的建立及动脉内溶栓的研究[J].河北医科大学学报,2007,28(2):105-110.

[8]刘圣,施海彬,季立标,等.介入技术建立犬急性脑栓塞动物模型的研究[J].南京医科大学学报,2005,26(2):76-80.

[9]武柏林,刘怀军,汪国石,等.一种不开颅的微创家犬局灶性脑梗塞疾病模型[J].中国医学影像学杂志,2003,11(1):51-55.

[10]RINK C,CHRISTOFORIDIS Q,ABDULJALIL A,et al. Minimally invasive neuroradiologic model of preclinical transient middle cerebralartery occlusion in canines[J]. Proc Natl Acad Sci USA,2008,105(37):14100-14105.

[11]LOUBINOUX I,VOLK A,BORREDON J,et al. Spreading of vasogenic edema and cytotoxic edema assessed by quantitative diffusion and T2 magnetic resonance imaging[J]. Stroke,1997,28(2):419-427.

[12]CHRISTOFORIDIS G A,RINK C,KONTZIALIS M S,et al. An endovascular canine middle cerebral artery occlusion model for the study of leptomeningeal collateral recruitment[J]. Invest Radiol,2011,46(1):34-40.

[13]祖庆泉. 介入技术建立犬脑梗死模型及相关影像学研究[D]. 南京:南京医科大学,2014.

[14]MULLAN J,KOROSUE K,HEROS R. The use of somatosensory evoked potential monitoring to produce a canine model of uniform,moderately severe stroke with permanent[J]. Arterial Occ Neurosur,1993,32(6):967-973.

第六节 猫脑缺血模型

一、猫局灶性脑缺血模型

【基本原理】

经眼眶入颅,直接阻断猫近端大脑中动脉(MCA),造成以MCA支配区脑组织缺血为主的局灶性脑缺血模型(MCAO)。

【实验材料】

1. 药品试剂　①2,3,5-氯化三苯基四氮唑(TTC):用磷酸缓冲液配成1%的染液(pH值7.4)。②麻醉药物:兽用复方氯胺酮注射液、水合氯醛或戊巴比妥钠等。③10%甲醛溶液或4%多聚甲醛溶液。④18-氟化脱氧葡萄糖(flurine-18-fluorodeoxy-glucose,^{18}FDG)。⑤谷氨酸(Glu)、天冬氨酸(Asp)、γ-氨基丁酸(GABA)和甘氨酸(Gly)标准品。

2. 仪器设备　激光多普勒血流仪(LDF),微透析系统,高效液相色谱仪(HPLC),正电子发射扫描仪(positron emission tomography,PET),磁共振成像仪(MRI),微型双极电凝器,手术显微镜,常规手术器械等。

3. 实验动物　成年家猫,雌雄兼用,体重2.5~5.0 kg。

【方法步骤】[1-5]

将猫用兽用复方氯胺酮肌内注射麻醉(0.03 mg/kg),将动物固定于立体定向仪上。采用无菌外科技术,沿左眼角膜缘切开半周,清除晶状体和玻璃体,然后沿眶上缘做弧形切口,长度从内眦到外眦,自骨膜下分离进入眼眶,暴露视神经孔。在视神经孔外上缘开骨窗4 mm×6 mm,切开硬脑膜,可见MCA水平部,在外侧纹状体动脉发出的外侧电凝闭塞MCA。如需进行缺血再灌注,采用微动脉夹夹闭MCA,2 h后松开动脉夹。对齐硬膜切口,以涂有医用耳脑胶的大小形状相似的明胶海绵覆盖骨窗及黏合硬脑膜切口,眼眶以牙科黏合剂填充,以丝线缝合眼睑。术中及术后注意保持动物体温衡定,手术后每天肌内注射青霉素预防感染。

【观察指标】

1. 神经功能评分　根据Philip[6]评分标准,从意识、运动、感觉、视觉、姿势、平衡6个方面,对实验动物进行神经功能缺损评分。分别于术后3 h、6 h、12 h、24 h、48 h及7 d进行评分。最高分为 100 分，得分越高，神经功能损伤越严重。神经功能缺损至 30～90 分说明 MCA 闭塞。

2. 脑血流量（CBF）测定[7] 分别于头部右侧颞叶（前囟后 0.3 mm，旁开 2.0 mm）和枕叶（前囟后 1.5 mm，旁开 1.5 mm）开骨窗，在脑表面固定激光多普勒探头。卧位，观察 MCA 阻断前、后不同时间的 CBF 变化。

3. 脑组织氨基酸递质含量测定[7] 微透析探针插入皮质后平衡 2 h，接收正常对照样品。夹闭 MCA 后，接收微透析样品，每 30 min 收集 1 管，收集 2 h。用 Kerbs-Ringer 溶液以 2 μL/min 流速进行微透析灌流。HPLC 衍生法测定微透析液 Glu、Asp、GABA 和 Gly 含量。

4. ^{18}FDG-PET 检查[3,8] 动物麻醉后经左侧大隐静脉注射 ^{18}FDG 0.5 mGi，右侧卧位置于 PET 检查台上，在注药后 30 min 进行透射显像和发射显像，采集的发射性 PET 影像经放射性时间衰减校正和透射显像的组织衰减校正后，通过适当滤波处理和计算机影像重建，获取矢状位、冠状位及轴位等各断面图像，并测定各选定相应区域标准吸收值（standardized uptake value，SUV）。

5. MRI 检查[9-10] 根据研究需要，于 MCAO 后不同时间，进行磁共振扫描。扫描序列和参数：SE-T_1WI（TR/TE＝500/15 ms）、FSE-T_2WI（TR/TE＝4 000/108 ms），层面设置为平行于嗅球和小脑上缘的类似冠状位，T_2WI 像计算最终梗死体积。

6. 其他 参见本章第三节“兔眼眶入颅法局灶性脑缺血模型”。

【模型特点】

（1）术后 6 h 神经功能缺损最重，评分为 66.8±1.6，此后逐渐减轻，24 h 后基本趋于稳定，评分为 54.2±1.1。

（2）MCA 阻断后，颞叶和枕叶部位的 CBF 迅速下降，分别为正常值的 21.44% 和 23.61%，并在 2 h 内缓慢下降；微透析液中 Glu 浓度迅速增加，可达到正常值的 80 余倍。

（3）TTC 染色可见苍白梗死区，与红染的非梗死区界限明显；梗死体积约占半球体积的（19.3±0.70）%，梗死部位固定分布于前、后与外 Sylvian 回。

【注意事项】

（1）在暴露 MCA 过程中，骨窗在视神经孔的外上方，不扩大视神经孔，因此对手术视野的要求降低，操作过程简化。

（2）每次均在 MCA 主干末端电凝闭塞，因此处外侧纹状体动脉已经发出，这样既可保证梗死部位及大小的衡定，又可使基底节区不受累，可降低动物的死亡率。

（3）在略加游离 MCA 后电凝闭塞 MCA，可避免牵拉其分支而引起脑实质内出血。

（4）夹闭 MCA 后，对齐硬脑膜，用医用耳脑胶及明胶海绵来黏合硬脑膜和封闭骨窗，可完全阻止脑脊液漏及血液逆流引起的蛛网膜下腔出血。医用耳脑胶是一种黏合剂，脑外科及耳鼻喉科常用于术中脑脊液漏的修补，其操作简单，无须缝合硬脑膜，与明胶海绵结合使用可同时封闭骨窗。

【模型评价】

1. 优点 ①由于猫的神经系统发达，属于有脑回动物，且在血管分布、血流及代谢等方面比猴更接近于人。因此,国外在研究代谢、血流及神经保护作用等方面,特别是进行影像学检查时,多以猫为实验对象[3,11]。②经眼眶入颅法对颅骨破坏相对较小,暴露MCA迅速,成功率高,对颅内压、脑血流影响较小,组织损伤面积及缺血范围变异相对较小,比较适合猫、兔、犬等较大动物[3,11]。

2. 缺点　①颅内可视性差,显微操作难度相对较大;②手术因破坏眼球,对视神经、脑功能有部分影响,对动物创伤较大。

3. 其他　参见本章第一节"大鼠开颅法局灶性脑缺血模型"及第三节"兔眼眶入颅法局灶性脑缺血模型"。

【参考文献】

[1]O'BRIEN M D,WALTZ A G. Transorbital approach for occluding the middle cerebral artery without craniectomy[J]. Stroke,1973,4(2):201-206.

[2]郭京,杜晓立,张军,等. 猫局部脑缺血模型的建立和改进[J]. 中华神经外科杂志,1987,3(2):101-105.

[3]张运周,尹岭,王鲁宁,等. 猫局灶脑缺血模型的改进并建立功能检查模型[J]. 中华老年心脑血管病杂志,2001,3(4):268-271.

[4]徐叔云,卞如濂,陈修. 药理实验方法学[M]. 北京:人民卫生出版社,2002:1063-1065.

[5]WEINSTEIN P R,ANDERSON G G,TELLES D A. Neurological deficit and cerebral infarction after temporary middle cerebral artery occlusion in unanesthetized cats[J]. Stroke,1986,17(2):318-324.

[6]PHILIP R W,GARY G A,DAVID A T. Neurological deficit and cerebral infarction after temporary middle cerebral artery occlusion in unanesthetized cats [J]. Stroke,1986,17(2):318-324.

[7]张绍东,张淑珍,罗芳,等. 猫脑缺血时脑不同部位脑血流与氨基酸的变化[J]. 中华实验外科杂志,2005,22(8):971-972.

[8]张运周,尹岭,朱克,等. 猫持续性局灶脑缺血后缺血脑组织葡萄糖摄取值的动态变化研究[J]. 中山大学学报(医学科学版),2003,24(5):448-451.

[9]贺丹,颜立群,刘怀军,等. 抗ICAM-1抗体联合IGF-1治疗猫脑缺血再灌注损伤的有效性研究[J]. 中风与神经疾病杂志,2011,28(1):36-40.

[10]贺丹,崔彩霞,任献玲,等. 银杏叶提取物对猫局灶性脑缺血再灌注后神经细胞凋亡的影响[J]. 脑与神经疾病杂志,2008,16(2):98-100.

[11]SUTHERLAND G R,PERRON J F,KOZLOWSKI P,et al. AR-R15896AR reduces cerebral infarction volumes after focal ischemia in cats [J]. Neurosuxcdery,2000,46(3):719-720.

[12]顾兵,程翔,金建波,等. 脑缺血动物模型及其实验治疗学应用[J]. 中国临床药理学与治疗学,2010,15(9):1074-1080.

二、猫全脑缺血再灌注模型

【基本原理】

通过阻断供应脑循环的两侧颈总动脉（CCA）和两侧椎动脉（vertebral artery）产生全脑缺血，可根据实验需要，在缺血一定时间后通过开启 CCA 血流，建立猫全脑缺血再灌流模型。

【实验材料】

1. 药品试剂　①麻醉药物：盐酸氯胺酮注射液，水合氯醛或戊巴比妥钠等。②谷氨酸（Glu）、天冬氨酸（Asp）和甘氨酸（Gly）标准品。③超氧化物歧化酶（SOD）、丙二醛（MDA）、三磷酸腺苷（ATP）酶试剂盒。④10% 甲醛溶液或 4% 多聚甲醛溶液。

2. 仪器设备　多导生理记录仪，电磁流量计或激光多普勒血流仪（LDF），血气分析仪，手术显微镜，微型双极电凝器，灌流装置全套（超级恒温水浴锅，导水管，电子蠕动泵），微型动脉夹，常规手术器械等。

【方法步骤】[1-4]

将猫用戊巴比妥钠腹腔注射麻醉（40 mg/kg），俯卧位固定，于颈后正中切一长约 3 cm 的切口，沿棘突及椎板向下分离，首先可见第 1 颈神经，再略向下外方分离，则可暴露位于翼突与第 2 颈椎横突之间的椎动脉，长约 3 mm，直视下用微型双极电凝器电灼，闭塞双侧椎动脉，缝合伤口，置笼喂养。24 h 后同法麻醉，于头皮下插入针状电极，动态监测脑电变化。仰卧位固定，颈前正中线切一长约 3 cm 切口，暴露双侧 CCA，游离后用微型动脉夹夹闭，以出现静息脑电波为判定猫全脑缺血的标准。15 min 后放开动脉夹，恢复血液供应，进行缺血再灌注损伤，缝合伤口，置笼喂养 1 周。假手术组猫仅解剖暴露血管后，不进行电凝或夹闭即缝合切口。

【观察指标】

参见本章第一节“大鼠四动脉阻断法全脑缺血模型”。

【模型特点】

（1）模型成功率 83%。

（2）模型动物术后均出现不同程度的肢体瘫痪及平衡失调表现，1 周后肢体瘫痪及平衡失调表现逐渐有所改善。

（3）脑组织 HE 染色显示，模型动物脑皮质及海马区神经细胞数量明显减少，残存的神经细胞呈缺血性改变，为瘦长形，核固缩深染，核仁消失，细胞质深嗜伊红，或核消失，仅见细胞轮廓，即典型的迟发性神经元坏死。

【注意事项】

参见本章第一节“大鼠四动脉阻断法全脑缺血模型”。

【模型评价】

参见本章第一节“大鼠四动脉阻断法全脑缺血模型”及本节“猫局灶性脑缺血模型”。

【参考文献】

[1]PULSINELI W A,BRIELEY J B. A new model of bilateral hemispheric ischemia in the unanesthetized rat[J]. Stroke,1979,10(3):267-272.

[2]林绿标,林旭妍,许益民,等. 应用改良四动脉结扎法制作猫全脑缺血再灌注损伤模型[J]. 中国组织工程研究,2012,16(32):6169-6172.

[3]漆松涛,朱诚,刘泉开. 猫全脑缺血的病理生理变化及可逆时限的研究[J]. 江西医学院学报,1990,30(4):4-8.

[4]林绿标,章翔,林旭妍,等. 小鼠胚胎神经干细胞在猫全脑缺血再灌注损伤模型中的存活、迁移及分化[J]. 中华神经外科疾病研究杂志,2007,6(3):207-209.

第二章 脑出血模型

第一节　脑内注入胶原酶诱导法脑出血模型

一、大鼠脑内注入胶原酶诱导法脑出血模型

【基本原理】

血管壁主要由不同类型的蛋白聚糖、Ⅰ型和Ⅲ型胶原构成,此外还含有少量的Ⅳ型、Ⅴ型和Ⅵ型胶原以及一定量的弹性蛋白、纤维连接蛋白和层粘连蛋白。胶原酶是一种金属蛋白酶(matrix metalloproteinase,MMP),主要分布于脑血管周围,存在于巨噬细胞和单核细胞内,病理情况下从细胞中释放并被激活。采用脑立体定位技术,通过人工脑内定向注射胶原酶,降解血管壁胶原蛋白,破坏脑内血管结构,建立大鼠脑出血(intracerebral hemorrhage,ICH)模型。

【实验材料】

1. 药品试剂　①胶原酶:Ⅶ型胶原酶或Ⅰ型胶原酶。②麻醉药物:盐酸氯胺酮注射液、水合氯醛或戊巴比妥钠等。③10% 甲醛溶液或 4% 多聚甲醛溶液。④其他:碘伏、过氧化氢、青霉素等。

2. 仪器设备　脑立体定位仪,微量进样器,牙科钻,显微镜,病理图像分析系统,常规手术器械等。

3. 实验动物　成年 SD 大鼠,雌雄兼用,体重 250 ~ 350 g。

【方法步骤】[1-7]

1. 麻醉固定　将大鼠用 10% 水合氯醛腹腔注射(350 mg/kg),俯卧位固定于脑立体定位仪上,根据大鼠立体定位图谱,调整定位仪使门齿沟平面比耳间线平面低 2.4 mm,此时前囟和后囟基本上在同一平面上。

2. 定位钻孔　头部背侧皮肤碘伏消毒,正中矢状切口(长约 15 mm),用 30% 过氧化氢溶液剥蚀骨膜,充分暴露颅骨。以前囟为原点,向其右方 3 mm 处用牙科钻钻一直径约 1 mm 的圆孔。

3. 颅内注射胶原酶　用微量注射器抽取含 1 μL 胶原酶溶液(含Ⅶ型胶原酶 0.5 U),并将其固定在立体定位仪上。将微量注射器沿钻孔方向垂直进针,深约 6 mm(为尾状核位置),进针后缓慢而又匀速地推动针柄,直至将注射器内的胶原酶完全注入脑内,整个推注过程约 5 min,注射完毕后留针 8 min 后缓慢退针,骨蜡封闭颅骨钻孔,缝合皮肤。

4. 术后处理　伤口局部碘伏消毒,术后肌内注射青霉素 80 万 U 预防感染。

【观察指标】

1. 神经行为学评分

(1)Zea longa 评分法[8]:0 分,无神经损伤症状;1 分,不能完全伸展对侧前爪或后爪;

2 分,向手术对侧转圈;3 分,向手术对侧倾倒;4 分,不能自发行走,意识丧失。

(2)Rosenberg 偏瘫分级法[1]:Ⅰ级,正常,无偏瘫;Ⅱ级,行动迟缓;Ⅲ级,行走时出现追尾;Ⅳ级,追尾,且偏瘫侧(左侧)后肢长拖地;Ⅴ级,站立不稳,倒向健侧(右侧),不能自起。

2. 血肿体积测量　大鼠达到规定的观察时限点后,腹腔过量注射麻醉,固定、开胸,首先夹闭腹主动脉,经左心室插管至升主动脉,快速灌注 4 ℃生理盐水 100 ~ 150 mL 至流出清亮液体,继之以 4% 中性多聚甲醛 150 mL 灌注固定,先快后慢,共持续 20 min 左右,快速断头取脑,置入 4% 多聚甲醛液后固定 24 h,取其前脑,以针道为中心从额极到枕极切成 5 个等厚(片厚 2.5 mm)冠状脑片,可见血肿为暗红色,与周围脑组织界限明显,数码摄像后导入病理图像分析系统,按比例测算出血肿最大层面最长互为垂直的横径与纵径,根据多田公式计算血肿体积和水肿带体积。

$$血肿体积=\pi/6\times 血肿最大层面最长横径\times 纵径\times 血肿层数\times 层厚$$

$$水肿带体积=\pi/6\times 水肿带最大层面最长横径\times 纵径\times 水肿层数\times 层厚-血肿体积$$

3. 脑组织病理学检查　取针道周围脑片,10% 甲醛或 4% 多聚甲醛固定,梯度乙醇脱水、二甲苯透明,常规石蜡包埋、切片,HE 染色,光镜下观察脑血肿及周围脑组织形态学变化。

【模型特点】

(1)脑内注入胶原酶后 20 min 即可损伤脑血管基底膜上的胶原蛋白,破坏血脑屏障。血管壁受损后引起渗血,血液逐渐积聚,约 4 h 时出血区融合成片状出血。出血区的大小由胶原酶注入量的多少决定[1]。

(2)注射胶原酶 4 h 后,血肿周围可见粒细胞浸润,第 3 天粒细胞水平达到峰值[9],1 ~ 3 d 血肿边缘的神经缺失并伴有小胶质细胞和巨噬细胞的积聚和激活[10],提示粒细胞的浸润、小胶质细胞和巨噬细胞的积聚和激活均可能引起或加重脑出血后继发的脑损害。

(3)术后 24 h 大鼠即有明显行为学改变,3 d 可以形成直径 3 mm 左右的血肿,至 7 d 血肿区神经细胞大量坏死[2,11]。

【注意事项】[3]

1. 麻醉　采用新鲜配制的麻醉药(水合氯醛或戊巴比妥钠)及合适的麻醉剂量,避免大鼠因麻醉过深死亡,或麻醉过浅影响颅骨钻孔及微量注射器进针的准确性。

2. 固定　定位过程中,大鼠头部应固定牢固,防止手术过程中因挣扎而影响定位精准度和血肿部位,但同时应避免因固定过紧影响呼吸,造成缺氧死亡。

3. 标记　进针点位置定位准确后,钻孔前用黑色笔在进针点处标记“+”字符号。

4. 钻孔　颅骨钻孔时应力度适当,至硬脑膜为止,避免穿透硬脑膜损伤脑组织。

5. 注射　微量注射器推注过程应缓慢、匀速。

【模型评价】

1. 优点　胶原酶诱导的脑出血模型制作方法简单、快捷、重复性好,可以通过胶原酶的注入量控制出血区面积的大小，与人脑出血的病理、生化及病理生理有许多相似之处[12-13]。该模型较适用于研究血肿及脑水肿在脑出血中的作用机制及评价脑出血后神经功能的恢复状况和药物的治疗效果。

2. 缺点　①胶原酶诱导的出血主要以弥漫性出血为主，出血过程缓慢，注射数小时后才会出现血肿，不能形成真正意义上的急性血肿，且出血灶中常混有正常脑组织，与临床自发性脑出血的发病不同。②胶原酶本身可以引起局部的炎症反应，对于研究脑出血后的炎症反应机制有一定影响。③胶原酶对血管的破坏作用，使得该模型血肿周围的血液循环情况与临床脑出血有较大差别，不适合用来进行血肿周围组织血液循环障碍的研究[14-16]。

【参考文献】

[1] ROSENBERG G A, MUN-BRYCE S, WESLEY M, et al. Collagenase-induced intracerebral hemorrhage in rats[J]. Stroke, 1990, 21(5): 801-807.

[2] 张磊，沈延春，李艳. 采用Ⅶ型胶原酶构建大鼠脑出血模型 [J]. 江汉大学学报，2009，37(2)：83-85.

[3] 李东方，赵海滨，姜天元，等. 采用Ⅶ型胶原酶制作大鼠脑出血模型的技巧[J]. 神经药理学报，2015，5(4)：22-25.

[4] 杨洁，倪厚杰，唐洲平. Ⅶ型胶原酶构建大鼠脑出血模型的组织病理学研究[J]. 神经损伤与功能重建，2012，7(4)：235-237.

[5] 曹勇军，陈孝东，王引明，等. Ⅰ型胶原酶-肝素诱导的大鼠脑出血模型研究[J]. 中风与神经疾病杂志，2006，23(4)：466-468.

[6] 王坤，张少军. Ⅳ型胶原酶尾壳核内注射致中重度脑出血大鼠模型的建立[J]. 蚌埠医学院学报，2011，36(4)：339-341.

[7] 包新民，斯舒云. 大鼠脑立体定位图谱[M]. 北京：人民卫生出版社，1991：26-27.

[8] LONGA E L, WEINSTEIN P R, CARLSON S, et al. Reversible middle cerebral artery occlusion without cranectomy in rat[J]. Stroke, 1989, 20(10): 84-91.

[9] WANG J, TSIRKA S E. Neuroprotection by inhibition of matrix metalloproteinases in a mouse model of intracerebral hemorrhage[J]. Brain, 2005, 128(Pt 7): 1622-1633.

[10] WASSERMAN J K, SCHLICHTER L C. Neuron death and inflammation in a rat model of intracerebral hemorrhage: effects of delayed minocycline treatment[J]. Brain Res, 2007, 1136(1): 208-218.

[11] 倪厚杰，刘娜，陈娟，等. Ⅶ型胶原酶诱导大鼠脑出血模型研究[J]. 神经损伤与功能重建，2012，7(6)：411-412.

[12] MANAENKO A, CHEN H, ZHANG J H, et al. Comparison of different preclinical models of intracerebral hemorrhage[J]. Acta Neurochir Suppl, 2011, 111(4): 9-14.

[13] JAMES M L, WARNER D S, LASKOWITZ D T. Preclinical models of intracerebral hemorrhage: a translational perspective[J]. Neurocrit Care, 2008, 9(1): 139-152.

[14] ANDALUZ N, ZUCCARELLO M, WAGNER K R. Experimental animal models of intracerebral hemorrhage[J]. Neurosurg Clin N Am, 2002, 13(3): 385-393.

[15]BIGIO M R, YAN H J, BUIST R, et al. Experimental intracerebral hemorrhage in rats magnetic resonance imaging and histopathological correlates[J]. Stroke, 1997, 27(12): 2319-2320.
[16]段晓春,王中,陈罡. 脑出血动物模型研究进展[J]. 中华神经创伤外科电子杂志, 2015,1(2):36-39.

二、小鼠脑内注入胶原酶诱导法脑出血模型

【基本原理】

采用脑立体定位技术,通过人工脑内定向注射胶原酶,降解血管壁胶原蛋白,破坏脑内血管结构,建立小鼠脑出血(ICH)模型。

【实验材料】

1. 药品试剂　①胶原酶:Ⅶ型胶原酶或Ⅳ型胶原酶。②麻醉药物:盐酸氯胺酮注射液、水合氯醛或戊巴比妥钠等。③10% 甲醛溶液或 4% 多聚甲醛溶液。④其他:碘伏、肝素钠、青霉素等。

2. 仪器设备　脑立体定位仪,微量注射器,牙科钻,倒置显微镜,低温恒冷冰冻切片机,常规手术器械等。

3. 实验动物　KM 或 ICR 小鼠,雌雄兼用,体重 25 ~ 30 g。

【方法步骤】

1. 肝素化Ⅶ型胶原酶注射法[1-2]

(1)麻醉固定:将小鼠用 10% 水合氯醛腹腔注射麻醉(400 mg/kg),俯卧位固定在立体定向仪上,调整立体定向仪使门齿钩平面比耳间线平面低 1.0 mm,此时前囟和后囟基本上在同一平面上。

(2)定位钻孔:将头部背侧的鼠毛剪去,皮肤消毒后做一长度为 0.5 cm 左右的纵行切口,暴露颅骨和前囟;于前囟前 1.0 mm,中线右旁 2.0 mm,用牙科钻钻一直径约 1.0 mm的圆孔,不损伤硬脑膜。

(3)胶原酶注射:用微量注射器沿钻孔方向垂直进针,深 4.0 mm,缓慢均速推注肝素化Ⅶ胶原酶 0.15 μL(0.5 U/μL),整个注射过程控制在 5 min 内完成,注射后留针 10 min,缓慢退出微量注射器,缝合皮肤切口。

2. Ⅳ型胶原酶注射法[3-5]

(1)麻醉固定:将小鼠用 10% 水合氯醛腹腔注射麻醉(100 mg/kg),俯卧位固定在立体定向仪上,将头部背侧鼠毛剪去,皮肤消毒,以 0.25% 布比卡因皮下浸润麻醉后,做一长度 0.5 ~0.8 的纵行切口,暴露颅骨、前囟及后囟,调整立体定位仪,使前囟后囟位于同一水平面上;判定方法,前后移动注射器,测量针尖距小鼠前囟、后囟垂直距离,距离一致则表明小鼠前囟、后囟位于同一水平面上。若前囟显露不清晰,则以棉签轻轻分离皮下组织的同时轻轻按压可使前囟显露清晰,可以苏木素标记。

(2)定位钻孔:于前囟前 0.5 cm,中线旁左 2.5 cm,用牙科钻钻一直径约 1.0 mm 的圆孔,不损伤硬脑膜。

(3)胶原酶注射:用微量注射器沿钻孔方向垂直进针,以颅骨表面为零点,进针深度4.0 mm,留针5 min后,缓慢均匀推注药液入脑,注射过程要均匀缓慢,整个过程控制在5 min 完成;注射后留针10 min,以防药液反流,缓慢退出注射器,红霉素软膏封闭颅骨钻孔,缝合皮肤切口。

【观察指标】

1. 行为学评价　根据实验需要,选择以下方法进行模型小鼠神经运动功能评估。

(1)Longa's 评分[6]:①无神经损伤症状,0分;②提尾时病灶对侧前肢不能完全伸直,1分;③行走向对侧旋转,2分;④爬行时身体向对侧倾倒,3分;⑤不能自己行走或意识丧失,4分。

(2)改良加西亚评分(modified Garcia score,mGS)[7]:通过对小鼠自主运动、四肢活动、前肢力量、攀爬能力及对外界刺激的反应进行评估,总分18分,分值越低,神经功能缺失越严重。见表2-1。

表2-1　改良加西亚评分(mGS)

测试	分值			
	0	1	2	3
自发性活动(笼内5 min)	无运动	极少运动	移动,但接近笼壁少于3面	移动,接近笼壁至少3面
四肢自发运动	无运动	四肢轻微运动	四肢缓慢运动	四肢运动同SAH前
前肢的运动(拉尾时前肢伸展)	前肢无伸展	轻微前肢伸展	有限前肢伸展,小于SAH前	前肢伸展同SAH前
钢丝笼攀爬		不能攀爬	攀爬较弱	正常攀爬
触摸躯干两侧反应		无反应	反应较弱	正常反应
触须反应		无反应	反应较弱	正常反应

(3)改良神经损伤严重程度评分(modified neurological severity score,mNSS)[8]

1)运动实验(6分):提尾实验3分;前肢屈曲1分;后肢屈曲1分;30 s内头部偏离垂直轴>10° 1分。

2)行走实验(3分):正常行走0分;不能直线行走1分;向轻瘫侧转圈2分;向瘫痪侧倾倒3分。

3)感觉实验(2分):放置实验(视觉和触觉测试)1分;本体感觉实验(深感觉,向桌子边缘压鼠爪刺激肢体肌肉)1分。

4)平衡木实验(6分):平衡姿势0分;紧抓平衡木一侧1分;紧抱平衡木,一肢体从平衡木垂落2分;紧抱平衡木,二肢体从平衡木垂落,或在平衡木上旋转(>60 s)3分;试图在平衡木上平衡但跌落(>40 s)4分;试图在平衡木上平衡但跌落(>20 s)5分;跌落,未尝试在平衡木上平衡(<20 s)6分。

5)反射丧失和不正常运动(4分):耳郭反射(接触外耳道时摇头)1分;角膜反射(用棉丝轻触角膜时眨眼)1分;惊恐反射(对快弹硬纸板的噪声有运动反应或尖叫)1分;癫痫、肌阵挛、肌张力障碍1分。

(4)NES 15分评估(15-point neurological evaluation scale,NES)[9]

1)尾巴:无症状0分;尾巴张力减低或尾巴远端瘫痪1分;尾巴全瘫2分。

2)四肢:无症状0分;步态不稳1分;肢体轻瘫,行走时肢体拖曳2分;肢体全瘫,行走时肢体外翻3分。

(5)Bederson评分[10]:0分,无神经功能缺损;1分,脑部病变对侧腕关节、屈曲、肘关节屈曲、肩内收屈曲;2分,上述体征+向麻痹侧推阻力下降;3分,活动时向麻痹侧打圈(呈追尾状)。

2. 血肿直径测量　最后一次评分,小鼠用10%水合氯醛过量麻醉,经心腔先用0.9%的生理盐水20 mL快速灌注,再用4%多聚甲醛磷酸盐缓冲液灌注固定。开颅取脑,置于4%多聚甲醛的磷酸盐缓冲液中密闭固定过夜,再置于20%蔗糖溶液中,待标本下沉后取出进行冰冻切片,从后至前以1.0 mm为一间隔做冠状等距切片,片厚20 μm,选用经注射点的切片测量血肿直径。

3. 脑组织病理学检查　取针道周围脑片,10%甲醛或4%多聚甲醛固定,梯度乙醇脱水,二甲苯透明,常规石蜡包埋、切片,HE染色,光镜下观察脑血肿及周围脑组织形态学变化。

【模型特点】

(1)模型小鼠术后即表现脑内血肿对侧上、下肢瘫痪,不能支撑体重,行走呈“划圈样”,向血肿同侧转圈,神经功能缺失症状在8~12 h最为明显。

(2)脑组织大体观察可见手术侧冠状切面上尾状核区有一明显的出血区,呈圆形、椭圆形或不规则形,大小约为一侧面积的1/2,出血区周围有较小范围的浅淡模糊区。

(3)光镜下可见手术侧尾状核明显的出血区,周边有一狭窄而欠规则的水肿带;出血区为弥漫性出血,出血区细胞几乎全部坏死,呈均质状,偶可见散在活的神经细胞,出血区周围神经元数目明显减少,排列紊乱,基质水肿,有较多的小胶质细胞及中性粒细胞浸润,血管周围有明显出血。

(4)不同时间点(8、12、24、72 h)平均血肿直径分别为(1.2±0.1)、(1.5±0.1)、(1.8±0.2)、(1.7±0.1) mm,与神经功能缺失症状的变化情况基本相一致。

【注意事项】

(1)小鼠颅骨相对脆弱,立体定位上耳棒时避免过度用力而造成颅骨骨折、颅脑损伤或出血导致手术失败。

(2)小鼠颅骨相对较小,定位时需仔细辨认前后囟及矢状缝。

(3)小鼠的血容量相对较小,术中应尽量减少出血,避免失血性休克而导致动物死亡。

【模型评价】

1. 优点　①胶原酶诱导的脑出血模型制作方法简单、快捷、重复性好,可通过胶原酶的注入量控制出血区面积的大小,与人脑出血的病理、生化及病理生理有许多相似之处。

②小鼠价格相对低廉，适合进行药物活性的筛选研究。③出血高峰为 12～24 h，较其他方法提前，更接近临床脑出血的病理过程[2]。

2. 缺点　小鼠颅脑体积相对较小，颅骨脆弱，前后囟及矢状缝较细不易辨认，从而增加立体定位的难度，易造成颅骨骨折、颅脑损伤或出血导致模型失败。

【参考文献】

[1] CLARK W, GUNION-RINKER L, LESSOV N, et al. Citicoline treatment for experimental intracerebral hemorrhage inmice[J]. Stroke, 1998, 29(10): 2136-2140.

[2] 许东，文玉军，张莲香，等. 胶原酶注入小鼠尾状核建立脑出血模型[J]. 中国实验动物学报，2006，14(1)：36-40.

[3] 谭敬，肖新莉，陈新林，等. 采用Ⅳ 型胶原酶建立小鼠脑出血模型[J]. 陕西医学杂志，2014，43(5)：522-525.

[4] 武翠梅，王改青，要振佳. 小鼠脑出血后不同时间点小胶质细胞极化状态的实验研究[J]. 中国卒中杂志，2020，15(10)：1094-1100.

[5] 常盼，张晓萌，张明阳，等. 血管钠肽对小鼠脑出血后脑水肿的影响[J]. 陕西医学杂志，2018，47(1)：8-10.

[6] LONGA Z E, WEISTEIN P R. Reversible middle cerebral artery occlusion without craniectomy in rats [J]. Stroke, 1989, 20(1): 84-89.

[7] SUGAWARA T, AYER R, JADHAV V, et al. A new grading system evaluating bleeding scale in filament perforation subarachnoid hemorrhage rat model[J]. Journal of Neuroscience Methods, 2008, 167(2): 327-334.

[8] GARCíA-YéBENES I, SOBRADO M, ZARRUK J G, et al. A mouse model of hemorrhagic transformation by delayed tissue plasminogen activator administration after in situ thromboembolic stroke[J]. Stroke, 2011, 42(1): 196-203.

[9] CHEN Q F, LLU Y Y, PAN C S, et al. Angioedema and hemorrhage after 4.5-hour tPA (tissue-type plasminogen activator) thrombolysis ameliorated by T541 via restoring brain microvascular integrity[J]. Stroke, 2018, 49(9): 2211-2219.

[10] BEDERSON J B, PITTS L H, TSUJ M, et al. Rat middle cerebral artery occlusion: evaluation of the model and development of a neurologic examination[J]. Stroke, 1986, 17(3): 472-476.

第二节　自体血脑内注射法脑出血模型

一、大鼠自体血脑内注射法脑出血模型

【基本原理】

采用脑立体定位技术，通过向脑内特定部位直接注入自体动脉血，模拟人类脑出血

与脑水肿的发生、发展、组织病理形态学及行为功能学等变化，建立大鼠自体血脑内注射法脑出血（ICH）模型。

【实验材料】

1. 药品试剂　①麻醉药物：盐酸氯胺酮注射液、水合氯醛或戊巴比妥钠等。②10%甲醛溶液或4%多聚甲醛溶液。③其他：乙醇、碘伏、过氧化氢（H_2O_2）、青霉素、瞬间黏合剂等。

2. 仪器设备　脑立体定位仪，牙科钻，病理图像分析系统，50 μL 微量注射器，微量进样器，24 G 静脉留置针，常规手术器械。

3. 实验动物　SD 大鼠，雌雄兼用，体重 250～350 g。

【方法步骤】

1. 立体定向定位[1-11]　大鼠术前 8 h 禁食不禁水。称重后以 10% 水合氯醛 400 mg/kg 腹腔麻醉，俯卧位，备皮后固定大鼠于立体定向仪上，使门齿沟平面比耳间线平面低 2.4 mm。局部皮肤消毒、铺洞巾，从头部正中皮肤切开约 2 cm 的纵行切口，30% H_2O_2腐蚀以暴露前囟及冠状缝，靶点定位于前囟前 0.21 mm，右侧中线旁开 3 mm，颅骨外表面下 6 mm。进针点用牙科钻钻孔，穿透颅骨至硬脑膜但不伤及脑组织，直径约 1 mm。将静脉留置针沿钻孔方向垂直进针 6 mm 至靶点，用瞬间黏合剂将留置针固定于颅骨，拔除针芯，切除套管针接头。

2. 取血

（1）断尾取血法：距离大鼠尾巴末端约 5 mm 处剪断鼠尾，用微量注射仪吸取新鲜血液约 50 μL。

（2）尾动脉穿刺取血法：将大鼠双下肢翻转朝上，暴露尾部腹侧，取尾部上 1/3 段消毒，沿腹侧正中切开皮肤 1.5 cm，游离尾动脉约 0.5 cm，下衬一手术刀柄或用小镊子绷紧尾动脉，用微量注射器穿刺尾动脉，抽取尾动脉血。

（3）尾动脉置管取血法：将鼠尾在温水中浸泡 10 min 后，取尾部上 1/3 段，刮除角质鳞片后消毒铺巾。沿腹侧正中纵行切开皮肤 2 cm，在手术显微镜下剥离出鼠尾动脉，游离尾动脉约 1 cm，动脉夹夹闭远端，下垫一手术刀柄，待充血后夹闭近端，在管壁上做一切口，手术显微镜下将 24G 静脉留置针置于尾动脉中约 2 cm，近端断开动脉夹并结扎固定。

其他大鼠取血方法有内眦取血、股动脉穿刺抽取、心脏穿刺等，可根据具体实验进行选择。

3. 自体血注入

（1）一次注入法[4-5]：用微量注射器吸取新鲜血液约 50 μL，通过立体定位仪迅速插入已钻好的孔内，向内进针 6 mm，将血液快速注入尾状核内（注射速度 7～10 μL/min）。

（2）二次注入法[6-8]：用微量进样器经留置针尾部抽取 15 μL 动脉血，迅速连接颅部套管针以 10 μL/min 的速度注入尾状核内，5 min 后以同样方法取血 35 μL 并注入靶点，2 min内注完。留针约 5 min，先缓慢退针 2 mm，停针约 3 min 后缓慢退出套管针。取血完成后用乙醇棉球消毒，用纱布包扎鼠尾部伤口，术后用骨蜡封闭颅骨创口，缝合头皮，局部皮肤用碘酚消毒。

(3)二次注入法[9-11]:抽取尾动脉血 20 μL,迅速将血液通过颅骨钻孔垂直缓慢注入脑尾状核内,深约 6 mm,留针 10 min 以封闭针道。第 2 次抽取尾动脉血 40 μL,同样方法注入脑内(2 min 左右),之后再次抽取 40 μL 尾动脉血注入脑内,第 2、3 次注血间隔时间为抽血所需时间,数分钟不等。注射完毕后,针留置 10 min,以防血液溢出,然后将微量注射器缓慢退出,用医用石蜡封闭骨孔,观察无出血后缝合头部皮肤,加压包扎尾部切口。对照组操作方法同上,只是将微量注射器缓慢插入脑内,不注射尾动脉血,留针 10 min。

(4)凝固血注入法[12]:用立体定向仪将 24G 静脉留置针进针至尾状核中心并固定在颅骨上,股动脉抽血后立即注入更换了针头的 50 μL 微量注射器内,静置 5 min 使之充分凝固,将凝固血快速注入尾状核内(注射速度 20 μL/min)。

(5)顶部入路预置管二次注射法:大鼠在立体定向仪辅助下经顶部入路穿刺尾状核中心并置管,24 h 后取股动脉血 50 μL,分 2 次缓慢注入尾状核(10 μL/min)。

【观察指标】

1.行为学评价　术前及术后不同时相点按下列方法进行行为学测评。

(1)Zea Long 评分[13]:进行神经功能缺损评分(0 ~4)如下。0 分,无神经功能缺损症状;1 分,对侧前爪不能伸直;2 分,行走时向患侧偏转;3 分,向患侧倾倒;4 分,不能行走,意识障碍。

(2)Bederson 评分[14]:轻抓大鼠尾巴,提起高于桌面 10 cm,正常大鼠两个前爪伸向桌面;脑损伤大鼠对侧前肢屈曲,姿势变化从轻度屈腕、伸肘、肩外展,到严重的腕肘屈曲、肩内旋外展。将大鼠放在一张大、软、有弹性、光滑的记录纸上(利于爪子抓牢),然后提起尾部,用手轻推大鼠肩部,直到前肢滑动几厘米。此动作在不同方向重复数次。正常或轻度功能障碍的大鼠会在不同方向以同样的力抵抗推力。①0 分:无神经功能缺损。②1 分:前肢出现任何屈曲成分(即提尾悬空实验阳性),不伴其他不正常。③2 分:侧推抵抗力下降(即侧向推力实验阳性),伴前肢屈曲,无转圈行为。④3 分:同 2 级行为,伴自发性旋转(自由活动时向瘫痪侧划圈)。

(3)平衡木行走试验(beam-walking test)[15]:测定运动整合及协调能力,平衡木长 80 cm,宽 2.5 cm,平放在距离地面 10 cm 高处,按 Feeney 标准记分。①0 分:穿过平衡木,不会跌倒。②1 分:穿过平衡木,跌倒机会<50%。③2 分:穿过平衡木,跌倒机会>50%。④3 分:能穿过平衡木,但受累的瘫痪侧后肢不能帮助向前移动。⑤4 分:不能穿过平衡木,但可坐在上面。⑥5 分:将大鼠放在平衡木上会掉下来。

(4)肌力测验或双侧前爪抓握测验(bilateral forepawsgrasp)[16]:将直径 0.15 mm、长 46 cm 铁丝绳置于距地面 70 cm 高度上,其下放高 3.5 cm 泡沫箱。将大鼠两个前爪放在绳上,放开,记录大鼠在绳上的时间。①0 分:挂在绳上 0 ~2 s。②1 分:挂在绳上 3 ~4 s。③2 分:挂在绳上 5 s。④3 分:挂在绳上 5 s,将后腿放在绳上。

(5)前肢放置检测(measurement of forelimb placing)[17]:检查者抓住大鼠背部皮肤使其四肢悬空,将胡须刷触桌面角边缘,测试同侧前肢的活动情况,未受损者可将前肢迅速放到桌面,脑损伤时此动作有不同程度的障碍。大鼠每侧受测 10 次,前肢触及桌面角边缘次数的百分率即为该侧得分。注意:抓握大鼠要轻柔,前肢自由悬垂,实验前轻轻上下活动大鼠,尽量让其放松,如大鼠挣扎、肌肉紧张或肢体放在实验者手上不记在内。

2. 血肿形态学观察及血肿体积测定　大鼠术后 24 h 再次经腹腔麻醉后开胸,经左心室插管至升主动脉,生理盐水 250 mL 灌注后,4% 多聚甲醛快速推注,迅速断头取脑,以注入点为中心前后各 6 mm 处冠状切除鼠脑额端及枕端,中间部分继续于 10% 甲醛溶液中固定 24 h 恒温冰冻切片机连续切片,片厚 2 mm,观察血肿形态学特征。采用图像分析仪测定血肿最长直径及每张切片血肿的面积,乘以片厚 2 mm,各切片累加计算血肿体积。

3. 脑组织病理学检查　取针道周围脑片,10% 甲醛或 4% 多聚甲醛固定,梯度乙醇脱水、二甲苯透明,常规石蜡包埋、切片,HE 染色,光镜下观察脑血肿及周围脑组织形态学变化。

4. 脑组织含水量测定　剩余脑组织称湿重后置于 100 ℃烘箱,24 h 后称干重,干湿重法计算脑组织含水量。

$$脑组织含水量 = (湿重 - 干重)/湿重 \times 100\%$$

【模型特点】

1. 一次注入法[4-5]　脑出血后神经功能评分明显降低,出现严重的神经功能损伤;血肿形态多为圆形或椭圆形,大小相近;脑组织含水量出血后 12 h 升高,72 h 达高峰,2 周时降至正常;HE 染色显示脑出血后脑组织神经细胞胞体收缩,细胞间隙增大,血肿周围组织严重水肿。

2. 二次注入法[6-8]　血肿形成率高,成功率 75%,形态规则,占位效应明显,血肿最大直径(4.4±0.9)mm,平均血肿容量(43.6±6.7)mL。

3. 三次注入法[9-11]　脑出血模型成功率 75%,出血后 6 h 出现行为学改变,持续 4~5 d,7 d 时基本恢复正常;脑组织含水量于出血后 6 h 增加,48~72 h 达高峰,7 d 时基本恢复正常。脑组织于出血早期表现为神经细胞水肿,后期表现为胶质细胞增生。

4. 凝固血注入法[12]　脑出血模型成功率 75%,所有大鼠尾状核内均可见血肿形成。血肿局限在尾状核内,形态规则,呈椭圆形,占位效应明显,血肿平均容量(18.02±5.48) μL。

【注意事项】[6]

(1)目前的取血方式包括内眦取血、断尾取血、尾动脉穿刺取血、股动脉穿刺取血、心脏穿刺取血等,各有优缺点。由于尾动脉穿刺取血为相对纯净的动脉血,不影响大鼠肢体功能,操作相对简单,是目前推荐且最为常用的取血方式。

(2)使用立体定位仪,务必校准调零;定位过程中,大鼠头部应固定牢固,防止手术过程中因挣扎而影响定位精准度和血肿部位,但同时应避免因固定过紧影响呼吸,造成缺氧死亡。

(3)在定位完成后钻孔之前,用黑色记号笔在进针点标记“十”字符号。

(4)颅骨钻孔时应力度适当,至硬脑膜为止,避免穿透硬脑膜损伤脑组织。

(5)取血操作应熟练迅速,以免血液凝固,难于注入;注入血液时速度应缓慢、均匀,速度过快易引起脑内压力迅速增高,血肿冲破脑室,严重者可直接致死;注入血液后静止10 min,待血肿形成后缓慢推针,尽量避免血液沿针道反流或流入蛛网膜下腔。

【模型评价】

(1)脑内直接注入自体血是最经典的脑出血模型。自20世纪60年代开始,人们采用向脑内特定区域注入自体血的方法制作了狗、猴、兔和猫等大型动物的脑缺血模型。立体定向技术问世以后,人们开始利用立体定向仪将自体血准确注入大鼠尾状核进行系列研究[18]。出血量的多少应根据动物脑体积的大小而定,Nath等[19]采用的鼠脑注血量分别为25、50和100 μL,分别相当于人脑20、40和80 mL临床上不同程度脑出血的出血量。由于自体血注入的造模方法操作简单,特别是应用立体定向仪后,动物的死亡率明显降低,且血肿位置更加精确,除有不可避免的穿刺针道损伤外无其他异体物质和杂质。自体血尾状核注射脑出血的病理过程更接近人的自发性脑出血,是目前较为理想的脑出血模型。

(2)自体血注入法存在注血过程中血液反流现象,影响了血肿大小形成的稳定性,该模型制作的关键在于控制血液沿针道反流,否则靶点处难以形成足够容量及压力的血肿,无法形成足够的占位效应。由于血液离体后很快在1～2 min内凝固,要延长注射时间只能采用抗凝血,但抗凝血内凝血酶受到抑制,引起的水肿较轻,不适合用来进行脑水肿的研究。要在血液凝固前完成注射必须采用快速注血法,快速注血时造成的严重血液反流使血肿很不规则,靶点处的原发血肿很小,大部分血液沿针道反流至胼胝体、脑室及蛛网膜下腔内。2003年Belayev等[20]通过二次注血法及其后李红玲等[9]设计的三次注血法,即在大量注血之前,首先注射少量血液,凝固后将针道堵塞,大大降低了血液反流的现象,提高了成功率。由于尾状核较为致密,注血时局部压力较高,而新鲜凝固的血块强度很低,很难抵抗血肿膨胀的压力,无法从根本上解决血液反流的难题。在制作自体血脑出血模型的过程中,血肿大小和稳定性与注血量和针道反流量密切相关。在注血量相同的情况下,血肿大小和稳定性主要取决于针道反流量。针道反流量与血肿内压力以及针道阻力有关,针道周围阻力越大则反流量越少。

(3)通过预置管24 h后二次注血制作自体血脑出血动物模型,其血肿体积和稳定性均明显优于传统的二次注血法[21]。在置管一定时间后,针道周围脑组织通过纤维蛋白渗出充填和细胞增生等创伤修复机制实现了初步修复,使针道缩小甚至闭合,可有效减轻甚至避免血肿内血液沿针道反流。理想的脑出血模型应尽可能接近临床脑出血的病理生理学变化,形成的血肿应具有良好的稳定性、可重复性和可行性。

(4)近年来,人工手动注血逐渐被微泵控制注射的方法所取代[10],有效解决了注血过程中速度不稳定对脑组织的冲击伤和血肿大小不稳定的弊端。

(5)自体血注入法不仅可以通过控制注血量进行不同程度脑出血的实验性研究,而且由于是非肝素化自体血,不仅能模拟血肿占位数效应,同时可观察凝血过程中释放的血管活性物质及其他因子对脑循环及脑组织的影响,探索脑出血继发脑损害与脑水肿形成机制、损伤脑组织局部炎症反应及出血后细胞凋亡等机制,与临床脑出血的过程较接近，适合于脑实质出血的自然过程、病理形态学特点的研究，是目前应用较为广泛的一种脑出血模型[22]。

【参考文献】

[1]ROPPER A H,ZERVAS N T. Cerebral blood flow after experimental basal ganglia hemorrhage[J]. Ann Neuro,1982,11(3):266-271.

[2]YANG G Y,BELZ A L,CHENERERT,T L,et al. Experimental intracerebral hemorrhage:relationship between brain edema,blood flow,and blood-brain barrier permeability in rats[J]. J Neurosurg,1994,81(1):93-102.

[3]XUE M,BIGIO M R. Intracerebral injection of autologous whole blood in rats:time course of inflammation and cell death[J]. Neurosci Lett,2000,283(3):230-232.

[4]刘胜达,周志明,吴家幂. 立体定向技术制作大鼠脑出血模型评价[J]. 中国航天医药杂志,2003,5(1):31-32.

[5]孟令丽,李楠,刘曼,等. 大鼠脑出血模型的建立及评价[J]. 华北理工大学学报(医学版),2016,18(5):346-348.

[6]韩佳炜,王淑华,李桂平,等. 大鼠脑出血动物模型的制作技巧[J]. 中国实用神经疾病杂志,2018,21(7):707-711.

[7]韩伟一,陈涛利,陶英群. 大鼠自体动脉血脑出血模型的改良[J]. 中国老年学杂志,2015,35(19):5404-5405.

[8]周中和,曲方,何祥. 一种改良大鼠自体血脑出血模型:二次注血/退针法[J]. 中国临床神经科学,2004,12(4):406-408.

[9]李红玲,刘瑞春,缎元冲,等. 自体血三次注入法建立脑出血大鼠模型[J]. 中国康复理论与实践,2006,12(8):651-653.

[10]MANAENKO A,CHEN H,ZHANG J H,et al. Comparison of different preclinical models of intracerebral hemorrhage[J]. Acta Neurochir Suppl,2011,111(4):9-14.

[11]张朋奇,朱贤立,赵甲山,等. 一种大鼠脑内出血模型的建立与评价[J]. 中国临床神经外科杂志,2005,10(1):33-35

[12]吕田明,陆兵勋. 大鼠尾状核注射凝固自体动脉血脑出血模型[J]. 中风与神经疾病杂志,2006,23(1):88-91.

[13]LONGA E L,WEINSTEIN P R,CARLSON S,et al. Reversibal middle cerebral artery occlusion without craniectomy in rats[J]. Stroke,1989,20(1):84-91.

[14]BEDERSON J B,PITIS L H,TSUN M,et al. Rat middle cerebral artery occlusion:evaluation of the model and development of a neurologic examination[J]. Stroke,1986,17(3):472-476.

[15]ALTUMBABIC M,PEELING J,BIGIO M R D,et al. Intracerebral hemorrhage in the rat:effects of hematoma aspiration [J]. Stroke,1998,29(9):1917-1922.

[16]DEAN R L,SCOZAFAVA J,GOAS J A,et al. Age related differences in behavior across the life span of the C57BL/6J mouse[J]. Exp Aging Res,1981,7(4):427-451.

[17]HUA Y,SCHALLERT T,KEEP R F,et al. Behavioral tests after intracerebral hemorrhage

in the rat [J]. Stroke,2002,33(10):2478-2484.
[18] BULLOCK R, MENDELOW A D, TEASDALE G M, et al. Intracranial haemorrhage induced at arterial pressure in the rat. Part 1: Description of technique, ICP changes and neuropathological finding[J]. Neurol Res,1984,6(4):184-188.
[19] NATH F P, JENKINS A, MENDELOW A D, et al. Early hemodynamic changes in experimental intracerebral hemorrhage[J]. J Neurosurg,1986,65(5):697-703.
[20] BELAYEV L, SAUL I, CURBELO K, et al. Experimental intracerebral hemorrhage in the mouse: Histological, behavioral, andhemodynamic characterization of a double injection model[J]. Stroke,2003,34(3):2221-2227.
[21] 何国林,陆兵勋,吕田明. 经顶部入路预置管二次注射自体动脉血建立大鼠尾状核脑出血模型的可行性研究[J]. 国际脑血管病杂志,2010,18(3):211-213.
[22] 段晓春,王中,陈罡. 脑出血动物模型研究进展[J]. 中华神经创伤外科电子杂志,2015,1(2):36-39.

二、兔自体血脑内注射法脑出血模型

【基本原理】

采用脑立体定位技术,通过向脑内特定部位直接注入自体动脉血,建立兔自体血脑内注射脑出血(ICH)模型。

【实验材料】

1. 药品试剂 ①麻醉药物:水合氯醛或戊巴比妥钠等。②10% 甲醛溶液或 4% 多聚甲醛溶液。③其他:乙醇、碘伏、青霉素、伊文思蓝(Evans blue,EB)、甲酰胺等。

2. 仪器设备 脑立体定位仪,X 射线计算机断层扫描机,磁共振成像仪,牙科钻,电子天平,病理图像分析系统,微量注射器,静脉留置针,分光光度计,常规手术器械等。

3. 实验动物 SD 大鼠,雌雄兼用,体重 250 ~ 350 g。

【方法步骤】

1. 麻醉和固定 用水合氯醛或戊巴比妥钠耳缘静脉或腹腔注射麻醉,兔头顶及双颧部、去毛,切开双侧颧部皮肤各 1 cm 深达颧骨。水平针固定双颧骨后,头部移至立体定向仪正中,固定兔门齿于门齿钩上。调整立体定向仪,使门齿钩比双颧骨中点低 2.5 cm。根据 Sawyer 图谱[1],此时兔前囟和后囟基本在同一水平面上。

2. 立体定向进针 头皮消毒后正中切开 3 cm,剥离腱膜及颅骨外膜,暴露颅骨。在前囟右前方用颅钻钻一直径 5 mm 的圆孔,深度达硬脑膜表面而不损及脑组织。于前囟向前 2 mm、中线向右旁开 5 mm 处,用尖刀挑开硬脑膜 2 mm,见有清亮的脑脊液流出,取改制的带芯双套管针,垂直于前、后囟平面并固定在立体定向仪上,然后缓慢进针 6 mm,到达基底节外侧区[2]。

3. 动脉取血 根据自体血的来源,一般有耳正中动脉血[3]、股动脉血[2,4]、心室血[5-6]。

4. 两步法注血[2] 拔出固定于立体定向仪上的双套管针芯,立即接上抽好血的导管，以 40 μL/min 速度将全注血量的 1/4 注入脑内，注血完毕即插入内套管针芯。7 min 后内套管推进 2.5 mm（穿过血凝块），再从股动脉取新鲜血 0.3～0.5 mL 用微量泵将剩余 3/4 血液注入（全注血量为 150～500 μL）注血完毕即插入针芯。8 min 后内套管退 2.5 mm，10 min 后连外套管一起退 3 mm，12 min 后拔针，同时拔除股动脉插管，缝合切口。对照组操作过程同上，但不注血，留针观察 40 min 后退针。

【观察指标】

1. 行为学评分　目前尚无针对兔 ICH 的行为学评分，应用较多的为 Purdy 评分法（犬）[7]、Longa 评分法（鼠）[8]。

（1）Purdy 评分：对模型兔的意识、行为、转头、转圈及偏盲 5 个方面进行神经功能缺损评分。总分最低 2 分，表示无神经功能损害；最高 11 分，表示动物意识丧失或死亡。运动功能 1～4 分，意识清醒 1～4 分，转头 0～1 分，转圈 0～1 分，偏盲 0～1 分。

（2）Zea Longa 评分：进行神经功能缺损评分（0～4）如下。0 分，无神经功能缺损症状；1 分，对侧前爪不能伸直；2 分，行走时向患侧偏转；3 分，向患侧倾倒；4 分，不能行走，意识障碍。

2. 影像学检查[3,9-13]　CT、MRI 是兔脑出血模型评价中较为常用的影像学方法，可见到异常出血灶密度影存在，若与进针部位相符，即可证明血肿存在，具有无创、快速、便捷等优点，通过 Tada 公式测量计算血肿体积。

$$\text{血肿体积}(mm^3) = [\pi/6 \times \text{长径}(mm) \times \text{宽经}(mm) \times \text{层厚}(mm) \times \text{层面数}]$$

3. 血脑屏障通透性测定[14-15]　正常情况下，伊文思蓝（EB）与血清白蛋白结合不能通过血脑屏障。当血脑屏障损伤时，EB-白蛋白可由内皮细胞吞饮作用或相邻细胞间从血管内进入脑组织，因此可通过检测脑组织中 EB 含量了解血脑屏障损伤程度。实验动物处死前，耳缘静脉注射 2% 伊文思蓝溶液（2 mL/kg），取部分脑组织称湿重后置于甲酰胺溶液中，60 ℃水浴 24 h，取上清液于分光光度计（λ=632 nm）测定吸光度，根据标准曲线，计算脑组织 EB 量。

4. 脑组织含水量测定[14-15]　取部分脑组织称湿重后置于 100 ℃烘箱，24 h 后称干重，干湿重法计算脑组织含水量。

$$\text{脑组织含水量} = (\text{湿重} - \text{干重}) / \text{湿重} \times 100\%$$

5. 血肿体积测量[2]　取脑置于液氮，再移至-40 ℃低温冰箱 24 h，然后于-15 ℃环境下将含有血肿的脑组织块置于冰冻切片机连续切片，切片厚度 50 μL，每 10 片取 1 片置于扫描仪扫描后计算血肿面积（S），先算出相邻两片之间的体积，继而累加求出整个血肿体积。

$$\text{血肿体积}(\mu L) = (S1 + S2 + \cdots + Sn) \times \text{总扫描片数} \times 0.5/2$$

6. 脑组织病理学检查 取针道周围脑片，10%甲醛溶液或4%多聚甲醛溶液固定，梯度乙醇脱水、二甲苯透明，常规石蜡包埋、切片，HE染色，光镜下观察脑血肿及周围脑组织形态学变化。

【模型特点】

(1)运用双套管、分次注血法，结合微量泵和立体定向术，以不同注血量将新鲜未肝素化自体血注入兔脑基底节外侧区，通过连续冰冻切片计算血肿体积，并观察血肿本身及周围组织形态。结果显示：血肿位于基底外侧区、皮质下组织内侧和内囊前外方，85.29%为单纯局灶性脑内血肿；注血量300 μL和150 μL的脑内血肿模型合格率分别为90%和100%，血肿形状基本一致，大小在一定范围内可通过注血量来调节；脑内血肿主要由血细胞组成，其体积大小因注血量和血肿形成时间的不同而异($P<0.05$)，血肿周围组织在注血后4 h出现水肿表现[2]。

(2)制作兔脑出血模型时常用位置为内囊后肢(P1 mm，R6 mm，H13 mm)[16]或基底节外侧区(A2 mm，R5 mm，H6 mm)[2]等。注血量多为动物脑体积的1%～5%[17]；注射速度不超过40 μL/min[11]；留针时间一般不小于5 min[18-19]。

【注意事项】

(1)注血时的高压血液可能从相对低压的针道周围间隙流出，而退针时的负压抽吸作用更有可能使固化不完全的血液循针道进入蛛网膜下腔而逸失，使血肿体积大小与注血量多少不相关或无血肿形成。因此，血液从针道反流同样是兔自体血脑内注射法脑出血模型稳定、可控的主要影响因素。

(2)其他：参见本节“大鼠自体血脑内注射法脑出血模型”。

【模型评价】

ICH动物模型始建立于20世纪60年代，通过输注自体血建立ICH模型，主要应用于狗、猴子、猫等大型动物。兔ICH模型始于20世纪80年代[20]，与大型动物相比，费用较少，且其高成功率和低长期死亡率可以帮助医疗人员更好地研究脑出血后的长期神经功能和病理生理机制；与大鼠相比，兔基底神经节更发达，兔脑容积明显大于大鼠，便于外科手术和标本采集。因此，兔是较为理想的制作脑出血模型的动物[11]。

【参考文献】

[1]SAWYER C H，EVERETT J W，GREEN J D. The rabbit diencephalon in stereotaxic coordinates[J]. J Comp Neurol，1954，101(3)：801-824.

[2]张亦波，张玉林，陈衔城，等. 稳定、可控的兔脑内血肿模型的建立[J]. 中华实验外科杂志，2001，18(3)：77-79.

[3]张建军，刘铁. 兔脑出血模型的建立及其方法比较[J]. 浙江临床医学，2007，9(6)：727-728.

[4]YU Z，CHEN L F，LI X F，et al. A double-injection model of intracerebral hemorrhage in rabbits[J]. J Clin Neurosci，2009，16(4)：545-548.

[5]LI G，SUN J，MA K，et al. Construction of a cerebral hemorrhage test system operated in real-time [J]. Sci Rep，2017，7：42842.

[6]YANG L, LIU W, CHEN R, et al. In vivo bioimpedance spectroscopy characterization of healthy, hemorrhagic and ischemic rabbit brain within 10 Hz-1 MHz[J]. Sensors, 2017, 17(4):791.

[7]PURDY P D, DEVOUS M D, BATJER H H, et al. Microfibrillar collagen model of canine cerebral infarction [J]. Stroke, 1989, 20(10):1361-1367.

[8]LONGA E Z, WEINSTEIN P R, CARLSON S, et al. Reversible middle cerebral artery occlusion without craniectomy in rats[J]. Stroke, 1989, 20(1):84-91.

[9]李华兵,赵瑞峰,晋记龙,等.超高场3.0T磁共振磁敏感加权成像对脑出血的动物实验研究[J].实用医学影像杂志,2016,17(6):504-506.

[10]WU G, JIAO Y, WU J, et al. Rosiglitazone infusion therapy following minimally invasive surgery for intracranial hemorrhage evacuation decreased perihematomal glutamate content and blood-brain barrier permeability in rabbits[J]. World Neurosurg, 2018, 111: e40-e46.

[11]齐俊芳,包龙.兔脑出血模型研究进展[J].中国比较医学杂志,2019,29(11):123-127.

[12]陶胜忠,苏芳忠,杨金庆,等.兔脑内血肿模型的制作[J].河南医科大学学报,2001,36(6):674-675.

[13]KOTHARI R U, BROTT T, BRODERICK J P, et al. The ABCs of measuring intracerebral hemorrhage volumes[J]. Stroke, 1996, 27(8):1304-1305.

[14]孟令秋,张淑琴,吴江,等.脑出血后脑水肿经时变化机制的探讨[J].中风与神经疾病杂志,2004,21(6):496-498.

[15]李军,叶飞,王丽琨,等.罗格列酮病灶区灌注对脑出血家兔继发脑损伤的预防作用观察及机制探讨[J].山东医药,2020,60(6):45-19.

[16]景文莉,张向群,金学隆.家兔内囊出血模型制作及出血后颅内压和迷走神经放电变化的研究[J].陕西医学杂志,2007,36(1):18-21.

[17]何纲,刘茂才.实验性脑出血动物模型的研究进展[J].国际神经病学神经外科学杂志,2001,28(2):80-83.

[18]WU J, CHEN J, GUO H, et al. Effects of high-pressure oxygen therapy on brain tissue water content and AQP4 expression in rabbits with cerebral hemorrhage[J]. Cell Biochem Biophys, 2014, 70(3):1579-1584.

[19]KOEPPEN A H, DICKSON A C, SMITH J. Heme oxygenase in experimental intracerebral hemorrhage: The benefit of Tinmesoporphyrin [J]. J Neuropathol Exp Neurol, 2004, 63(6):587-597.

[20]MA Q, KHATIBI N H, CHEN H, et al. History of preclinical models of intracerebral hemorrhage[J]. Acta Neurochir Suppl, 2011, 111(1):3-8.

三、小鼠自体血脑内注射法脑出血模型

【基本原理】

采用脑立体定位技术，通过向脑内特定部位直接注入自体动脉血，建立小鼠自体血脑内注射脑出血(ICH)模型。

【实验材料】

1. 药品试剂 ①麻醉药物：盐酸氯胺酮注射液，水合氯醛或戊巴比妥钠等。②10%甲醛或4%多聚甲醛等。③其他：液体石蜡、乙醇、碘伏、青霉素等。

2. 仪器设备 脑立体定位仪，Morris水迷宫系统，磁共振成像仪，牙科钻，病理图像分析系统，微量注射器，常规手术器械等。

3. 实验动物 C57/BL6或KM小鼠，雌雄兼用，体重22～24 g。

【方法步骤】[1-3]

将小鼠用5%水合氯醛腹腔注射麻醉(400 mg/kg)，俯卧位固定于脑立体定位仪上，头顶部备皮、消毒，行正中切口切开皮肤，暴露前囟，以前囟为坐标原点，横坐标向右2.0 mm，纵坐标向前0.2 mm，牙科钻颅骨钻孔。尾动脉取血20 μL，将微量注射器固定于脑立体定位仪上，垂直向下进针3.5～4.0 mm，于10～20 min内匀速缓慢注射完自体血，留针5～10 min后缓慢退出微量注射器，用医用石蜡封闭骨孔，观察无出血后缝合头部皮肤，加压包扎尾部切口。

【观察指标】

1. 行为学评价

(1)神经功能缺损评分[1,4-5]：分别于造模后1、3、5、7 d对小鼠进行神经功能缺损评分，分为悬挂实验、视觉置放实验(前移置放，侧移置放)、触觉置放实验(背侧测试，旁侧测试)、本体感受器测试实验等，共6项，每项2分(得分可为0、1或2分)，满分12分。

(2)空间学习记忆能力检测[1,6]：造模结束后，对小鼠进行Morris水迷宫训练。Morris水迷宫由一不锈钢喷塑圆柱形水池和图像采集分析系统组成，水池直径100 cm，水深50 cm；将水池分为4个大小相同的象限，每个象限的池壁贴有不同形状的标志作为参照物，在水池内注入清水。训练共5 d，检测分为定位航行实验和空间探索实验2个部分，实验前加入少许墨汁使水变成不透明，水温控制在(22±2)℃，平台位于其中一个象限的中间，平台低于不透明水面2 cm。

1)定位航行实验：实验前1～4 d，将受试小鼠每天分别从2个不同象限入水测试，每天分2个时间段，每个时间段训练2次，记录其从入水至找到安全平台的时间，测试时限定为60 s。若小鼠在60 s内未找到平台，则将小鼠拿到平台上并在上面停留30 s；若小鼠在60 s内找到平台，让其在平台上停留30 s，结束1次训练。

2)空间探索实验：实验第5天，撤除平台，将小鼠在原平台象限的对侧象限入水，记录其在原平台所在象限的游泳时间百分比(%)。

(3)其他：参见本章第一节“小鼠脑内注入胶原酶诱导法脑出血模型”。

2. MRI 检查[2] 小鼠俯卧位固定后，以 2% 异氟烷持续麻醉，连接心电、呼吸门控，监视器观察动物生命体征。检查线圈为四通道小鼠表面线圈，T_2-star W 冠状扫描，基本参数为 TR 250 ms，TE 5 ms，矩阵 256×128，NEX 8，层厚 0.5 mm，扫描视野（FOV）25 mm×25 mm，扫描时间 4 min，翻转角为 30°，应用相应软件测量血肿大小。

3. 脑组织含水量测定[1,7] 于造模后 1、3、5 和 7 d 后，过量麻醉下取脑，去除嗅球、小脑和低位脑干，分离左、右大脑半球，称湿重后放入 100 ℃烘箱，24 h 后称干重，干湿重法计算脑组织含水量。

脑组织含水量（%）=（湿重-干重）/湿重×100%

4. 脑组织病理学检查 取针道周围脑片，10% 甲醛或 4% 多聚甲醛固定，梯度乙醇脱水、二甲苯透明，常规石蜡包埋、切片，HE 染色，光镜下观察脑血肿及周围脑组织形态学变化。

【模型特点】

模型小鼠造模后 1、3、5 和 7 d 神经功能缺损评分明显增高，空间学习记忆能力显著降低，血肿周围脑组织含水量明显升高，神经元萎缩、密度降低[1,3]。

【注意事项】

（1）小鼠颅骨相对脆弱，立体定位上耳棒时避免过于用力而造成颅骨骨折、颅脑损伤或出血导致手术失败。

（2）小鼠颅骨相对较小，定位时需仔细辨认前后囟及矢状缝。

（3）小鼠的血容量相对较小，术中应尽量减少出血，避免失血性休克而导致动物死亡。

（4）颅骨钻孔时应力度适当，至硬脑膜为止，避免穿透硬脑膜损伤脑组织。

（5）取血操作应熟练迅速，以免血液凝固，难于注入；注入血液时速度应缓慢、均匀，速度过快易引起脑内压力迅速增高，血肿冲破脑室，严重者可直接致死；注入血液后留针 5～10 min 后缓慢推针，尽量避免血液沿针道反流或流入蛛网膜下腔。

【模型评价】

小鼠价格相对低廉，适合进行药物活性的筛选研究。但小鼠颅脑体积相对较小，颅骨脆弱，前后囟及矢状缝较细不易辨认，从而增加立体定位的难度，易造成颅骨骨折、颅脑损伤或出血导致模型失败，目前较少使用小鼠复制自体血注入 ICH 模型。

【参考文献】

[1] 陈秉宇，王震，刘旭玲. 小鼠脑出血模型的行为学及海马神经元电生理变化研究[J]. 中华神经医学杂志，2015，14(3)：254-258.

[2] 冯阳，刘伟，赵恒立，等. 转运蛋白在脑出血模型中表达的实验研究[J]. 中华神经外科杂志，2016，32(4)：409-415.

[3] 朱孔江，徐广振，杨辉. 小鼠脑出血模型血肿周围雌激素受体的表达[J]. 第三军医大学学报，2013，35(17)：1877-1879.

[4] SCHALLERT T. Behavioral tests for preclinical intervention assessment [J]. Neuro Rx, 2006, 3(4): 497-504
[5] HARTMAN R, LEKIC T, ROJAS H, et al. Assessing functional outcomes following intracerebral hemorrhage in rats[J]. Brain Res, 2009, 1280: 148-157.
[6] CLAUSEN F, LEWEN A, MARKLUND N, et al. Correlation of hippocampal morphological changes and morris water maze performance after cortical contusion injury in rats[J]. Neurosurgery, 2005, 57(1): 154-163.
[7] AMIRY-MOGHADDAM M, OTTERSEN O P. The molecular basis of water transport in the brain[J]. Nat Rev Neurosci, 2003, 4(12): 991-1001.

四、小型猪自体血脑内注射法脑出血模型

【基本原理】

采用脑立体定位技术，通过向脑内特定部位直接注入自体动脉血，建立小型猪自体血脑内注射脑出血(ICH)模型。

【实验材料】

1. 药品试剂　①麻醉药品：盐酸氯胺酮注射液、安定注射液、戊巴比妥钠等。②10%甲醛或4%多聚甲醛。③其他：阿托品、青霉素等。

2. 仪器设备　机器人辅助立体定向硬通道血肿穿刺仪，成人骨穿针，小儿多参数心电监护仪，螺旋CT机，其他器械等。

3. 实验动物　健康小型猪，雌雄不拘。

【方法步骤】

1. 幼猪二次注血法脑出血模型[1-3]

(1)动物麻醉：健康幼猪，雌雄不拘，月龄平均2个月，体重10.0～11.5 kg。采用安定(1 mg/kg)和氯胺酮(20 mg/kg)肌内注射麻醉，每隔40 min给予氯胺酮10 mg/kg肌内注射维持麻醉。

(2)定位钻孔：取俯卧位，将头颅固定在立体定向仪上。将幼猪头顶部去毛后，常规消毒、铺巾，沿矢状缝切开头皮5 cm，剥离骨膜暴露冠状缝和矢状缝。用颅内血肿粉碎针钻头在左侧冠状缝前5 mm距矢状缝约15 mm处钻一直径约2 mm的圆孔，深达硬脑膜(注意不穿透硬脑膜)。

(3)穿刺注血：将一带有内芯的18G静脉留置针垂直刺穿硬膜并缓慢进针至大脑皮质下1 cm处。去除内芯后从股动脉抽新鲜血0.5 mL(不抗凝)，接留置针头，采用微量注射泵注血(0.2 mL/min)。第一次注血完毕后，留置针内插入内芯停留10 min，再次抽取股动脉血2.0 mL，接留置针头用微量泵注入(注血速率为0.4 mL/min)，注血完毕即插入留置针内芯。停留15 min后，缓慢分次退针，骨蜡封闭颅骨孔，缝合头皮切口。术中连续监测心率、血压、呼吸情况。

(4)模型特点：缓慢注射法(二次注入法)可形成较稳定、形态规则的血肿，无蛛网膜下腔和脑室积血表现，脑内血肿体积(1.84±0.28) cm^3，镜下可见血肿周围白质疏松水肿

与炎症细胞浸润。

2. 猪眼眶穿刺注血法脑出血模型[4]

(1)动物麻醉:健康小型猪,体重(20.1±1.3)kg。氯胺酮(200 mg)深部肌内注射麻醉,麻醉后颈部皮下注射硫酸阿托品(0.02 mg/kg)。耳缘静脉滴注能量和抗生素溶液(将青霉素160万U、维生素 B_6 和维生素C各1 000 mg、10%氯化钾10 mL溶入5%葡萄糖注射液),从建立的静脉通道缓慢注射3%戊巴比妥钠(30 mg/kg),根据猪的麻醉水平追加戊巴比妥钠[10 mg/(kg·h)]维持麻醉。

(2)穿刺点定位:头顶自耳后缘连线、两侧眼眶内侧至眼眶前端连线的区域剃毛,额叶血肿穿刺点定位,先画正中矢状线a和两眼眶最后缘连线b,再画a、b的平行线c、d,c在a的右侧,相距7 mm;d在b的前端,相距5 mm;线c、d相交于点O,即为穿刺点。

(3)穿刺注血:头皮肤消毒后,以O为穿刺点,骨穿针垂直于颅骨平面,缓慢穿透骨质,于3~5 min内将骨穿针推入深度18 mm。颈动脉采血,将注射器插入骨穿针接口,5 min内缓慢匀速注入血液1 mL;10 min后再次采血,15 min内缓慢匀速注入血液2 mL。30 min后撤除注射器,插入骨穿针针芯,骨穿针放置60 min,以医用石蜡封闭骨孔。术中连续监测心率、血压、呼吸情况。

(4)模型特点:血肿位于脑额叶前端,卵圆形,血肿周边与正常脑组织分界清楚,血肿内血凝块均匀一致。影像学血肿体积为(1.25±0.85)mL,组织学血肿体积为(1.64±1.19)mL。

【观察指标】

1. 影像学检查　从冠状面、矢状面和水平面进行CT三维扫描,观察血肿的形态、位置、密度分布等,采用多田公式计算影像学血肿体积。

$$血肿体积=长\times宽\times CT扫描厚度(cm)/2$$

2. 病理学检查

(1)血肿体积测量[5]:于造模后24 h,将猪采用股动脉放血法处死,开颅完整取出脑组织,置于10%甲醛溶液中固定。以针道为中心沿视交叉水平,间隔4 mm行冠状切片,肉眼观察血肿位置、形态,计算机图像分析系统扫描,测量每一切片前后两面血肿面积($S1$, $S2$)和出血层面厚度(h),按下式计算血肿体积。

$$V = \sum [(S1 + S2)/2 \times h]$$

(2)脑组织形态学检查:取针道周围脑片,10%甲醛或4%多聚甲醛固定,梯度乙醇脱水,二甲苯透明,常规石蜡包埋、切片,HE染色,光镜下观察脑血肿及周围脑组织形态学变化。

【注意事项】

(1)控制注血速度和时间,短时间、快速度注血易导致血液顺针道溢出,进入蛛网膜下腔或破入脑室内；而时间过长，注射器内血液易凝固。

(2)退针时要求缓慢、分次拔除，避免退针过程中血液从针道逸失而造成血肿体积的差异。

(3)注血量的多少通常由动物的脑容积决定，一般按平均脑容积的1% ~5%计算注血量[6]。

【模型评价】

(1)猪具有脑白质发达、体质好、价格适中、对麻醉手术耐受力强，以及脑容积较啮齿类动物大等优点，易于模型复制和进行治疗性实验研究，尤其可以模拟临床脑内血肿抽吸术的治疗过程。

(2)猪的生理、生化、代谢及组织结构特点与人类比较接近，已逐渐成为国内外研究人类心脑血管疾病常用实验动物。

(3)该模型在血肿形成机制上与人类脑出血之间尚存在一定的差距，不能完全模拟人类以高血压、动脉硬化等为病理基础的脑出血。

【参考文献】

[1] WAGNER K R, XI G, HUA Y, et al. Lobar intracerebral hemorrhage model in pigs: rapid edema development in perihematomal white matter[J]. Stroke, 1996, 27(3): 490-497.

[2] SHI Y, LI Z, ZHANG S, et al. Establishing a model of supratentorial hemorrhage in the piglet [J]. Tohoku J Exp Med, 2010, 220(1): 33-40.

[3] 刘丛，程远. 幼猪脑出血模型的建立与评价[J]. 中风与神经疾病杂志，2012，29(1)：21-23.

[4] 石元洪，张苏明，赵英俊，等. 硬通道少创伤自体血注射猪脑出血模型的制作[J]. 中风与神经疾病杂志，2011，28(6)：528-531.

[5] GOTOH O, SANO A, KOIDE T, et al. Ischemic brain edema following occlusion of the middal cerebral artery in the rats. I: The time courses of the brain water, sodium and potassium contents and blood-brain barrier permeability to 125I-albumin[J]. Stroke, 1985, 16(1): 101-109.

[6] MASUDA T, DOHRMANN G J, KWAAN H C, et al. Fibrinolytic activity in experimental intracerebral hematoma[J]. J Neurosury, 1988, 68(2): 274-278.

五、犬自体血脑内注射法脑出血模型

【基本原理】

采用脑立体定位技术，通过向脑内特定部位直接注入自体动脉血，建立犬自体血脑内注射脑出血(ICH)模型。

【实验材料】

1. 药品试剂　①麻醉药品：盐酸氯胺酮注射液、安定注射液、戊巴比妥钠等。②10%甲醛或4%多聚甲醛。③其他：阿托品、庆大霉素、青霉素等。

2. 仪器设备　机器人辅助立体定向硬通道血肿穿刺仪，成人骨穿针，小儿多参数心电监护仪，螺旋 CT 机，磁共振成像仪，其他器械等。

3. 实验动物　健康家犬，雌雄兼用，体重 10 ~ 18 kg。

【方法步骤】[1-3]

1. 术前准备　禁食 12 h，禁水 4 h。术前氯胺酮 15 mg/kg、阿托品 0.04 mg/kg、安定 10 mg 肌内注射麻醉，小腿外侧静脉置入留置针后，以 3% 戊巴比妥钠 40 mg/kg 缓慢静脉推注。当犬出现呼吸浅慢，角膜反射迟钝，舌外伸时，为麻醉适度表现。如出现呼吸抑制，立即静推尼可刹米 0.375 g、洛贝林 3 mg，挤压胸廓辅助呼吸后可恢复自主呼吸。

2. CT 定位　犬俯卧于 CT 检查床上，头部剪毛后用特殊缚带固定，以外耳道连线为基线并用龙胆紫标记，采用 CT 扫描机垂直进行扫描（冠状位）。扫描参数：层厚 5 mm，层距 5 mm，视野（FOV）160，电压 120 kV，共扫 18 层面。选择避开鼻窦气腔及侧脑室、清晰显示基底核的扫描层面作为目标注血层面（ScanN）。测量左/右基底核皮质目标血肿部位（C）距基线的垂直距离（F）、中线矢状缝（B）旁开的距离（L）和进针深度（D）。测量后采用参数：F 21.5 ~ 23.5 mm，L 10.0 ~ 11.5 mm，D 19.0 ~ 21.0 mm。

3. 立体定向和钻颅　犬俯卧于手术台上，头固定于金属头架，锁紧耳棒和门齿钩。消毒、铺巾。以左/右耳棒所在平面为基准零平面，在定器上固定外径 1 mm 的硬膜外麻醉穿刺针并使该针重合于该平面。转动螺旋钮，让穿刺针沿着矢状缝前移 22.5 mm，然后转动平移 11 mm，此时针尖所在处即为穿刺点，用龙胆紫标记后移开定向器，以标记进针点为中心，沿前后方向切开长 2.0 ~ 2.5 cm 的皮肤切口，全层切开头皮直至颅骨，向两侧牵开暴露骨面。启动钻头为 2 mm 的电动颅钻钻透颅骨，达硬膜时有落空感。撤除颅钻，无菌纱布暂时覆盖伤口。

4. 取血和注血　犬下肢侧卧，充分暴露大腿根部，剪毛、消毒，于股动脉搏动最强点处，用 5 mL 注射器（针头呈 30°进针）先取新鲜股动脉血 4 mL（不抗凝），立即插入固定在立体定向器上的穿刺针上，选用硅胶注射器轻推 1 mL 以排尽气泡或气血混合液。定向器移回原来的定向穿刺位置，固定定向器，转动垂直移动旋钮，使穿刺针的针尖由头皮向颅内进针 20 mm，将不含气体的 3 mL 新鲜股动脉血用微量泵缓慢匀速注入目标血肿区，注血时间 5 min，注血压力 <100 mmHg。注血完毕后留针 10 min。拔针后迅速用骨蜡封骨孔。

5. 术后处理　生理盐水及庆大霉素冲洗切口，逐层缝合，无菌纱布包扎伤口。青霉素 80 万 U 肌内注射，预防感染。

【观察指标】

1. CT 扫描[1]　按注血前的位置、参数和方法复查 CT，观察目标血肿区的高信号改变、血肿周围脑水肿以及有无硬脑膜下血肿、侧脑室积血。采用多田氏公式计算血肿体积和水肿体积。

2. 神经功能缺损评分　分别于术后不同时间，按 Purdy 评分法[4]，对模型犬意识、行为、转头、转圈、偏盲等情况进行评分。最高分 2 分，完全正常；最低分 11 分，动物死亡或意识完全丧失。

3. MRI 检查[5]　对脑出血动物于造模前、造模后不同时间进行 T_2WI、DWI 和 PWI 的动态扫描。T_2WI 采用 SE 技术，TR/TE＝4 000 ms/108 ms。DWI 采用单次激发 SE-EPI 技术，各方向 b＝1 000 s/mm^2，TR/TE＝10 000 ms/120 ms。PWI 采用单次激发 EPI 序列，TR/TE＝1 000 ms/40 ms。从留置针静脉团注 Gd-DTPA（0.2 mL/kg），注射速率 5 mL/s，紧跟以同样速率注射 10 mL 生理盐水，注射对比剂和扫描同时进行，DWI、PWI 图像后处理在 SGI 图像工作站上进行，观察时间-灌注曲线图，测量血肿灶周区及对侧镜区的 ADC 值和 rCBF 值。

3. 病理学检查

（1）血肿体积测量[6]：其他观察指标完成后，股动脉放血处死，过量麻醉下开颅取脑，10% 甲醛固定。以针道为中心沿视交叉水平，间隔 4 mm 行冠状切片，肉眼观察血肿位置、形态，计算机图像分析系统扫描，测量每一切片前后两面血肿面积（$S1$，$S2$）和出血层面厚度（h），按下式计算血肿体积（V）。

$$V = \sum\left[(S1 + S2)/2 \times h\right]$$

（2）脑组织形态学检查：取针道周围脑片，10% 甲醛或 4% 多聚甲醛固定，梯度乙醇脱水，二甲苯透明，常规石蜡包埋、切片，HE 染色，光镜下观察脑血肿及周围脑组织形态学变化。

【模型特点】

（1）CT 显示在模型犬基底核皮质的目标血肿区均有高密度阴影，按多田氏公式计算血肿体积为（2.75±0.45）mL，血肿形态多为类圆形或椭圆形。

（2）模型犬出现与血肿部位相对应的神经系统定位体征，其中运动障碍表现为血肿对侧下肢瘫痪或以下肢瘫为主的对侧偏瘫，意识状态表现为清醒、嗜睡和昏睡，无昏迷或死亡。

（3）术后 6 h、24 h、72 h、5 d、7 d，Purdy 评分分别为（5.26±1.83）、（6.50±1.39）、（8.77±1.42）、（4.47±1.53）和（3.64±1.23）分。

【注意事项】

参见本节“小型猪自体血脑内注射法脑出血模型”。

【模型评价】

（1）犬类动物因其生理功能与人类相似性较高，颅脑体积相对较大，产生的血肿大小及形态比较一致，重复性好，便于进行血肿清除手术、脑内血肿抽吸术及药物观察治疗学研究。

（2）该模型在血肿形成机制上与人类脑出血之间尚存在一定的差距，不能完全模拟人类以高血压、动脉硬化等为病理基础的脑出血。

【参考文献】

[1]唐协林，姚庆宁，夏祥国，等. 补体 C3、C4 在家犬脑出血模型中的变化[J]. 神经损伤与功能重建，2014，9（3）：205-208.
[2]贺丹，刘怀军，汪国石. 犬额叶脑出血模型制做及影像学评价[J]. 中国影像技术，

2004,20(2):213-222.
[3]罗兴梅,伍国锋,仲伟斌,等.超早期微创清除颅内血肿对家犬脑出血模型运动诱发电位的影响[J].中国微创外科杂志,2011,11(3):256-258.
[4]PURDY P D,DVOUS M D,HUNT B H,et al. Microfibrillar collagen model of canine cerebral infarction[J]. Stroke,1989,20(10):1361-1367.
[5]刘怀军,贺丹,汪国石,等.fMRI在评价脑出血后血肿灶周组织病理变化中的应用价值[J].实用放射学杂志,2005,21(1):13-16.
[6]GOTOH O,SANO A,KOIDE T,et al. Ischemic brain edema following occlusion of the middal cerebral artery in the rats. I:The time courses of the brain water,sodium and potassium contents and blood-brain barrier permeability to 125I-albumin[J]. Stroke,1985,16(1):101-109.

第三节 自发性脑出血模型

一、易卒中型自发性高血压大鼠模型

【培育方法】

1963年,Okamoto和Aoki(Kyoto大学医学部病理系)从东京远交系Wistar大鼠群体中筛选出一只收缩压持续在150~175 mmHg的雄性大鼠,将其与收缩压为130~140 mmHg的雌性大鼠交配,结果得到收缩压均大于150 mmHg的子代;再选用血压较高的大鼠进行近亲交配,依次进行这种选择性近亲交配20代而获得稳定的高血压遗传,从而建立了自发性高血压大鼠(spontaneous hypertensive rat,SHR)品种[1]。

Okamoto等对SHR大鼠进行分离时发现,其脑卒中的发病率不及10%,但该品系中的某些亚系动物却容易发生脑卒中,同窝动物的发病率和死亡年龄相近,因此认为与遗传因素有关。从适宜作为脑卒中模型的SHR品系中挑选出具有繁殖能力的年轻大鼠进行交配,其子代鼠也在年轻时进行互配,对继代培养的大鼠进行终生观察,保留因脑卒中死亡的大鼠的子代鼠,剔除未发生脑卒中大鼠的所有后代。Okamoto等从SHR中选择3组雌雄大鼠配对繁殖,长期观察数千对大鼠生产的数万只仔鼠,进行继代兄妹交配,6代以后,脑卒中患病率即达80%,10代以后患病率上升到90%,1973年命名为易卒中型自发性高血压大鼠(stroke-prone spontaneously hypertensive rat,SHRSP),并在美国Cleveland高血压学会进行首次报道[2-9]。

【模型特点】

1. SHR 幼年SHR交感活性增高,4周龄时虽然血压正常但已出现心脏重量增加,以后随血压升高进一步出现心血管并发症[10-12]。

(1)高血压:SHR鼠群100%发生高血压,SHR出生后血压随鼠龄不断升高,12~

16 周为高血压确立期,成鼠血压水平一般>200 mmHg,第 25 周达高峰,第 26 周以后为平台期。雄鼠血压略高于雌鼠,雄鼠寿命略短于雌鼠,平均寿命约 18 个月。

(2)并发症:SHR 高血压并发症与人类相似,如缺血性或出血性脑血管病变、心肌病变(梗死、纤维化)、肾硬变(良性、恶性)等。SHR 成鼠自然死亡的病理所见分别为脑病变占 9.9%、心肌病变占 52%、肾硬变占 29.7%、血管坏死为 48%。

(3)遗传特征:SHR 的肾、肝和胃肠道发现芳基脂酶式的特殊的同工酶及其他酶,膜的特征性改变及特征性血清脂酶也有报道。

(4)行为学改变[13-15]:SHR 存在认知功能障碍等行为学改变。Morris 水迷宫、八臂辐射迷宫、5-CSRT 等行为学测试结果显示:SHR 空间学习能力、学习和信息检索能力、被动躲避能力明显低于正常血压大鼠;12 月龄 SHR 学习记忆功能明显低于 4 月龄 SHR。

(5)脑血管病理改变[16-20]:SHR 脑内阻力血管的病理性损伤主要表现为两种结构改变,即肥厚性病变与重构性病变。①肥厚性病理变化表现为构成血管壁材料的合成增多,导致血管壁内向性增厚,侵占内腔,影响了血管的舒张效应。②重构性病理变化表现为构成血管壁材料的重排,导致血管内径的减小,对脑血管阻力的增加发挥重要作用。血管结构的改变直接降低其脑组织灌注量,造成供血不足甚至脑缺血。定量微观解剖研究证实 SHR 脑小动脉(包括 Willis 环和软脑膜动脉)对高血压尤为敏感,各脑区结构以及对血压敏感度的不同使其所受影响程度不同,且高血压能够加速脑内毛细血管损伤,影响 SHR 脑微循环。

(6)脑组织形态学改变[20-25]:SHR 脑组织的病理性改变主要涉及额叶、枕叶皮质、海马等与学习记忆任务密切相关的脑区。随月龄的增长,海马 CA1 区、齿状回白质、灰质、胼胝体、外囊等区体积逐渐下降,CA1 区神经元丢失范围逐渐扩大,神经胶质酸性蛋白(GFAP)免疫阳性的星形胶质细胞(脑损伤标志物)数目及体积逐渐增加。此外,6 月龄 SHR 额叶和枕叶皮质体积 2 ~4 月龄明显下降,神经元凋亡与坏死增多,海马 CA1 区、纹状体等神经元及神经微丝减少。

(7)中枢胆碱能系统改变[26-27]:幼龄及老龄 SHR 大脑皮质、下丘脑、纹状体、脊索等区烟碱型乙酰胆碱受体(nAChRs)密度均较同龄正常血压 WKY 大鼠明显下降。nAChRs 密度与 SHR 月龄呈负相关、而与学习记忆功能呈正相关。

2. SHRSP

(1)血压:SHRSP 因其肾素-血管紧张素系统(renin-angiotensin system,RAS)及交感神经系统(sympathetic nervous system,SNS)过度活跃,早期即出现血压增高,1.5 ~2.0 月龄时血压就已超过了 150 mmHg,2.5 个月前达到 200 mmHg。雄性大鼠血压上升快于雌性,在年轻时期就发生了高血压。血压急剧上升是诱发脑卒中的主要原因[28]。

(2)体重:SHRSP 大鼠体重增长率比其母体大鼠 SHR 稍差,这或许是因为 SHRSP 大鼠交配是尽可能地选择在年轻并且体重较轻的时候进行的。

(3)寿命:SHRSP 大鼠寿命比 SHR 大鼠短,雄性平均 230 d,雌性平均 346 d。

(4)死亡前表现:死亡前数日乃至数月,动物会有兴奋、过敏、狂暴的表现,运动不灵活,四肢尤其是某一前肢出现抬肢运动,步行困难,呈衰弱病态,表情淡漠、昏睡、尿失禁、食欲亢进,甚至有啃咬肢体的表现。

（5）脑卒中与脑组织病理学[29-31]：80% SHRSP 在出生后 9～13 个月死于卒中，最早的卒中年龄可在 6 个月之内。性质可为脑出血、脑梗死、脑白质病变或混合型；部位多发于一侧或双侧大脑半球后部、顶部以及前部的皮质质和皮质下质，而下丘脑、小脑、脑干、脊髓等部位少见；病灶单一或多个，病变区大小不一；病灶的周围或软膜动脉可见不同程度的管壁肥厚、玻璃样变性、血管的坏死、细小动脉瘤的或血管内栓塞。

【模型评价】[32-37]

（1）与人类原发性高血压相似之处：①原发性高血压有家族多基因遗传倾向性，SHR 及其亚型 SHRSP 亦为遗传因素占重要地位的多基因遗传，但主要遗传基因的数量可能相对少于人类。②在高血压早期无明显器质性改变。③具有相似的病程特点，血压随年龄的增长呈阶梯式升高。④血流动力学特征基本一致，如正常的心输出量和增高的外周阻力。⑤随着疾病的发展可出现心、脑、肾等并发症，用降压药物等治疗措施可预防或减轻疾病的进展和并发症的发生。⑥应激和摄取过量盐等因素能加速高血压的发展及加重并发症。

（2）与人类高血压病的差异：①大鼠与人具有一些本质差异，如前列腺素对于人和大多数动物为降压物质，而作用于大鼠则起升压效应。②SHR、SHRSP 主要通过遗传学上选择性繁殖所得，与人类高血压病的发生有一定差别。③甲状腺与免疫功能存在异常。

（3）SHRSP 不仅自发地发生高血压，而且无须外加诱因（如盐负荷）即可产生高血压并发症。在鼠龄 10～15 周时发生严重高血压，超过 200 mmHg，雌、雄 SHRSP 分别为 13 个月和 9 个月死于脑出血或脑梗死，卒中发生率高达 90% 以上。SHRSP 的脑出血部位、病理改变和脑血管症状与人类卒中极为相似，是应用最为广泛的高血压脑血管合并症的动物模型。

（4）SHRSP 可出现多种血管病理性改变（大血管、小血管和微血管）、多种卒中类型（脑出血、脑梗死及腔隙性脑梗死、脑白质病变等）及广泛的脑组织病变。不仅具有脑萎缩、神经细胞丢失、胶质细胞反应及脑内大小不同的卒中病灶等组织病理学表现，同时出现明显的学习记忆功能减退等行为学表现并伴有胆碱能神经系统的异常。

【参考文献】

[1] OKAMOTO K，AOKI K. Development of a strain of spontaneously hypertensive rats[J]. Jpn Circ J，1963，27：282-293.

[2] OKAMOTO K，YAMORI Y，NAGAOKA A. Establishment of the stroke-prone spontaneously hypertonsive rat（SHR）[J]. Circ Res，1974，1：143-153.

[3] 冈本耕造. 脑卒中テモル动物. 脑卒中易发症性 SHRSP 的生成とその应用[J]. 综合临床，1978，27：63-70.

[4] YAMORI Y. Importance of genetic factors in stroke：an evidence obtained by selective breeding of stroke-prone and resistant SHR[J]. Jpn Circ J，1974，38（12）：1094-1100.

[5] YAMORI Y，HORIE R，SATO M，et al. Experimental studies on the pathogenesis and prophylaxis of stroke in stroke-prone spontaneously hypertensive rats（SHR）.（1）Quantitative estimation of cerebrovascular permeability[J]. Jpn Circ J，1975，39（5）：611-615.

[6] YAMORI Y, HORIE R, SATO M, et al. Experimental studies on the pathogenesis and prophylaxis of stroke in stroke-prone spontaneously hypertensive rats(SHR). (1) Quantitative estimation of cerebrovascular permeability[J]. Jpn Circ J, 1975, 39(5): 611-615.

[7] YAMORI Y, HORIE R. Experimental studies on the pathogenesis and prophylaxis of stroke in stroke-prone spontaneously hypertensive rats(SHR). (2) Prophylactic effect of moderate control of blood pressure on stroke[J]. Jpn Circ J, 1975, 39(5): 616-621.

[8] SASAGAWA S, YAMORI Y. Proceedings: Quantitative analysis on the behavior of spontaneously hypertensive rats(SHR) and stroke-prone SHR[J]. Jpn Heart J, 1975, 16(3): 313-315.

[9] OKAMOTO K, YAMAMOTO K, MORITA N, et al. Establishment and use of the M strain of stroke-prone spontaneously hypertensive rat[J]. J Hypertens Suppl, 1986, 4(3): S21-S24.

[10] 徐淑云,卞如濂,陈修. 药理实验方法学[M]. 3 版. 北京:人民卫生出版社,2002: 952-955.

[11] 王文,刘力生. 原发性高血压的实验模型[J]. 高血压杂志,1997,5(4):266.

[12] 王军,高传玉. 心血管疾病动物模型[M]. 郑州:郑州大学出版社,2014:249-251.

[13] MENESES A, HONG E. Spontaneously hypertensive rats: A potential model to identify drugs for treatment of learning disorders[J]. Hypertension, 1998, 31(4): 968-972.

[14] WYSS J M, FISK G, GROEN T. Impaired learning and memory in mature spontaneously hypertensive rats[J]. Brain Res, 1992(1-2), 592: 135-140.

[15] BRUIN N M, KILIAAN A J, WILDE M C, et al. Combined uridine and choline administration improves cognitive deficits in spontaneously hypertensive rats[J]. Neurobiol Learn Mem, 2003, 80(1): 63-79.

[16] BAUMBACH G L, HEISTAD D D. Cerebral circulation in chronic arterial hypertension[J]. Hypertension, 1988, 12(2): 89-95.

[17] DUPUIS F, ATKINSON J, LIMIñANA P, et al. Captoprilim proves crebrovascular structure and function in old hypertensive rats[J]. Br J Pharmacol, 2005, 144(3): 349-356.

[18] SABBATINI M, STROCCHI P, VITAIOLI L, et al. Microanatomical changes of intracerebral arteries in spontaneously hypertensive rats: a model of cerebrovascular disease of the elderly[J]. Mech Ageing Dev, 2001, 122(12): 1257-1268.

[19] FARKAS E, JONG G I, APRó E, et al. Calcium antagonists decrease capillary wall damage in aging hypertensive rat brain[J]. Neurobiol Aging, 2001, 22(2): 299-309.

[20] 王超,张志国,贾晓旭,等. 自发性高血压大鼠脑损伤研究概况[J]. 中国药理学通报, 2009, 25(10): 1272-1274.

[21] TAJIMA A, HANS F J, LIVINGSTONE D, et al. Smaller local brain volumes and cerebral atrophy in spontaneously hypertensive rats[J]. Hypertension, 1993, 21(1): 105-111.

[22] UENO M, SAKAMOTO H, TOMIMOTO H, et al. Blood-brain barrieris impaired in the hippocampus of young adult spontaneously hypertensive rats[J]. Acta Neuropathol, 2004,

107(6):532-538.
[23]SABBATINI M,STROCCHI P,VITAIOLI L,et al. The hippocampus in spontaneously hypertensive rats:a quantitative microanatomical study[J]. Neuroscience,2000,100(2):251-258.
[24]TOMASSONI D,AVOLA R,TULLIO M A,et al. Increased expression of glial fibrillary acidic protein in the brain of spontaneously hypertensive rats[J]. Clin Exp Hypertens,2004,26(4):335-350.
[25]AMENTA F,TOMASSONI D. Treatment with nicardipine protects brain in an animal model of hypertension-induced damage[J]. Clin Exp Hypertens,2004,26(4):351-361.
[26]LEVIN E D,SIMON B B. Nicotinic acetylcholine involvement in cognitive function in animals[J]. Psychopharmacology(Berl),1998,138(3-4):217-230.
[27]YAMADA S,KAGAWA Y,USHIJIMA H,et al. Brain nicotine cholinoceptor binding in spontaneous hypertension[J]. Brain Res,1987,410(2):212-218.
[28]方厚华,仇志华. SHRSP 大鼠的脑肾病理学变化[J]. 中国比较医学杂志,2003,13(2):121-124.
[29]HAINSWORTH A H,BRITTAIN J F,KHATUN H. Pre-clinical models of human cerebral small vessel disease:Utility for clinical application[J]. J Neurol Sci,2012,322(1-2):237-240.
[30]TOGASHI H,KIMURA S,MATSUMOTO M,et al. Cholinergic changes in the hippocampus of stroke-prone spontaneously hypertensive rats[J]. Stroke,1996,27(3):520-525.
[31]KIMURA S,SAITO H,MINAMI M,et al. Pathogensis of vascular dementia in stroke-prone spontaneously hypertensive rats[J]. Toxicology,2000,153(1-3):167-178.
[32]范平,司军强,刘政江,等. 自发性高血压大鼠模型的应用研究进展[J]. 农垦医学,2004,26(6):444-448.
[33]朱鼎良. 遗传性高血压大鼠模型[J]. 生理科学进展,1985,16(2):104-109.
[34]顾天华. 原发性高血压动物模型[J]. 中国循环杂志,1989,4(1):7-9.
[35]TAYEBATI S K,TOMASSONI D,AMENTA F. Spontaneously hypertensive rat as a model of vascular brain disorder:Microanatomy,neurochemistry and behavior[J]. J Neurol Sci,2012,322(1-2):241-249.
[36]UENO K,TOGASHI H,MORI K,et al. Behavioural and pharmacological relevance of stroke-prone spontaneously hypertensive rats as an animal model of a developmental disorder[J]. Behav Pharmacol,2002,13(1):1-13.
[37]HAINSWORTH A H,MARKUS H S. Do in vivo experimental models reflect human cerebral small vessel disease? A systematic review[J]. Cereb Blood Flow Metab,2008,28(12):1877-1891.

二、易卒中型肾血管性高血压大鼠模型

【基本原理】

采用狭窄大鼠双侧肾动脉的方法(双肾双夹,2K2C),使肾血流量减少,导致肾缺血,激活肾素-血管紧张素系统(renin-angiotensin system,RAS),血管紧张素可通过直接收缩血管、促进交感神经递质释放及醛固酮和内皮素等活性物质的分泌等途径,导致肾血管性高血压(renovascular hypertension,RVH)。由于 RVH 发生与人类高血压病类似的脑动脉损害,并在肾动脉狭窄后 40 周内,56.4% 大鼠自发产生各种类型的脑卒中(脑梗死、脑出血、蛛网膜下腔出血和混合性脑卒中),故命名为易卒中型肾血管性高血压大鼠(stroke-prone renovascular hypertension,RVHSP)。

【实验材料】

1. 药品试剂　①麻醉药物:盐酸氯胺酮注射液、水合氯醛或戊巴比妥钠等。②10% 甲醛溶液或 4% 多聚甲醛溶液。③其他:乙醇、碘伏、青霉素 G、红霉素软膏等。

2. 仪器设备　银夹或自制铝夹,小动物尾动脉血压测量仪,全自动生化分析仪,多导生理记录仪或生物信号采集处理系统,常规手术器械等。

3. 实验动物　SD 大鼠,雄性。

【方法步骤】

1. 银夹夹闭法[1-6]

(1)“Ω”环形银夹制作:将直径为 0.5 mm 的银丝加工成“Ω”形银夹,环部内径为 0.3 mm。

(2)术前准备:实验用雄性 SD 大鼠,体重 90 ~ 120 g,2 ~ 3 月龄。3% 戊巴比妥钠腹腔注射麻醉(36 ~ 42 mg/kg),仰卧位固定。

(3)狭窄肾动脉:无菌操作下经腹正中纵行切口,依次切开皮肤、正中白色肌腱,用弯剪剪开腹膜,暴露肾脏。左肾动脉一般位于肾静脉的后上方,用湿润的无棉枝拨开紧贴的肾静脉,用无齿镊钝性分离动、静脉。右肾动脉平肾门、下腔静脉与肝肾韧带之间逐层向下分离,一般较左肾动脉易分离,用环形银夹钳夹肾动脉的起始部,需确认肾动脉夹置于银夹的环形结构,夹子能够沿动脉滑动,并确认双肾无明显的淤血、坏死或苍白,对腹膜和肌肉用连续缝合,皮肤用间断缝合。

(4)术后处理:术后腹腔注射青霉素预防感染。

2. 铝夹夹闭法[7]

(1)铝夹制作:将铝制易拉罐表面油漆刮掉,剪成长 12 mm、宽 1 mm 的铝条,按需要将不同直径(如 0.20 mm、0.25 mm、0.30 mm、0.35 mm、0.40 mm 等)的针灸针置于长条之间,用尖嘴钳小心压制成圆形小环,环的内径与针灸针直径基本相等,如图 2-1。

(2)术前准备:动物适应性饲养 1 周,术前 1 d 所有手术器械进行高压蒸汽灭菌备用,大鼠禁食 12 h,不禁水。自制铝夹于手术当天在 75% 乙醇溶液中至少浸泡 30 min。将大鼠用 3% 戊巴比妥钠腹腔注射麻醉(35 mg/kg),仰卧位固定。

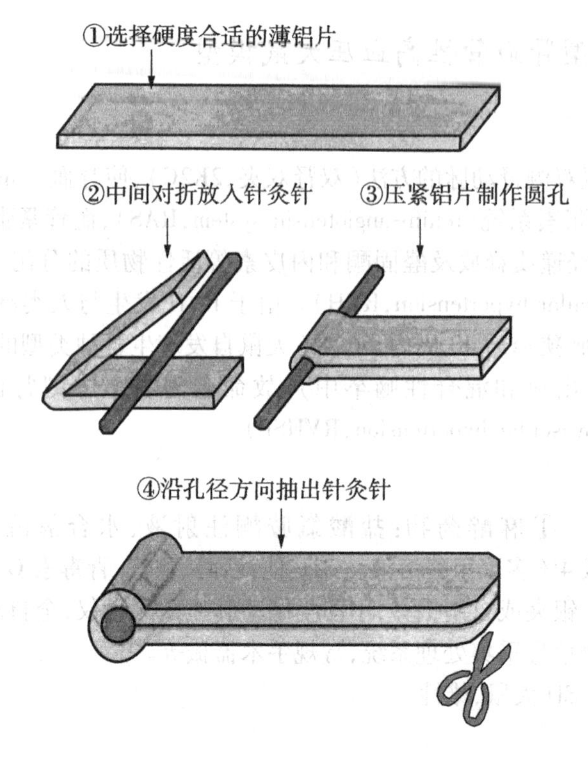

图2-1　铝夹制作过程示意

（3）狭窄左肾动脉：动物备皮消毒，铺无菌手术洞巾，于剑突下沿腹正中线依次切开皮肤、肌腱、腹膜进入腹腔，用生理盐水纱布包好腹腔脏器，将其推向右侧，暴露左肾及左肾蒂，左肾动、静脉包裹在一个血管鞘中，左肾动脉位于肾静脉的上后方（偶尔会出现在肾静脉下方或横跨在肾静脉的上方），用润湿生理盐水的棉签拨开肾静脉，无齿小弯镊在动、静脉之间小心分离左肾动脉约0.5 cm，将一内径为0.20～0.25 mm的铝夹呈水平方向套在左肾动脉上，使左肾动脉全部落入铝夹顶部的圆形小孔内，距小孔约0.25 cm处用4-0手术丝线结扎，使铝夹的两脚紧密闭合（以狭窄后左肾颜色变为“浅红色”为宜），见图2-2、图2-3。

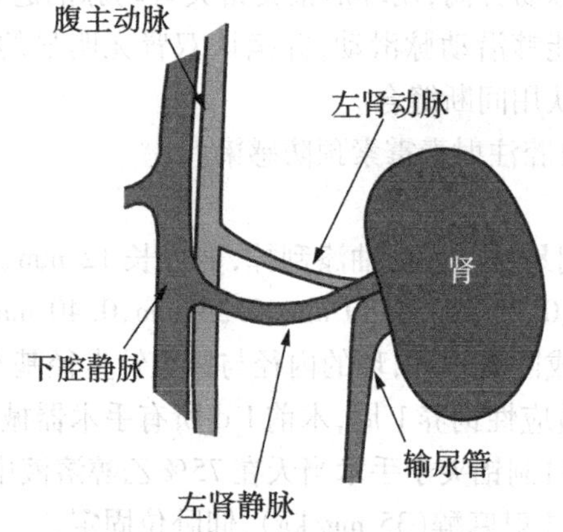

图2-2　左肾动脉狭窄前示意

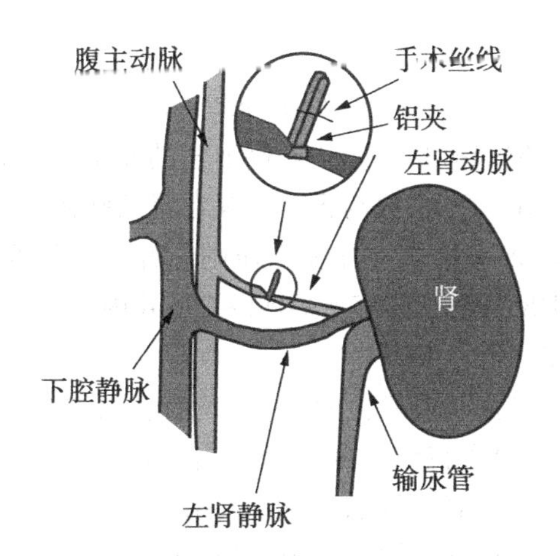

图2-3 左肾动脉狭窄后示意

(4)狭窄右肾动脉:将腹腔脏器推向左侧,暴露右肾及右肾蒂。右肾动脉位置变异相对较少,且与右肾静脉相距稍远,较左肾动脉易于分离。在下腔静脉与腹主动脉之间与右肾水平线相交处分开腹膜后壁即见右肾动脉,同左肾动脉狭窄法分离及狭窄右肾动脉。多数情况下肉眼可见右肾动脉直径较左肾动脉大,故铝夹直径的选择上应视具体情况进行调整,以狭窄后右肾颜色变为“浅红色”为宜。

(5)术后处理:双肾动脉狭窄完毕后,行腹腔、肌层全层连续缝合,间断缝合皮肤。待动物苏醒后,单笼饲养,保持呼吸道通畅,室温 24 ~ 26 ℃。术后禁食 24 h,不禁水,密切观察皮肤切口、精神状态及进食进水情况等。

【观察指标】

1. 无创血压测量 采用小动物尾动脉血压测量仪测定大鼠清醒状态下尾动脉血压。将大鼠置于仪器配套的固定笼中,置 30 ℃恒温箱预热 15 min,待大鼠完全安静后将鼠尾套袖放置于鼠尾的根部,套袖以 20 ~ 30 mmHg/s 的速度自动充气加压直至脉搏波消失,维持 6 s 后套袖自动放气,出现的第 1 个血压波即为收缩压。连续测量至少 3 次,每次测量间隔一定时间,记录心率,取其均数为当天收缩压值,每周测压 1 次,进行血压的动态观察。

2. 神经症状观察[6] 肾动脉狭窄术后,每天早、晚各 1 次观察大鼠的一般状况及神经症状,并按改良 Mc Graw 卒中指数评分法对其神经症状进行评分,总分≥10 分者,可认为有脑损害。

3. 血液生化检查 根据实验需要,选择血浆肾素、血管紧张素Ⅱ等血管活性物质进行含量测定。

4. 脑组织病理学检查[6] 对出现自发性卒中神经症状(24 h 内)的大鼠,立即处死,迅速取脑,冠状切成厚为 2 mm 脑片,2% TTC 染色,观察脑组织病变;突然死亡者死后 12 h 内直接取材固定。如有发现出血性病灶或缺血性坏死灶则移至4% 多聚甲醛溶液中浸泡 24 h,常规脱水、石蜡包埋,冠状连续切片,片厚 5 μm,分别进行 HE 染色、醛品红法弹力纤维染色及 PAS 染色,进行光镜下组织学检查。

【模型特点】

1. 血压[8]　2K2C 术后 2 周，血压即明显升高，显著高于对照组；术后 4 周血压继续上升，血压值稳定在(157.63±14.13) mmHg，高血压的发生率为 100%；术后 8 周，血压值高达(177.98±18.03) mmHg。卒中鼠与无卒中鼠在肾动脉狭窄前、后 35 d 内血压均无显著性差异($P>0.05$)，术后 49～91 d，卒中鼠血压则显著高于无卒中鼠。

2. 卒中[8]　55 只 RHR 肾动脉狭窄术后 42～236 d 内急速出现神经症状(如瘫痪、抽搐)22 只，54～126 d 内突然死亡 13 只。

3. 脑血管病变　有神经症状或死亡的 RHR，均有脑内细小动脉不同程度的纤维素样坏死或脂质透明变性，随高血压持续时间的延长，有的血管内膜和(或)外膜出现增生性改变，典型者呈洋葱皮样，严重者可在管腔内见微血栓形成。也可见有的小动脉壁一侧变薄，向外膨出，呈动脉瘤样扩张。同一 RHR 脑内可见不同程度的血管损害(如纤维素样坏死和增生性反应)。病变血管为节段性，主要分布于双侧大脑半球顶、枕区皮质及皮质下白质，其次为脑干和小脑，基底节罕见。主动脉、双颈动脉和颅内大中动脉仅见中膜增厚，未见有动脉粥样硬化样改变。

4. 脑卒中灶　35 只有神经症状或死亡的 RHR 中，光镜检查发现有脑卒中灶者 31 只，占本组 RHR 的 56.4%；其中脑出血 6 只(19.4%)，脑梗死 13 只(41.9%)，脑出血与梗死并存 11 只(35.5%)，蛛网膜下腔出血 1 只(3.2%)。共发现脑卒中灶 125 个，其中梗死灶 81 个(64.8%)，冠状切面上可见大梗死灶(最大直径≥1 mm)42 个，小梗死灶(最大直径 1 mm)39 个。出血灶 44 个(35.2%，未计入由数个红细胞组成的小点状出血)，冠状切面上大出血灶(最大直径≥1 mm)5 个，小出血灶(最大直径<1 mm)39 个。病灶分布于双侧大脑半球 117 个(93.6%)，且主要在顶、枕区皮质或皮质下白质(91 个，72.8%)，脑干和小脑共 8 个(6.4%)，未见有基底节损害。

【注意事项】[1-8]

1. 麻醉剂量　不同大鼠对麻醉药的敏感性可能存在个体差异，同等剂量对个别敏感大鼠可能造成麻醉过度死亡，而对个别麻醉药耐受大鼠可能造成麻醉偏浅、手术挣扎影响操作。因此，选择合适的麻醉剂量可减少动物死亡率。

2. 无菌操作　手术全程要求严格的无菌操作，以免伤口感染引起局部脓肿，影响手术效果。

3. 避免出血　术中和术后出血是大鼠死亡的常见原因。由于肾动、静脉紧贴伴行，因此，钝性分离动、静脉之间的筋膜时，须拔开静脉，避免损伤静脉。减少和避免术后出血是模型成功制作的关键。

4. 银夹形状　用相同内径、不同形状银夹复制的 2K-2C RHR，肾动脉狭窄术后 14 周内同期血压水平无明显差异，但 14 周后环形银夹组血压及脑卒中率显著高于槽形银夹组。

5. 铝夹制作与内径的选择　用尖嘴钳夹紧铝片，确保铝夹内径大小尽可能与所选用规格的针灸针直径相同。体重为 180～220 g 大鼠，其左、右肾动脉直径有较大差异，用同样内径大小(如 0.2 mm)的铝夹狭窄双侧肾动脉，大鼠易出现急性肾衰竭死亡。因此，对左、右侧肾动脉铝夹分别选用不同大小的内径,即左侧铝夹内径0.20～0.25 mm,右侧铝夹内径0.3～0.4 mm。

6.丝线结扎要点　用铝夹夹住肾动脉时,将丝线套在"Ω"形铝夹两脚并结扎,务必使之紧密闭合;观察狭窄后肾脏的颜色变化,以呈"浅红色"或"浅褐色"为宜,颜色过深或无变化时,需要调整铝夹位置或更换内径合适的铝夹。

【模型评价】

(1)双肾双夹RVHSP高血压形成率达到100%,与单肾单夹、双肾单夹法或肾脏包裹法复制的高血压大鼠[9]相比,血压峰值高且稳定,随观察时间的延长,血压水平继续稳步升高,与人类高血压病的血压演变过程基本一致。而上述其他类型的肾血管高血压大鼠血压峰值多在180 mmHg左右,且随观察时间的延长,血压水平有所下降,甚至恢复到正常水平。

(2)RVHSP术后2周血压急骤上升,血压走势与易卒中型自发性高血压大鼠(stroke-prone spontenously hypertentive rat,SHRSP)趋于一致,具备了SHRSP血压长期稳定并随鼠龄增长而逐渐增加的特点,并能产生与SHRSP相似的血压峰值及心脑血管并发症。

(3)与SHRSP相比,RVHSP具有以下优点[4]:①动物来源广泛、价格便宜、饲养容易、模型复制方法简单等优点;②无遗传局限性,其血管损害纯粹由高血压因素引起,因此在模拟研究高血压性血管损害方面更为可靠。

(4)该模型为我国首创的一种具有应用前途、较理想的高血压动物模型,广泛应用于高血压心、脑、肾等并发症防治方面的研究。如用RVH建立脑动脉瘤模型,并探讨动脉瘤发生机制的研究[10];建立人工寒潮环境,探讨人工寒潮与脑卒中的关系[11-12]。

(5)狭窄肾动脉的方法众多,包括套管、"U"形银夹、有机玻璃夹、丝线结扎、钛合金夹和自制铝夹等,手术开口有腹部开口和背部开口两种,各有优缺点,可根据实验需要进行选择。

(6)缺点[13]:①银夹(或铝夹)内径决定了动脉缩窄程度,受动物体重、个体肾血管发育差异等因素的影响,实际建模时难以统一肾动脉缩窄程度;②肾动脉缩窄程度不易于控制,肾动脉残余管径太小可能造成肾脏缺血性坏死、肾衰竭,而肾动脉残余管径的血流量基本满足肾代谢需求则不易造成稳定的高血压;③该模型易合并慢性肾功能损害,继发的水、电解质、内分泌代谢异常本身也可能参与到小血管病损害的进程中,从而增加了下游机制研究的复杂性。

【参考文献】

[1]黄如训,曾进胜,苏镇培,等.肾性高血压大鼠脑血管病变的初步观察[J].中国神经精神疾病杂志,1990,16(3):136-139.

[2]黄如训,曾进胜,苏镇培,等.易卒中型高血压大鼠模型[J].中国神经精神疾病杂志,1991,17(5):257-262.

[3]曾进胜,黄如训.易卒中肾血管性高血压大鼠模型及应用[J].中山医科大学学报,1996,17(4):241-244.

[4]黄如训,曾进胜,苏镇培,等.易卒中型高血压大鼠模型的研制和应用[J].医学研究通

讯,2005,34(8):24-25.

[5]曾进胜,黄如训,苏镇培.银夹形状对肾血管性高血压大鼠远期血压及并发症的影响[J].中国神经精神疾病杂志,1997,23(2):65-67.

[6]杨志华,盛文利,候清华,等.双肾双夹肾血管性高血压模型的制作与术后管理[J].中国比较医学杂志,2005,15(2):92-94.

[7]杨小慢,陆德琴,李贤玉,等.双肾双夹大鼠肾血管性高血压模型的制作[J].心脑血管病防治,2009,9(5):341-345.

[8]黄如训,曾进胜,苏镇培,等.肾血管性高血压大鼠自发脑卒中[J].中国神经精神疾病杂志,1992,18(3):140-144.

[9]王东,蒋湘莲,聂亚雄.高血压大鼠模型的研究进展[J].中国动脉硬化杂志,2006,14(3):271-276.

[10]温红梅,黄如训,曾进胜,等.肾血管性高血压大鼠脑动脉瘤模型的建立及发生机制初步探讨[J].中国临床神经科学,2004,12(2):198-201.

[11]解龙昌,黄如训,李常新,等.人工寒潮与脑卒中[J].中国神经精神疾病杂志,2004,30(3):198-201.

[12]黄如训,肖小华,李玲.气象因素促发卒中的实验研究[J].中华老年医学杂志,2001,20(5):366-368.

[13]陆正齐,陈小东,杨钰华.脑小血管病动物模型的现状和未来[J].中华医学杂志,2019,99(9):644-646.

第四节　其他脑出血模型

一、大鼠微球囊充盈法脑出血模型

【基本原理】

利用立体定向手术,在大鼠脑内特定部位植入微气囊,模拟脑出血的占位效应,建立大鼠微球囊充盈法脑出血(ICH)模型。

【方法步骤】

采用SD大鼠,将微球囊置于25号针中,经立体定向术刺入尾壳核中心,稳定30 min后,用生理盐水或对比剂充盈球囊,模拟脑出血占位效应,产生类似于人脑出血时血肿压迫周围脑组织并使颅内压升高的状况[1]。此外,利用微球囊充气和放气模拟手术清除血肿过程,研究血肿清除术治疗时间窗及对临床疗效的影响[2]。

【模型评价】

该模型优点在于球囊内液体量可人为控制,能产生一致的、可重复的脑损害,避免了自体血注入法出现血液进入蛛网膜下腔或破入脑室以及血肿形态不一的缺陷,较易观察血肿清除后的效应。理论上该模型为研究自发性脑出血产生的占位效应和血肿清除后的病理生理变化、局部脑血流改变、颅内压力变化提供了手段，可用来评价早期清除血肿后神经功能的改变[3-4]。

由于人类脑出血导致的神经功能损害并非是单一的占位效应，而来自血肿本身的血管活性物质释放[5]、血液本身的成分如凝血酶[6]、血红蛋白[7]及血浆蛋白[8]等在脑出血后脑水肿形成和发展中均起重要作用。因此，微球囊充盈脑出血模型并非真正意义上的脑出血，没有血液成分，不能模拟血液本身的成分在脑出血后脑损伤及脑水肿形成与发展中所起的作用机制，不能观察脑出血所引起的细胞毒性反应，与临床实际情况相差太远，故该类脑出血模型近年已较少使用[3-4]。

【参考文献】

[1] SINAR E J, MENDELOW A D, GRAHAM D I, et al. Experimental intracerebral hemorrhage: effects of a temporary mass lesion [J]. J Neurosurg, 1987, 66(4): 568-576.

[2] LOPEZ VALDES E, HERNANDEZ LAIN A, CALANDRE L, et al. Time window for clinical effectiveness of mass evacuation in a rat balloon model mimicking an intraparenchymatous hematoma [J]. J Neurol Sci, 2000, 174(1): 40-46.

[3] 段晓春，王中，陈罡. 脑出血动物模型研究进展[J]. 中华神经创伤外科电子杂志，2015, 1(2): 36-39.

[4] 丰浩荣，许鹏程. 实验性脑出血动物模型研究进展[J]. 徐州医学院学报，2007, 27(4): 274-278.

[5] CHESNEY J A, KONDOH T, CONRAD J A, et al. Collagenase-induced intrastriatal hemorrhage in rats in long-term locomotor deficits [J]. Stroke, 1995, 26(2): 312-317.

[6] LEE K R, KAWAI N, KIM S, et al. Mechanisms of edema formation after intracerebral hemorrhage: effects of thrombin on cerebral blood flow, blood-brainbarrier permeability, and cell survival in a rat model[J]. Neurosurg, 1997, 86(2): 272-278.

[7] XI G H, KEEP R F, HOFF J T. Erythrocytes and delayed brain edema formation following intracerebral hemorrhage in rats[J]. Neurosurg, 1998, 89(12): 991-996.

[8] XI G H, WAGNER K R, KEEP R F, et al. Role of blood clot formation on early edema development after experimental intracerebral hemorrhage[J]. Stroke, 1998, 29(12): 2580-2586.

二、犬大脑中动脉破裂脑出血模型

【基本原理】

采用数字减影血管造影（digital subtraction angiography, DSA）介入下刺破大脑中动脉（MCA）方法，建立犬 MCA 破裂脑出血（ICH）模型。

【实验材料】

1. 药品试剂　盐酸氯胺酮注射液，阿托品注射液，安定注射液，泛影葡胺等。

2. 仪器设备　DSA 机，CT 机，常规手术器械等。

3. 实验动物　成年健康家犬，雌雄兼用，体重25～30 kg。

【方法步骤】[1]

1. 麻醉固定　实验犬术前禁食8 h，禁水3 h。应用氯胺酮15 mg/kg、阿托品1 mg肌内注射作为全身麻醉前用药。犬安静后，选左后腿内侧静脉置管并留针，静脉推注安定10 mg，而后给生理盐水250 mg加安定60 mg，持续静脉滴注，待犬出现呼吸减慢、舌外伸及肢体肌张力变低时即为麻醉适度，根据情况调节滴速，必要时再临时静脉推注氯胺酮。麻醉成功后将犬仰卧于DSA检查台上，四肢呈外展位，头部及前后腿用绷带固定。

2. DSA介入　取右股动脉为穿刺点，常规备皮消毒，采用Seldinger方法操作穿刺及插入导管，先将导管前端渐抵达右颈总动脉（common carotid artery，CCA），注入76%的泛影葡胺造影，在DSA引导下逐渐将导管抵达颈内动脉（internal carotid artery，ICA）入颅处，再将直头导丝插入并缓慢进入颅内约2 cm，而后将实验犬移至CT检查台上，做脑CT检查，证实导丝顶端在基底节区或颞叶。

3. 刺破MCA　快速转动及提插导丝方向及位置，待感觉有突破感时，即表示MCA被刺破。

4. CT检查　刺破血管后，即做脑CT观察有无血肿或可疑血肿发生，如无血肿的CT改变，待2 h再复查CT，如仍未见血肿，说明血肿模型制作未成功，即再行前述方法制作，直至成功。

【观察指标】

1. 血肿体积测量　术后2 h，行CT扫描，层厚为5 mm，按多田公式计算血肿体积。

$$\text{血肿体积}=\text{长}\times\text{宽}\times \text{CT 扫描厚度(cm)}/2$$

2. 血肿体积变化　观察24 h内ICH犬死亡情况及与血肿大小的关系，24 h内死亡者随时复查、未死亡者于24 h复查脑CT，了解血肿体积变化。据Brott标准[2]，血肿体积增大≥1/3为血肿扩大。

【模型特点】

脑出血部位多位于基底节区或邻近颞叶，血肿体积2.1～4.0 mL明显多于4.1～5.0 mL、1.5～2.0 mL及≥5 mL者（$P<0.01$）；体积为4.1～5.0 mL者明显多于1.5～2.0 mL及≥5 mL者（$P<0.01$）；血肿≤4 mL破入脑室者明显少于≥4.1 mL者（$P<0.01$），前者24 h无1只死亡，明显少于后者（$P<0.01$）。

【注意事项】

（1）导管顺利通过ICA至颅底ICA入口，由于犬的颈外动脉（external carotid artery，ECA）较发达，CCA分出ICA时角度较大，且ICA在颅底迂曲较明显，故进入颅内较为困难，因避免误入椎动脉或刺破ICA起始部。

（2）注意导丝进入颅内的深度，一般以导丝进入颅内2 cm左右较为合适。

（3）注意刺破血管的手法，旋转提插导丝动作要轻柔适中，待有突破感时再稍进并旋转2～3次为度，否则会使血肿过大、过小或不成功。

(4)整个介入过程动作要迅速,尽量不用肝素,以免影响血肿周围脑组织的损伤机制,干扰观察结果。

(5)为避免诱发脑血管痉挛,导管进入颈内动脉后,间断注入利多卡因。

【模型评价】

1. 优点　MCA 破裂 ICH 模型血肿部位合适,大小适中,破入脑室者少,模型稳定,死亡率低,较为接近人类高血压脑出血。

2. 缺点　①该模型因是一种脑血管的机械性损伤导致 ICH,无高血压性 ICH 动脉硬化的病理基础;②实验设备条件较高,操作复杂,一般实验室难以实施。

周璇等[3]在开骨窗条件下,通过超声引导刺破犬 MCA 主要分支制作 ICH 模型。每 30 min 进行一次超声造影检查直到血肿形成,并于 24 h 再行一次超声造影检查,动物处死后对病灶进行病理检查。结果显示:12 只犬中 11 只成功制作模型,超声造影及病理均证实血肿位于基底节区外侧缘,1 只犬因出血破入脑室于 6 h 内死亡。处死前超声造影测量血肿最大径平均值为(22.4±7.1)mm,病理测量为(21.6±6.9)mm。超声造影可显示 ICH 活动性出血及血肿表现。提示通过超声引导下制作 MCA 主要分支破裂的 ICH 模型方法简单、有效、重复性好,影像特点与人类脑出血具有很好的一致性。

【参考文献】

[1]周玉滕,李红卫,石义亭,等. DSA 介入下制作犬脑出血模型的研究[J]. 医学影像学杂志,2005,15(12):1092-1095.

[2]BTOTT T,BRODERICK J,KOTHARI R,et al. Early hemorrhage growth in patients with intracerebral hemorrhage[J]. Stroke,1997,28(1):1-5.

[3]周璇,陈力,李蓓,等. 超声引导脑出血动物模型的建立及其应用研究[J]. 中华超声影像学杂志,2012,21(4):340-343.

三、兔创伤性脑出血模型

通过外部打击暴力的方法造成兔的颅脑外伤,从而导致颅内血肿形成。该方法所受暴力不可量化加之个体差异影响,导致颅内血肿形成时机、大小、部位无法预测,且动物易多发伤、心搏骤停,需心肺复苏、开通静脉通道及时抢救等,对实验人员要求高、耗费大、造模成功率和可重复性差,目前主要用于法医学研究领域[1-4]。

【参考文献】

[1]曹云星,张静,尹志勇,等. 兔颅脑棍棒打击伤模型的建立及实验条件探讨[J]. 军事医学,2013,37(12):914-916,931.

[2]谭源福,曹美鸿,刘运生. 减速性脑损伤动物模型的创建[J]. 中华创伤杂志,2001,17(4):212-215.

[3]袁涛,刘怀军,全冠民,等. 兔闭合性颅脑外伤功能影像学模型的建立[J]. 中国医学影像技术,2009,25(1):33-35.

[4]罗思敏,冉慕光,余丹媛,等. 机械性损伤致脑出血动物模型的建立[J]. 广东公安科技,2017,25(1):49-52.

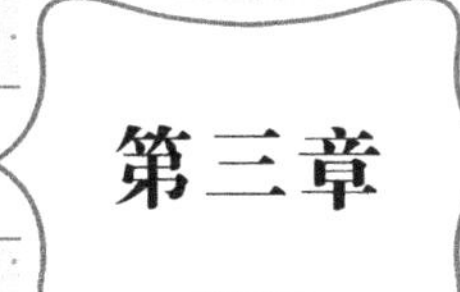

第三章 血管性认知障碍模型

第一节 大鼠血管性认知障碍模型

一、大鼠颈动脉阻断法认知障碍模型

【基本原理】

通过结扎大鼠双侧颈总动脉(common carotid artery,CCA),造成慢性脑低灌注(chronic cerebral hypoperfusion,CCH),建立大鼠二动脉阻断法(two-vessel occlusion,2-VO)血管性认知障碍(vascular cognitive impairment,VCI)模型。

【实验材料】

1.药品试剂 ①麻醉药物:盐酸氯胺酮注射液、水合氯醛、戊巴比妥钠等。②标准品:去甲肾上腺素、肾上腺素、多巴胺、吲哚乙酸、高香草酸和5-羟色胺标准品。③试剂盒:超氧化物歧化酶(superoxide dismutase,SOD)、丙二醛(malondialdehyde,MDA)、三磷酸腺苷(adenosine triphosphate,ATP)酶、乙酰胆碱(acetylcholine,ACh)、乙酰胆碱酯酶(acetylcholinesterase,AChE)试剂盒等。④其他:75%乙醇、碘酒、硝普钠注射液等。

2.仪器设备 Morris水迷宫分析系统,大鼠跳台仪,明暗箱,Y型电迷宫,穿梭箱,操作性条件反射装置,多导生理记录仪,人工呼吸机,原子吸收分光光度计,紫外分光光度计,高效液相色谱仪,磁共振成像(magnetic resonance imaging,MRI)仪,常规手术器械等。

3.实验动物 成年SD或Wistar大鼠,雌雄兼用,体重250~300 g。

【方法步骤】

1.双侧颈总动脉一次永久结扎法

(1)方法[1-6]:大鼠术前12 h禁食不禁水。以水合氯醛(350~400 mg/kg)或戊巴比妥钠(50~60 mg/kg)腹腔注射麻醉,仰卧位固定于手术台上,颈前部手术区域去毛,碘酒消毒,颈前部正中切口,钝性分离双侧CCA,用1号线将其行永久性结扎。逐层缝合皮下结缔组织、皮肤,局部消毒。局部伤口缝合前,可用庆大霉素3~5滴滴入局部伤口内防止感染。假手术组大鼠仅做颈前切口,分离、暴露双侧CCA,不结扎CCA。

(2)特点[7-9]

1)死亡率:术后的1~3周,陆续有动物死亡,其死亡率在20%~40%。

2)CBF:术后急性缺血期CBF明显降低。这是大鼠模型的局限性之一。脑皮质和胼胝体的CBF在术后1~3 d下降到原来水平的30%~50%,术后3~8 d逐渐恢复。在慢性缺血期,CBF值在术后1周缓慢恢复正常,但术后4周仍明显低于对照组。术后8周至3个月,CBF几乎恢复到原来的水平。海马和丘脑的血流减少量略小于大脑皮质,减少到50%~70%,3个月后恢复到原来的水平。

3)白质病变:手术14 d后,少突胶质细胞发生凋亡和白质疏松。在白质中,小胶质细胞从术后第1天开始增加和激活,术后第3天观察到星形胶质细胞的反应性变化。这些活化的胶质细胞产生炎症细胞因子和自由基,可能在白质紊乱中发挥作用。白质病变主要以脱髓鞘为主,3 d 后发生在视神经束,7 d 后发生在胼胝体。

4)皮质、灰质病变:随年龄、动物种系和手术技术的不同,在报道中存在差异。虽然在大脑皮质和海马中未发现形态学异常,但有研究显示海马 CA1 区有轻度细胞脱落现象。

5)行为学评价:该模型由于存在明显的视神经损伤,应注意空间工作记忆的正确行为学评价。Morris 水迷宫实验发现,术后 4 周时空间学习能力受损,20 周损伤加重;16 个月时八臂迷宫实验发现空间工作记忆损伤明显。术后 30 d,未观察到物体识别测试异常;而术后 60 ~ 90 d 观察到物体识别测试明显异常。

6)感觉、运动功能:该模型未发现明显的感觉/运动障碍。

2. 双侧颈总动脉分次永久结扎法

(1)方法[10-14]:一次结扎一侧 CCA,间隔 1 周后结扎另一侧 CCA,其他手术操作步骤同"双侧颈总动脉一次永久结扎法"。

(2)特点:①术后 7 d,双侧 CCA 分次结扎法动物存活率(86.7%),明显高于一次结扎法(40.0%)($P<0.05$)。②术后 8 周与 12 周,分次结扎法模型大鼠 Morris 水迷宫测试中定位航行实验与空间探索实验测定的空间学习记忆能力明显降低($P<0.05$),与双侧 CCA 一次性结扎法比较无显著性差异。③分次结扎法与一次结扎法的模型大鼠在脑组织皮质、灰质及白质病变等方面无明显差异。

3. 双侧颈总动脉不完全性结扎法

(1)方法[15]:大鼠术前 12 h 禁食不禁水。以水合氯醛(350 ~ 400 mg/kg)或戊巴比妥钠(50 ~ 60 mg/kg)腹腔注射麻醉,仰卧位固定于手术台上,颈前部手术区域去毛,碘酒消毒,颈前部正中切口,钝性分离双侧 CCA,取去尖长度 40 mm,直径 0.3 mm 的针灸针与 CCA 同时结扎,之后抽去针灸针。余同"双侧颈总动脉分次永久结扎法"。

(2)特点:①术后 7 d,不完全性结扎法大鼠存活率 85.0%,明显高于传统完全性结扎法(存活率 35.0%)。②术后 4 周、8 周,与假手术组比较,不完全性结扎法大鼠逃避潜伏期明显缩短($P<0.05$),穿越平台错误次数增多($P<0.05$),而与传统完全性结扎法比较无显著性差异($P>0.05$)。③不完全性结扎法与传统完全性结扎法具有相似程度的脑组织病理形态学特征。

4. 双侧颈总动脉反复缺血再灌注法

(1)双侧颈总动脉反复缺血再灌注与硝普钠降血压法

1)方法[16-17]:将大鼠用 10% 的水合氯醛腹腔注射麻醉(350 mg/kg),置仰卧固定在手术台上,常规皮肤消毒,颈腹侧正中切口,分离双侧 CCA。在夹闭双侧 CCA 之前,腹腔注射硝普钠注射液(2.5 mg/kg,用无菌蒸馏水溶解),随即用无创伤动脉夹夹闭双侧 CCA 10 min,放开动脉夹再通 10 min,再夹闭 10 min,再通后缝合伤口,放回笼中保温饲养。假手术组大鼠麻醉及手术过程与模型组相同,但不阻断 CCA,不注射硝普钠。

2)特点:手术后 7 d、25 d,与假手术组比较,模型大鼠出现明显的认知功能障碍,Morris 水迷宫定位航行能力和空间探索能力降低;纹状体 AChE 活性明显降低,而大脑皮质 AChE 活性无明显变化。

(2)双侧颈总动脉反复缺血再灌注与尾端放血法

1)方法[18-19]:将大鼠用水合氯醛(350 mg/kg)腹腔注射麻醉,颈正中部常规消毒后切口分离双侧 CCA,套"4"号丝线扣,拉紧丝扣,阻断血流 10 min 后松开丝扣使血液灌注 10 min,共重复 3 次,同时在距尾尖 1 cm 处剪断放血约 1 mL 后热凝止血。第 3 次再灌注后观察 30 min 后缝合皮肤,切口局部注射庆大霉素 0.2 万 U,术后肌内注射青霉素 0.2 万 U/d,连续 3 d。假手术组大鼠仅分离双侧 CCA。

2)特点:行为学检测结果表明,模型大鼠有明显的学习、记忆障碍,海马组织乙酰胆碱(ACh)含量持续降低,神经元明显减少,缺血坏死明显。

(3)双侧颈总动脉反复缺血再灌注与高脂血症法

1)方法[20-21]:首先将实验大鼠用高脂饲料喂养 1 个月,经测定证实血脂异常增高后,大鼠以 10% 水合氯醛腹腔麻醉(0.4 mL/100 g),颈部正中切口,分离左、右 CCA 并套以 0 号丝线扣,向上提起丝线扣以阻断双侧 CCA,缺血 10 min 后放松丝线扣恢复灌流 10 min,反复 3 次,最后恢复血供,缝合皮肤,术后护理并继续高脂喂养。假手术组只游离双侧 CCA 而不行缺血再灌手术。

2)特点:高脂血症大鼠脑反复缺血再灌流后,水迷宫实验出现明显的空间学习记忆障碍,跳台法和避暗法的潜伏期缩短,错误次数增加,且与非高脂血症大鼠比较有显著性差异。

【观察指标】

1.行为学评价

(1)Morris 水迷宫分析系统[22-24]

1)实验装置与条件:Morris 水迷宫主要由圆形水池、摄像机、广角变焦镜头、监视器、图像采集卡及 Motanaly 软件等记录显示系统组成。水池直径 180~200 cm,深 50 cm,水深 30 cm,水温(22±1)℃,室温(26±1)℃,池壁上 4 个等距离点分水池为 4 个象限,任选一象限在中央放置平台。平台颜色和水池颜色一致,平台距池壁 22 cm 处,直径 12 cm,高 29 cm,平台没于水面下 1 cm,训练期间保持水池周围环境安静,参照物保持不变。图像采集分析系统记录动物游泳轨迹数据用于指标的提取及分析。

2)定位航行实验:术后第 10 天,从任一象限开始将大鼠面向池壁随机放入水中,记录大鼠找到平台的时间(逃避潜伏期),找到平台休息 1 min,如果 2 min 内找不到平台,则逃避潜伏期 2 min,引导动物到平台休息 1 min,再按顺时针方向由 1 个象限入水进行,每次 3 个象限。每只鼠每天上、下午各训练 1 次,连续 5 d。根据实验需要,于给药后不同时间分别进行定位航行实验。

3)空间探索实验:末次定位航行实验结束 24 h 后,撤除平台,由固定象限作为入水点,将大鼠面向池壁放入水中,进行空间探索能力测试,分别记录动物首次穿越原平台位置的时间(潜伏期)、2 min 内穿越原平台相应位置的次数、各象限游泳时间与路程、总游泳路程等指标,按下式级计算在原平台象限(第Ⅲ象限)路程占总路程的百分比(Ⅲ/T)。

$$Ⅲ/T(\%)=原平台象限路程/总路程\times 100\%$$

(2)跳台法[25]:将动物放入跳台箱内适应3 min,然后底部铜栅通以36 V交流电,动物受到电击,正常反应是跳上平台躲避伤害性刺激。记录5 min内跳下平台的次数(受电击次数),即错误次数(error times,ET),以此作为学习成绩。训练期内如果该动物未跳下平台则弃去不用。24 h后,将动物再次放在平台上,观察记录动物第一次从平台跳下所需的时间,即跳台潜伏期(step down latency,SDL)和3 min内跳下平台的次数(错误次数),以此作为记忆成绩。若观察期内动物未跳下平台,ET记为0,SDL记为3 min。

(3)避暗法[25]:将动物面向洞口置于明暗箱的明室内,大鼠因其嗜暗习性进入暗室,受电击后逃离暗室,回到明室内。当动物四肢均进入暗室时,通以36 V的交流电,记录动物自放入明室至进入暗室受到电击所需的时间,即潜伏期。将潜伏期大于30 s的大鼠剔除。24 h后,重复测试,测定并记录进入暗室的动物数、潜伏期和5 min内受电击的次数(错误次数)。

(4)Y型电迷宫法[26-28]

1)实验装置:Y型电迷宫由三等分辐射式迷路箱和控制仪组成。迷路箱由等长的Ⅰ、Ⅱ、Ⅲ臂和三者的交界区组成。箱底铺设直径0.2 cm、长14 cm、间距1 cm的电栅。臂的内壁均贴有可导电的薄层铜片。每臂长45 cm,顶端各装一盏15 W的刺激信号灯。Y型电迷宫的控制仪有电压控制按钮、延时控制按钮、自动控制按钮和Ⅰ、Ⅱ、Ⅲ、0四个按钮,当分别按下Ⅰ、Ⅱ、Ⅲ按钮时,相应臂的信号灯亮,此时该臂不通电为安全区(红灯区),另外无灯光的两臂及交界区均通电而成为非安全区(电击区)。按下0按钮,则三臂均不通电,但交界区通电。信号灯亮后,稍停片刻电栅才开始通电,这一短暂的间歇期由延时控制按钮调节。也可按自动控制按钮,使灯光和通电由控制仪自动控制。

2)动物筛选:①将大鼠放入Y型电迷宫箱中适应3~5 min后,给予适当电击,使其对3臂均探索进入为止。选择活跃、对电击反应较敏感、逃避反应迅速的大鼠,淘汰反应过于迟钝或特别敏感的大鼠。②预选出达到连续2次正确反应、电击次数≤3次、对电击反应较敏感的大鼠供实验用。③在上述初步筛选的基础上,通过正式迷宫训练,淘汰达不到学会标准(学不会)的大鼠。

3)学习测试:有以下几种方法。①随机休息法:安全区以无规则次序变换,以训练大鼠辨别灯光刺激及安全方位的能力。大鼠受电击后逃到安全区后,灯光继续作用10~15 s,熄灯后结束一次测试,大鼠所在支臂就作为下一次测试的起点,两次测试时间间隔为30 s或休息1 min后再予以第2次测试,依次重复,测试至达到连续9/10标准。②随机不休息法:安全区以无规则的次序变换。开始时,对大鼠所在支臂与另一支臂通电,动物在电击下逃窜至灯光区后,再保持10 s或30 s为一次测试。然后以动物所在支臂为下次测试的起始位置进行下一次测试。③顺序法:三臂末端小区按Ⅰ→Ⅱ→Ⅲ→Ⅰ臂轮流作为起步区或安全区。

以上具体方法还可以进一步划分为两类:①每天固定训练次数,一般为20次,连续训练3~4 d,大鼠一般都能达到学会标准。②不固定训练次数,采取分段连续训练法,即每训练10次,休息1 min,连续训练直到学会为止,训练在一天内完成。一般第一类方法较为多用。

4)记忆测试:学习测试24 h、48 h、1周、30 d后,再以同样方法测试至9/10标准。正确反应次数定为 A,以 A/10 表示记忆的保持的能力,此值与记忆力呈正相关。

5)测试指标:有以下几种。①达标所需的训练次数(电击次数、反应次数、测试次数):用动物学习达到学会标准前所需的测试数,表示其空间分辨反应的学习记忆成绩。所需次数越少说明学习速度越快或学习能力越强;所需次数增多,提示学习记忆能力下降。②达标所需的天数:记录每只大鼠达到学会标准所用的日数。平均达标所需的天数越多,表示达到学会标准所需时间越长,则学习、记忆成绩下降圈。③错误次数(error number,EN):一个实验日完成所有反应中错误反应的次数。④全天总反应时间(total reaction time,TRT):动物的反应时(潜伏期)指从信号灯亮开始至大鼠第一次逃至灯亮区为止所耗的时间,全天总反应时是一个实验日(全天)完成所有反应(包括正确反应和错误反应)所需时间。EN 反映大鼠反应的正确程度,TRT 则反映大鼠反应时间的长短,可综合评价大鼠的学习记忆能力。⑤主动回避率:大鼠在灯亮后但未通电的 5 s 内完成逃避反应的次数占总反应次数的百分率。安全区灯亮,电刺激尚未开始时,大鼠即逃往安全区,表明大鼠已经形成了明暗辨别条件反射(主动回避反应)。⑥正确反应率(行为正确率):正确反应数占总测试数的百分比。⑦全组正确率:学会动物数占该组动物总数的百分比。⑧三天学会率:训练第三天学会标准的动物数占该组动物总数的百分比。

6)判定标准:①大鼠受电击后从起步区直接逃到安全区为"正确反应",若逃到无灯光的任何另一臂,则记为"错误反应"。②以大鼠在足底通电后 10 s 内一次性跑向安全区为正确反应,否则为错误反应。

7)达标标准:①以连续 10 次中有 9 次或以上正确反应(正确反应率≥90%)定为达标(学会标准)。②连续 10 次电击均为正确反应。③以连续 20 次测试中有 18 次或以上正确反应(行为正确率≥90%)为达学会标准。④每个实验日进行 20 次训练测试,以 EN≤2 次、TRT≤120 s 作为判定大鼠学会的标准。

(5)穿梭箱法[29-31]

1)实验装置:现行的穿梭箱(shuttle box)实验系统由箱体、控制电路、检测电路、刺激器和微机构成。①箱体:大小为 48 cm×21 cm×25 cm,箱内有一可抽动垂直隔板,将穿梭箱等分为左、右两室,室间有小门相通。两室下方有活动抽屉,便于清除动物的排泄物。两室底部为不锈钢栅,栅间距为 1 cm,加非条件刺激(unconditioned stimulus,US)时有电流通过,电击动物足底,两室的顶盖上配置有灯泡(光刺激)和噪声发生器(声刺激),用来产生条件刺激(conditioned stimulus,CS)。②控制电路:通过控制电路实现计算机各种控制命令以自动控制各种刺激信号的开启和关闭。③检测电路:在穿梭箱左室底部装有一按键开关,当大鼠处于左室时压下开关,反之开关弹起。通过检测电路可以检测出动物在穿梭箱的哪个室,并将信号传送给计算机。④电流刺激器:电流刺激器由计算机控制可产生电流,采用恒流脉冲刺激,避免动物皮肤接触阻抗不同而造成的影响,优于电压刺激,电流强度(0~100 mA)可程控。

2)测试:先让动物在测试箱中自由活动 5 min,以消除探究反射。训练时首先施加条件刺激,在条件刺激时程内,如果检测到动物穿梭反应,就发生了主动回避反应(active avoidance response,AAR),关闭刺激,结束当次训练,没有检测到动物穿梭,则施加非条件刺激,在非条件刺激时程内,若检测到穿梭,则发生了逃避反应(escape response,ER)或被动回避反应(passive avoidance response,PAR),关闭刺激,结束当次训练。在非条件刺激时程结束,还没有检测到穿梭,则训练失败。一次训练结束,间隔一段时间开始下一次训练,全部训练结束,计算机自动显示出每次训练的波形,并判定每次实验结果及穿梭的潜伏期(从条件刺激开始到发生穿梭反应的时间)。统计出总的训练次数、穿梭反应的平均潜伏期(从条件刺激开始到发生穿梭反应的时间)、主动回避反应次数、被动回避反应次数、失败次数、习得率(发生穿梭反应的次数与总的训练次数之比)等。

(6)操作性条件反射[32-35]:操作性条件反射(operant conditioning)是 Skinner 1938 年提出,其发明的基本实验装置称之为斯金纳箱(Skinner box)。箱壁一边有一个可供按压的杠杆(大多是一块金属板),在杠杆旁边有一个承受食物的小盒紧靠着箱壁上的小孔,小孔外是食物释放器,其中贮有颗粒形食物。动物在箱内按一下杠杆,即有一粒食物从小孔口落入小盒内,动物可取食。一只大鼠禁食 24 h 后被放入箱内,开始它在箱内探索,偶尔按压了杠杆,获得食丸。大鼠开始可能并没有注意到食物落下,但若干次重复后,就形成了压杆取食的条件反射。以后稍有改进,如外包隔音箱,食物释放装置由程序控制等,可测试动物能否学会按 3 次杠杆以得到食物,或间隔一定时间按压杠杆才能得到食物。对不同物种的动物,其设计稍有不同。

1)限制饮食:每只大鼠每天给予饲料 17 g、纯水 30 mL、8% 蔗糖水 30 mL,连续 10 d,体重在行为实验开始时控制在正常喂养体重的 80% ~90%。

2)奖赏训练:连续 3 d。奖赏物质为液体(8% 蔗糖水,同),蓝灯为正确信号灯,亮灯持续时间为 10 s,3 d 的奖赏物质次数分别为 30、25、20; 奖赏时间误差为正负 10 s;实验时长为 20 min。在奖赏训练过程中,奖赏物质的给出为随机误差间隔,在提示信号灯亮之后 0.1 s 奖赏物质给出。观察指标:踏板次数(lever pressings,LPs)、鼻触次数(nose pokes,NPs)、奖赏获得次数(rewards,Rs)、正确踏板次数(correct LPs,CLPs)、错误踏板次数(incorrect LPs,ELPs)、准确率(correct rate,R)。NPs 作为评价动物是否进入下一阶段训练的行为指标。

3)奖赏操作训练:连续 10 d。奖赏物质为液体,蓝灯为正确信号灯,亮灯持续时间 10 s。奖赏获得踏板次数 1,实验时长 30 min,终止条件为实验时间到或获得奖赏物质 50 次。动物在连续 3 d 的训练中以获得 50 次奖赏物质结束实验,则被视为习得操作式条件反射可进入下一阶段实验。

4)连续多次操作能力测试:连续 6 d。奖赏物质为液体,蓝灯为正确信号灯,亮灯持续时间为 10 s,奖赏获得踏板次数为 2 或 4,连续操作间隔为 2 s 或 3 s。实验时长为 30 min,终止条件为实验时间到或获得奖赏物质 50 次。

5)信号辨识学习测试:连续 5 d。奖赏物质为液体,蓝灯为正确信号灯,红灯为错误信号灯,奖赏获得踏板次数 1,实验时长为 28 min,交替间隔为 120 s。在此阶段,动物需对给出的两种不同信号灯的定义进行辨识记忆。在蓝色信号灯给出时,动物进行踏板操作可以获得奖赏物质,而红色信号灯给出时则不能获得奖赏物质。

6)信号辨识消退测试:无奖赏物质,蓝灯为正确信号灯,红灯为错误信号灯,正确奖赏操作次数 1,实验时长为 20 min,交替间隔为 120 s。实验流程与学习阶段相同(除出现条件刺激信号并没有奖赏物质的给出外),目的在于去除奖赏物质后考察动物对不同信号记忆的再现能力。

2. 影像学检查　采用功能性磁共振成像(fMRI)影像学技术,可同时从血管结构、脑组织功能、代谢上敏感地显示大脑低灌注损伤的范围和程度。

3. 神经生化指标

(1)ACh 含量测定[36-37]:取脑后立即在冰盘上分离皮质、海马,称湿重后置于预冷的盛有 PBS(0.9 mL,0.01 mol/L,pH 值7.0)和0.1 mL 1.5×10^{-3}新斯的明的玻璃匀浆管中,冰浴中匀浆后离心(4 000 r/min,5 min),取上清液,加入等体积的三氯乙酸沉淀蛋白质后离心(1 500 r/min,15 min),取上清液,再加入等体积的碱性羟胺、三氯化铁、HCl(1 mol/L)混匀后,用 PBS(0.01 mol/L,pH 值 7.0)稀释至 3 mL,于 540 nm 处测其吸光值,平行法计算 ACh 含量。

(2)AChE 活性测定[35-36]:取脑后用潮湿滤纸除去血液,在冰盘中分离右侧大脑半球皮质和纹状体组织,称重。在冰浴上按 1∶9(*W/V*)加入 4 ℃匀浆介质(生理盐水),高速细胞粉碎机匀浆(14 000 r/min,30 s),3 500 r/min 离心 10 min。取上清液以考马斯亮蓝法测定蛋白含量,分装于-70 ℃冰箱保存备用。按试剂盒操作说明,在紫外分光光度计 412 nm 波长处比色测定脑皮层和纹状体组织 AChE 活性。

4. 脑组织病理学　将动物过量麻醉下处死,取脑组织浸入 10% 甲醛溶液固定,取视交叉后 4 mm 处至小脑前的脑组织,常规石蜡包埋、切片,HE 或 Nissl 染色,光镜下观察大脑皮层、海马神经细胞的变性损伤及胶质细胞增生等形态学变化。

【注意事项】

(1)钝性分离双侧 CCA 时,应避免损伤周围的气管和神经。

(2)进行行为学检测时:①保持实验室安静,光线不宜过强,尽量避免给动物额外刺激。②实验中应及时清除铜栅上的粪便等杂物,以免影响刺激鼠的电流强度。③动物在 24 h 内有其活动周期,故每次实验应选择同一时间(上午 8 ~ 12 点或下午 1 ~ 4 点),前后 2 d 的实验要在同一时间内完成。

【模型评价】[38-39]

(1)阻断双侧颈总动脉 VCI 模型是一种长期低灌注,形成慢性大脑供血不足,导致的脑组织渐进性损害,使学习记忆损害程序性加重,能较好地模拟人类由于血管粥样硬化使头颈动脉逐渐狭窄所致的慢性大脑供血不足和痴呆状态,且在结扎术后 2 ~ 3 个月学习记忆能力仍无恢复趋势,有利于药物疗效的动态观察。

(2)手术简单、创伤小、重复性好、痴呆率高,可用于痴呆病理生理机制和治疗药物的疗效评价研究。

(3)由于提供的是全脑不完全性缺血模型(慢性低灌注),对脑外的其他脏器也有不同程度的影响,且与人类脑梗死通常由单一脑动脉闭塞所导致的情形不同。

【参考文献】

[1] CHOY M,GANESAN V,THOMAS D L,et al. The chronic vascular and haemodynamic response after permanent bilateral common carotid occlusion in newborn and adult rats[J]. J Cereb Blood Flow Metab,2006,26(8):1066-1075.

[2]FARKAS E,LUITEN P G,BARI F. Permanent,bilateral common carotid artery occlusion in the rat:a model for chronic cerebral hypoperfusion-related neurodegenerative diseases[J]. Brain Res Rev,2007,54(1):162-680.

[3]JUMA W M,LIRA A,MARZUK A,et al. C-reactive protein expression in a rodent model of chronic cerebral hypoperfusion[J]. Brain Res,2011,1414:85-93.

[4]NI J,OHTA H,MATSUMOTO K,et al. Progressive cognitive impairment following chronic cerebral hypoperfusion induced by permanent occlusion of bilateral carotid arteries in rats[J]. Brain Res,1994,653(1-2):231-236.

[5]STASIAK A,MUSSUR M,UNZETA M,et al. The central histamine level in rat model of vascular dementia[J]. J Physiol Pharmacol,2011,62(5):549-558.

[6]WASHIDA K,HATTORI Y,IHARA M. Animal models of chronic cerebral hypoperfusion: from mouse to primate[J]. Int J Mol Sci,2019,20(24):6176-6195.

[7]TOMIMOTO H,IHARA M,WAKITA H,et al. Chronic cerebral hypoperfusion induces white matter lesions and loss of oligodendroglia with DNA fragmentation in the rat[J]. Acta Neuropathol,2003,106(6):527-534.

[8]REN C,LI N,LI S,et al. Limb ischemic conditioning improved cognitive deficits via eNOS-dependent augmentation of angiogenesis after chronic cerebral hypoperfusion in rats[J]. Aging Dis,2018,9(5):869-879.

[9]LIU H X,ZHANG J J,ZHENG P,et al. Altered expression of MAP-2,GAP-43,and synaptophysin in the hippocampus of rats with chronic cerebral hypoperfusion correlates with cognitive impairment[J]. Brain Res,2005,139(1):169-177.

[10]王兴华,李露斯.两种大鼠2VO模型制作方法的比较[J].第三军医大学学报,2004,24(12):1496.

[11]黄新武,李华,秦大莲,等.不同时点分别结扎左、右颈总动脉建立大鼠血管性痴呆模型[J].中国老医学杂志,2010,30(7):2006-2007.

[12]黄文革,郭芬芬,刘慰华,等.血管性痴呆动物模型制作力法的改良[J].中国比较医学杂志,2011,21(5):49-52.

[13]NYITRAI G,SPISáK T,SPISáK Z,et al. Stepwise occlusion of the carotid arteries of the rat:MRI assessment of the effect of donepezil and hypoperfusion-induced brain atrophy and white matter microstructural changes[J]. PLoS One,2018,13(5):e0198265.

[14]SORIA G,TUDELA R,MáRQUEZ-MARTíN A,et al. The ins and outs of the BCCAo model for chronic hypoperfusion:a multimodal and longitudinal MRI approach[J]. PLoS One,2013,8(9):e74631.

[15]葛侠,张庆萍,汪克明,等.血管性痴呆大鼠模型两种复制方法的比较[J].湖南中医药大学学报,2015,35(1):16-18.

[16]王蕊,杨秦飞,唐一鹏,等.大鼠拟"血管性痴呆"模型的改进[J].中国病理生理杂志,2000,16(10):914-916.

[17]王军,黄启福,贾士奇,等.生姜水提物对血管性痴呆模型大鼠的影响[J].医学研究

杂志,2008,37(8):33-37.

[18]藺心敬,李吕力,王铁建,等. 血管性痴呆大鼠模型的制备与评价[J]. 中国比较医学杂志,2006,16(12):733-735.

[19]藺心敬,殷舞,李吕力,等. 拟血管性痴呆动物模型制备的实验研究[J]. 陕西医学杂志,2008,37(2):150-152.

[20]唐启盛,黄肩福,郭建文. 高脂血症大鼠缺血再灌流诱发行为学障碍模型的实验研究[J]. 北京中医药大学学报,1997,20(5):34-38.

[21]雷燕,黄启福,王永炎. 复圣散对高脂大鼠脑缺血再灌后的脑保护作用[J]. 中国中医基础医学杂志,1999,5(12):22-26.

[22]MORRIS R G M. Spatial localization does not depend on presence of local cues[J]. Learning Motivation,1981,12(2):239-260.

[23]周娇娇,阙建宇,于雯雯,等. Morris 水迷宫检测动物学习记忆水平的方法学[J]. 中国老年学杂志,2017,37(24):6274-6277.

[24]武海霞,吴志刚,刘红彬,等. Morris 水迷宫实验在空间学习记忆研究中的应用[J]. 神经药理学报,2014,4(5):30-35.

[25]徐叔云,卞如濂,陈修. 药理实验方法学[M]. 北京:人民卫生出版社,2002:826-828.

[26]张博爱,张军艳,朱红灿,等. 电迷宫训练对全脑缺血大鼠学习记忆能力的影响[J]. 郑州大学学报(医学版),2008,43(2):342-345.

[27]王跃春. Y 型电迷宫在大鼠学习记忆功能测试中的合理运用[J]. 中国行为医学科学,2005,14(1):69-30.

[28]冯婷,李峰,宋月晗,等. Y 型电迷宫在学习记忆研究方面的改良[J]. 现代生物医学进展,2012,12(6):1164-1166.

[29]鲁燕侠,张癸荣,聂凌云,等. 不同实验条件对穿梭箱系统研究大、小鼠学习记忆行为学的影响[J]. 中国药理学通报,2012,28(6):787-791.

[30]卓豫,吴宝明,王景周,等. 一种全程控的大鼠穿梭箱主动回避反应实验系统及其应用[J]. 重庆医学,2006,35(10):926-927.

[31]赵邦云,黎海蒂,高恩泉,等. 微机控制的大鼠四路穿梭箱主动回避反应实验系统[J]. 中国临床康复,2004,8(4):432-433.

[32]SKINNER B F. Preface to the behavior of organisms[J]. J Exp Anal Behav,1988,50(2):355-358.

[33]邹岗,金国章,胥彬. 操作式条件反射在神经药理学中的应用[J]. 生理科学进展,1963,5(1):58-66.

[34]乔德才,刘晓莉. 建立操作式条件反射动物模型的实验性研究[J]. 中国运动医学杂志,1999,18(3):252-254.

[35]石哲,陈善广,陈玲玲,等. 奖励性操作式条件反射任务在大鼠学习记忆研究中的应用[J]. 中国实验动物学报,2012,22(4):9-15.

[36]KUMAGE Y,MATSUI Y. Output tissue levels and synthesis of acetylcholine during and after transient forebrain ischemia in the rat[J]. J Neurochem,1991,56(4):1169-1173.

[37]王平,李平,张六通,等.醒脑益智方对SAM-P/10L老化痴呆鼠脑皮层、海马、纹状体ACh、ACE活性的影响[J].中国老年学杂志,2000,20(2):102-103.
[38]曾贵刚,李峻,彭海东,等.大鼠血管性痴呆动物模型的研究进展[J].中国比较医学杂志,2012,22(3):50-55.
[39]王群,王拥军.啮齿类血管性痴呆动物模型[J].中国卒中杂志,2015,10(4):279-283.

二、大鼠颈动脉狭窄法认知障碍模型

【基本原理】

通过在大鼠双侧颈总动脉(CCA)放置Ameroid缩窄环,引起双侧CCA渐进性狭窄(gradual common carotid artery stenosis,GCAS),导致慢性脑低灌注(CCH),建立大鼠血管性认知障碍(VCI)或皮质下缺血性血管性痴呆(subcortical ischemic vascular dementia,SIVD)模型。

【实验材料】

1.药品试剂　①兔抗胶质纤维酸性蛋白(glialfibrillary acidic protein,GFAP)抗体(星形胶质细胞标记物),兔抗离子钙接头蛋白抗原(ionized calcium bindingadaptor molecule-1,Iba-1)抗体(小胶质细胞标记物),兔抗GST-π抗体(少突胶质细胞标志物),鼠抗神经丝H非磷酸化(SMI32)抗体(受损轴突标记物)等。②麻醉药物:氯胺酮、水合氯醛、戊巴比妥钠、氟烷等。③10%甲醛或4%多聚甲醛。④其他:磷酸盐缓冲液(phosphate buffer saline,PBS)、75%乙醇。

2.仪器设备　①Ameroid缩窄环(Ameroid constrictor):由不锈钢外壳和可吸水膨胀的酪蛋白内层组成(内径0.5 mm,外径3.25 mm,长度1.28 mm),酪蛋白成分因吸收水分而逐渐膨胀,导致其所包裹的动脉腔渐进性狭窄和闭塞。③其他:激光多普勒血流仪(laser Doppler flowmetry,LDF),激光散斑血流成像仪(laser speckle imaging,LSI),Y型电迷宫,八臂放射迷宫,Morris水迷宫等。

3.实验动物　12~14周龄雄性京都Wistar大鼠(Wistar-Kyoto rats,WKY)或自发性高血压大鼠(spontaneously hypertentive rat,SHR),体重280~350 g。

【方法步骤】

将动物用1.5%氟烷吸入麻醉,75%乙醇消毒颈前皮肤,颈正中切口,暴露分离双侧CCA,剪开颈动脉鞘,将CCA与迷走神经分离,用4-0丝线分别穿过左、右两侧CCA并轻轻抬起,放置Ameroid缩窄环。手术期间使用反馈控制的加热垫维持直肠温度36.5~37.5 ℃,并在20 min内完成。

【观察指标】

1.行为学评价　参见本节“大鼠颈动脉阻断法认知障碍模型”。

2.脑血流量(CBF)测定　异氟醚麻醉,头皮中线切口,前囟点后2 mm和侧3 mm处开一直径3 mm的圆孔,用激光散斑血流成像仪记录额叶皮质CBF。

3. 影像学检查 参见本节“大鼠颈动脉阻断法认知障碍模型”。

4. 病理组织学检查 动物深度麻醉下开胸充分暴露心脏,自心尖插入灌注针头直至主动脉,剪开右心耳,开放静脉血。灌注 PBS 至流出液澄清为止,换用4%多聚甲醛磷酸盐缓冲液继续灌注至全身僵硬,肝脏发白为止。取出大脑放入4%多聚甲醛中固定,常规石蜡包埋,经海马冠状切片,分别进行 HE、Nissel、Klüver-Barrera 及相关的免疫组化染色,光镜下观察脑组织病理形态学改变。其中,白质病变按严重程度分为4级:0级,正常;1级,神经纤维排列紊乱;2级,有明显空泡形成;3级,有髓鞘神经纤维消失。计算免疫组化切片中 GFAP 免疫阳性星形胶质细胞、Iba1 免疫阳性小胶质细胞、GST-π 免疫阳性少突胶质细胞、SMI 32 免疫阳性轴突的百分比面积。

【模型特点】

(1)脑血流量于术后3 h 时开始下降(78.2%),7 d 时达到68.3%,28 d 时逐渐恢复到82.4%。

(2)空间学习记忆能力显著降低。

(3)术后28 d,模型动物出现明显的皮质下白质损伤,GFAP 免疫阳性星形胶质细胞、Iba1 免疫阳性小胶质细胞及 TNF-α 表达显著增加。

【注意事项】

参见本节“大鼠颈动脉阻断法认知障碍模型”。

【模型评价】

1. 优点 ①颈动脉狭窄法大鼠模型可以避免双侧 CCA 永久性结扎模型中观察到的急性 CBF 下降和由此产生的急性炎症反应。②术后28 d,CBF 逐渐持续下降,并伴有白质缺血性损伤;术后32 d 出现运动能力下降和工作记忆障碍,比双侧 CCA 永久性结扎法更准确地复制了慢性脑灌注不足 VCI 的主要特征。③由于平滑肌细胞迁移和巨噬细胞侵入内膜,Ameroid 缩窄环诱导 CCA 内膜增厚,可导致近80%管腔面积狭窄,模拟了早期动脉粥样硬化的部分病理特征。

2. 缺点 与双侧 CCA 阻断法模型大鼠相似,脑组织未见微血管病变,与大多数人类由高血压、糖尿病和遗传因素引起微血管病变从而导致 VCI 并伴有皮质下梗死的脑动脉病和脑白质病不尽吻合。

【参考文献】

[1] KITAMURA A, FUJITA Y, OISHI N, et al. Selective white matter abnormalities in a novel rat model of vascular dementia[J]. Neurobiol Aging, 2012, 33(5): 1012. e25-e35.

[2] KITAMURA A, SAITO S, MAKI T, et al. Gradual cerebral hypoperfusion in spontaneously hypertensive rats induces slowly evolving white matter abnormalities and impairs working memory[J]. J Cereb Blood Flow Metab, 2016, 36(9): 1592-1602.

[3] 王艳,王玉娇,谢道俊,等. 血管性痴呆动物模型的实验研究进展[J]. 中医药临床杂志, 2015, 27(11): 1616-1619.

三、大鼠三动脉阻断法认知障碍模型

【基本原理】

在永久性阻断基底动脉（basilar artery）的基础上，采用夹闭与开放双侧颈总动脉（CCA）的方法，导致全脑缺血再灌注损伤，建立大鼠三动脉阻断法（three-vessel occlusion，3-VO）血管性认知障碍（VCI）模型。

【实验材料】

1. 药品与试剂　①麻醉药物：氯胺酮、水合氯醛或戊巴比妥钠等。②标准品：谷氨酸（glutamic acid，Glu）、天冬氨酸（aspartic acid，Asp）和甘氨酸（glycine，Gly）标准品。③试剂盒：超氧化物歧化酶（SOD）、丙二醛（MDA）、三磷酸腺苷（ATP）酶、乙酰胆碱（ACh）、乙酰胆碱酯酶（AChE）试剂盒等。④10%甲醛溶液或4%多聚甲醛溶液。

2. 仪器设备　Morris 水迷宫分析系统，大鼠跳台仪，明暗箱，Y 型电迷宫，穿梭箱，操作性条件反射装置，多导生理记录仪，人工呼吸机，原子吸收分光光度计，紫外分光光度计，高效液相色谱仪，常规手术器械等。

3. 实验动物　成年 SD 或 Wistar 大鼠，雌雄兼用，体重 250 ~ 300 g。

【方法步骤】[1-7]

1. 麻醉与脑电极安装固定　大鼠用10%水合氯醛腹腔注射麻醉（300 mg/kg），俯卧固定于手术台，颅顶常规备皮、消毒，正中矢状切开皮肤，在矢状缝与冠状缝交叉处左前、右后两点颅骨钻孔，各装一银丝皮质脑电极，牙托粉固定。连接标准肢体Ⅱ导联，同步记录脑电图及心电图。

2. 血管分离与气管插管　置仰卧位，颈前部正中纵行切开皮肤，暴露气管并插管，钝性分离双侧 CCA，穿线备用。

3. 基底动脉阻断　在甲状软骨上缘旁开右侧分离血肉至枕骨腹面，先在枕骨嵴旁钻一小孔，再扩大为 3 mm×2 mm 大小的骨窗，暴露基底动脉，挑开硬脑膜，用5-0 丝线结扎（或电凝）延髓腹侧面上的基底动脉。接通人工呼吸机进行人工通气（室内空气，通气量 2 mL/100 g 体重，频率 60 次/min）。

4. 缺血再灌注　结扎基底动脉 10 min 后，夹闭双侧 CCA，10 min 后放开动脉夹，恢复血供，造成全脑缺血再灌流损伤。

5. 其他　假手术组大鼠仅在基底动脉和 CCA 穿线，不结扎和夹闭。

【观察指标】

1. 皮质脑电图[5]　①消失时间：以夹闭双侧颈总动脉开始至皮质脑电图（electroencephalogram，EEG）消失的时间。②出现时间：以恢复血供至 3 s 内连续出现振幅>10 mV、频率>4 次/s的 EEG 的时间。③恢复时间：以恢复血供至连续不断地出现上述 EEG 的时间。

亦可将 EEG 按变化程度分为 5 级[8-9]。Ⅰ级：以缺血前 EEG 振幅频率为标准（100%）。Ⅱ级：振幅频率为缺血前 75%以上。Ⅲ级：振幅频率为缺血前 25% ~75%。

Ⅳ级:振幅频率降至25%以下。Ⅴ级:呈等电位直线。

2.行为学评价　参见本节"大鼠双侧颈总动脉阻断法认知障碍模型"。

3.脑组织SOD活性、ATP酶活性和MDA含量测定[10]

(1)样品处理:取左侧大脑半球,以冰生理盐水冲洗,潮湿滤纸除去血液,沿视交叉冠状切开为前、后两部分,取后半部脑组织,在冰盘中迅速分离后脑皮质,精确称重。在冰浴上按1∶9(*W/V*)加入4 ℃匀浆介质(生理盐水),转入玻璃匀浆器中,高速细胞粉碎机匀浆(14 000 r/min,30 s),3 500 r/min离心10 min。取上清液以考马斯亮蓝法测定蛋白含量后,分装,于-70 ℃冰箱保存备用。

(2)样品测定:严格按试剂盒操作说明于紫外分光光度计660 nm波长处比色测定脑组织Na^+,K^+-ATP酶和Ca^{2+}-ATP酶活性,550 nm波长处测定SOD活性,532 nm波长处测定MDA含量。

4.脑组织氨基酸递质含量测定[10]

(1)样品处理:取左侧大脑半球后半部脑组织,在冰盘中迅速分离前脑皮质,以冰生理盐水冲洗后除去残血,吸干后立即精确称重,按重量比1∶9加入5%三氯乙酸,精确称重。在冰浴上按1∶9(*W/V*)加入4 ℃匀浆介质(生理盐水),转入玻璃匀浆器中,4 ℃ 12 000 r/min离心10 min,取上清液-30 ℃保存待测。测试前标本复溶,4 ℃ 3 000 r/min离心10 min,取上清液测定。

(2)衍生化试剂的配制:75 mg邻苯二甲醛(OPA)、120 μL β-巯基乙醇(β-MCE)溶于1.5 mL甲醇中,加入硼酸缓冲液(pH值10)15 mL,摇匀,避光保存。

(3)对照品溶液的配制:取Glu、Asp和Gly标准品精密称量,置于100 mL量瓶中,加双蒸水溶解制成浓度分别为10 mmol/L的溶液,备用。

(4)衍生化反应:精密量取上述对照品溶液20 μL或样品100 μL,加入2倍量的衍生化试剂,用振荡仪振荡1.5 min,使其充分混匀,完全移入10 mL的量瓶中,加双蒸水稀释到刻度,摇匀,用0.45 μm的滤膜滤过。

(5)色谱条件

色谱柱:ODSC_{18}(4.6 mm×250 mm,5.0 μm)。

流动相:乙腈-四氢呋喃-醋酸盐缓冲液(pH值3.7)配制比例为(34.2∶0.8∶65)。

流速:1 mL/min。EX=330 nm,Em=456 nm。

进样量:5 μL。

5.脑组织病理形态学检查　将动物过量麻醉下处死,取脑组织浸入10%甲醛溶液固定,取视交叉后4 mm处至小脑前的脑组织,常规石蜡包埋、切片,HE或Nissl染色,光镜下观察大脑皮质、海马神经细胞的变性损伤及胶质细胞增生等形态学变化。

【注意事项】

(1)分离、结扎(或电凝)延髓腹侧面上的基底动脉时,要仔细轻柔,尽量减少延髓结构的损伤。

(2)实验过程中应对动物体温进行监测,肛温维持在37 ℃左右。

【模型评价】

1.优点　此模型成功率高,缺血指标的观察明确简单,可根据实验的需要,通过阻断

CCA 时间的长短控制脑缺血的程度,模型的成功与否可通过脑电图翻正反射进行验证,被认为是至今为止最理想的全脑缺血再灌流的动物模型[11]。通过形态学和行为学观察认为,此模型有海马区损伤,出现学习、记忆能力下降,可作为模拟临床的 VCI 或 VD 模型[12-13]。

2. 缺点　操作较复杂,要求较高的手术技巧和熟练程度;手术不当时,容易损伤延髓结构。目前,国内仅有少数学者采用该模型进行全脑缺血再灌注及 VCI 的研究[14]。

【参考文献】

[1]KAMEYAMA M,SUZUKI J,SHIRANE R,et al. A new model of bilateral hemispheric ischemia in the rat-three vessel occlusion model[J]. Stroke,1985,16(3):489-493.

[2]田鹤邨,陈前芬,谢群. 三血管阻断与重开放造成的大鼠全脑缺血再灌流损伤的实验研究[J]. 蚌埠医学院学报,1993(2):113-118.

[3]田鹤邨,张成英,陈前芬. 绞股蓝总皂甙对大鼠全脑缺血再灌流损伤的保护作用[J]. 蚌埠医学院学报,1993,18(2):117-119.

[4]张成英,苗华,田鹤邨,等. 大鼠椎-基底动脉的解剖学观察及其在脑缺血模型中的应用[J]. 中国临床解剖学杂志,1995,13(1):53-55.

[5]李威,范军铭,贾士奇,等. 电针对大鼠全脑缺血再灌流损伤的保护作用[J]. 中国针灸,1996,11:21-23.

[6]HORECKý J,BAčIAK L,KAšPAROVá S,et al. Minimally invasive surgical approach for three-vessel occlusion as a model of vascular dementia in the rat-brain bioenergetics assay[J]. J Neurol Sci,2009,283(1-2):178-181.

[7]HORECKý J,GVOZDJáKOVá A,KUCHARSKá J,et al. Effects of coenzyme Q and creatine supplementation on brain energy metabolism in rats exposed to chronic cerebral hypoperfusion [J]. Curr Alzheimer Res,2011,8(8):868-875.

[8]沈德莉,邱常青,陈尉芸. 左旋千金藤立定对大鼠脑缺血再灌注损伤的保护作用[J]. 中国药理学与毒理学杂志,2001,15(5):395-397.

[9]王绍斌,李卫平,何婷,等. 黄芪提取物对全脑缺血损伤的保护作用[J]. 中国药理学通报,2004,20(3):338-342.

[10]王军,黄启福,刘惠霞,等. 生姜水提物对全脑缺血再灌注大鼠脑组织氨基酸递质的影响[J]. 中国实验方剂学杂志,2011,17(21):122-125.

[11]王军. 大鼠脑缺血模型研究进展[J]. 中医研究,2002,15(5):60-62.

[12]田金州,时晶,林嘉友. 大鼠脑缺血后诱发学习和记忆障碍模型的研究进展[J]. 中国神经免疫学和神经病学杂志,2005,12(1):37-40.

[13]TORRE J C,FORTIN T,PARK G A,et al. Brain blood flow restoration 'rescues' chronically damaged rat CA1 neurons[J]. Brain Res,1993,623(1):6-15.

[14]高东,周中和. 血管性痴呆模型制作的问题[J]. 国外医学老年学分册,2002,23(2):59-61.

四、大鼠四动脉阻断法认知障碍模型

【基本原理】

在永久性阻断双侧椎动脉(vertebral artery)的基础上,采用夹闭与开放双侧颈总动脉(CCA)的方法,导致全脑缺血再灌注损伤,建立大鼠四动脉阻断法(four-vessel occlusion,4-VO)血管性认知障碍(VCI)或血管性痴呆(vascular dementia,VD)模型。

【实验材料】

1. 药品试剂　①麻醉药物:盐酸氯胺酮注射液,水合氯醛或戊巴比妥钠等。②标准品:谷氨酸(Glu)、天冬氨酸(Asp)和甘氨酸(Gly)标准品。③试剂盒:超氧化物歧化酶(SOD)、丙二醛(MDA)、三磷酸腺苷(ATP)酶、乙酰胆碱(ACh)、乙酰胆碱酯酶(AChE)试剂盒等。④10%甲醛溶液或4%多聚甲醛溶液。

2. 仪器设备　Morris水迷宫分析系统,大鼠跳台仪,明暗箱,Y型电迷宫,穿梭箱,操作性条件反射装置,多导生理记录仪,人工呼吸机,原子吸收分光光度计,紫外分光光度计,高效液相色谱仪,常规手术器械等。

3. 实验动物　成年SD或Wistar大鼠,雌雄兼用,体重250~300 g。

【方法步骤】[1-5]

1. 麻醉固定　大鼠用10%水合氯醛腹腔注射麻醉(350 mg/kg),俯卧固定于手术台(或立体定位仪)。

2. 安装电极　颅顶常规备皮、消毒,正中矢状切开皮肤,在矢状缝与冠状缝交叉处左前、右后两点颅骨钻孔,各装一银丝皮质脑电极,牙托粉固定。连接标准肢体Ⅱ导联,同步记录脑电图(EEG)及心电图(ECG)。

3. 阻断双侧椎动脉　颈腹部正中纵行切开皮肤,分离双侧CCA,用两根缝合线分别绕过每侧CCA系一松套(待次日拉套断流用),缝合切口。在枕骨后第1、2颈椎的位置作一约1 cm长的切口,从中央向两侧分离背阔肌和斜方肌,手术显微镜下分离暴露第一颈椎的横突翼并找到左、右横突孔(椎动脉在入脑前从此孔下通过)。用一直径为0.5 mm的电凝针插入横突孔将两侧椎动脉电凝,永久性阻断椎动脉血流。

4. 双侧CCA阻断与开放　24 h后,在大鼠清醒状态下拉双侧CCA套,阻断双侧CCA血流15 min,此为脑缺血期,去除CCA套为再灌注期。亦可采用带硅胶管的动脉夹夹闭两侧CCA,缺血一定时间后开启动脉夹实行再灌流。

【观察指标】

参见本节“大鼠三动脉阻断法认知障碍模型”。

【模型特点】

(1)双侧CCA夹闭后1 min,大鼠翻正反射消失,意识丧失,再通1 h后意识逐渐恢复,翻正反射出现。

(2)模型大鼠空间学习记忆功能显著降低。

(3)模型大鼠海马CA1区神经细胞数量明显减少,残存的神经细胞呈缺血性改变,为瘦长形,核固缩深染,核仁消失,细胞质深嗜伊红或核消失,仅见细胞轮廓,即出现典型的迟发性神经元死亡(delayed neuron death,DND)。

【注意事项】

(1)电凝椎动脉和夹闭 CCA 要彻底,否则脑缺血不完全。一般情况下,如脑缺血较完全则脑电图在 5 min(一般不超过 30 min)内即出现严重抑制或变平。在再灌流实验时,应注意观察颈动脉内血流是否通畅,以免血管内堵塞使再灌受阻。

(2)在实验过程中应对动物体温进行监测并使其维持在 37 ℃(肛温)左右,因脑能量代谢受其影响。

(3)钻透颅骨时勿伤脑组织,分离血管时应将伴行的神经分离,勿一并结扎。

【模型评价】[6-8]

Pulisinelli 大鼠四动脉结扎暂时性全脑缺血再灌注是当今典型并广泛应用于脑卒中和血管性痴呆的病理生理机制及防治药效筛选评价研究动物模型之一,模型大鼠出现脑皮质、海马和纹状体敏感性神经元,特别是海马 CA1 区锥体神经细胞在再灌注后发生迟发性神经元死亡,相关部位脑神经组织细胞发生涉及神经元细胞的炎症、自噬、凋亡等机制的死亡和丢失,并可累及缺血周边脑白质组织和神经元,最终导致学习记忆功能障碍,发展血管性痴呆,其现象和机制与人类脑卒中、卒中后遗症和血管性痴呆类似。

1. 优点　①反复缺血再灌注和长期慢性低灌流是血管性痴呆的重要原因。该模型通过烧灼永久性闭塞了双侧椎动脉,造成长期慢性脑灌注不足;阻断与开放双侧 CCA 造成动物脑组织的缺血再灌注,较好地模拟了 VCI 的发病特点,且缺血后生理指标相对稳定,病理改变较为充分明确,卒中指数低,无明显肢体运动障碍。②该方法可导致大脑严重缺血,具有高度的可重复性。③脑缺血及再灌注损伤程度可通过动脉夹夹闭和开放时间进行控制。④同时在动物麻醉和清醒两种状态下进行,无须进行降压或缺氧处理,减少对其他重要器官病理生理的影响。⑤由于双侧大脑半球缺血,能利用的脑组织较多,可同步进行多种指标的观察与测定。

2. 缺点　操作较为复杂,四条动脉的处理分两步在 2 d 内才能完成,动物死亡率相对较高。

【参考文献】

[1]PULSINELI W A,BRIELEY J B. A new model of bilateral hemispheric ischemia in the unanesthetized rat[J]. Stroke,1979,10(3):267-272.

[2]徐叔云,卞如濂,陈修. 药理实验方法学[M]. 北京:人民卫生出版社,2002:1065-1066.

[3]李爱丽,周钢,范恩学,等. 全脑缺血再灌注血管性痴呆大鼠海马和丘脑 NT-3 及 FGF 的动态变化[J]. 吉林大学学报(医学版),2006,32(1):57-61.

[4]刘娜,李爱丽,邢杰,等. 全脑缺血再灌注大鼠额、颞、顶叶 NT-3 和 FGF 的表达[J]. 中国老年学杂志,2008,28(2):108-109.

[5]李卫东,邓春雷. 电针对血管性痴呆大鼠学习记忆与皮层 nNOS 表达的影响[J]. 针灸临床杂志,2008,24(11):40-43.

[6]王军.大鼠脑缺血模型研究进展[J].中医研究,2002,15(5):60-62.
[7]田金州,时晶,林嘉友.大鼠脑缺血后诱发学习和记忆障碍模型的研究进展[J].中国神经免疫学和神经病学杂志,2005,12(1):37-40.
[8]曾贵刚,李峻,彭海东,等.大鼠血管性痴呆动物模型的研究进展[J].中国比较医学杂志,2012,22(3):50-55.

五、大鼠血管栓塞法认知障碍模型

【基本原理】

采用经颈外动脉(external carotid artery,ECA)逆行插管或颈总动脉(CCA)注射微栓子或血栓诱导剂,通过颈内动脉(ICA)进入颅内,引起多灶性脑梗死(MCI),建立大鼠血管栓塞法血管性认知障碍(VCI)或血管性痴呆(VD)模型。

【实验材料】

1.药品试剂　①麻醉药物:盐酸氯胺酮注射液,水合氯醛或戊巴比妥钠等。②超氧化物歧化酶(SOD)、丙二醛(MDA)、三磷酸腺苷(ATP)酶、乙酰胆碱(ACh)、乙酰胆碱酯酶(AChE)试剂盒等。③10%甲醛溶液或4%多聚甲醛溶液等。④微栓子或血栓诱导剂:同种血栓、有机微血栓、四氧化三铁(Fe_3O_4)、液体石蜡等。

2.仪器设备　Morris水迷宫分析系统,大鼠跳台仪,明暗箱,Y型电迷宫,穿梭箱,操作性条件反射装置,原子吸收分光光度计,紫外分光光度计,高效液相色谱仪,常规手术器械等。

3.实验动物　成年SD或Wistar大鼠,雌雄兼用,体重300~350 g。

【方法步骤】

1.同种血栓栓塞法[1-4]

(1)栓子制备:取同种大鼠,左心室内(颈动脉或股动脉)采血,于37 ℃温箱内干燥,研碎后用200 μm筛孔过筛,应用时取血栓栓子10 mg加生理盐水0.3 mL,配制成3.3 g/L混悬液。

(2)模型方法:将动物用10%水合氯醛腹腔注射麻醉(350 mg/kg),颈正中切开皮肤,剥离胸骨舌骨肌、肩胛舌骨肌与胸骨乳突肌,暴露CCA、ECA与ICA,暂时夹闭CCA,于ECA逆行插管注入栓子溶液0.3 mL,推注同时开放CCA,使栓子通过ICA进入颅内至大脑各动脉,造成多发性脑梗死,然后结扎ECA,缝合皮肤。

(3)模型特点:①模型大鼠学习记忆能力与认知功能明显降低。②血管内皮收缩变性,血管腔内可见红细胞、血小板、纤维素凝集。③栓子在脑内多部位分布广泛,100%大鼠手术同侧脑部有栓子存在,少数大鼠在手术对侧脑部有栓子存在,栓塞部位多发而不固定。④海马是发生细胞损伤最常见部位,其次为皮质和纹状体。⑤在梗死灶的中心区域多以坏死的细胞为主,在梗死灶的周围则多见凋亡细胞,这些部位神经细胞的损伤可能是导致学习记忆障碍的主要原因。

2.有机微血栓栓塞法[5-6]

(1)栓子制备:取正常人血浆(含血小板)1 mL迅速加入凝血酶500 U,凝固后置于

0.9%氯化钠溶液中反复漂洗，用超声波细胞粉碎机将其打碎，使栓子直径多为20～40 μm，再用0.9%氯化钠溶液将其配成10 mg/mL的栓子混悬液。

（2）模型方法：将动物用10%水合氯醛腹腔注射麻醉（350 mg/kg），仰卧位固定。颈前部去毛，常规碘酒或75%乙醇消毒后，颈正中切开皮肤，剥离胸骨舌骨肌、肩胛舌骨肌与胸锁乳突肌，充分暴露并分离左侧CCA、ECA、ICA、枕动脉、甲状腺上动脉及其翼腭动脉（pterygopalatine artery，PPA），将枕动脉、甲状腺上动脉用高频电刀电凝并剪断，暂时夹闭颈CCA、PPA，于ECA逆行插管至颈CCA的分叉处后，注入含有有机微血栓的混悬液0.5 mL，推注同时开放CCA，并在不少于30 s的时间内缓慢注入，使栓子通过ICA进入颅内至大脑各动脉，造成多发性脑梗死，然后开放夹闭的PPA，在ECA刺破的伤口处结扎，逐层缝合颈部切口。术后腹腔内注射0.2万U青霉素预防感染。

（3）模型特点：①模型大鼠学习记忆能力明显下降。②手术同侧脑组织多部位可见点片状局部缺血性改变，神经细胞胞体不同程度缩小，细胞质尼氏体减少或消失，核固缩，核碎裂，核溶解。③手术同侧海马CA1、CA2、CA3、垂直部、齿状回等梗死区可见细胞排列稀疏，有明显的细胞脱失，大量的胶质细胞增生，核固缩，细胞质内尼氏体溶解，甚至消失。

3. Fe_3O_4粉静脉注射法[7-8]

（1）模型方法：将动物用戊巴比妥钠腹腔注射麻醉（40 mg/kg），俯卧位固定于脑立体定位仪，常规消毒，正中切开头皮，暴露颅骨。于前囟前2 mm、左旁开2 mm处安装记录电极，参考电极位于远额窦。在记录电极正后方安装一直径5 mm、2 000高斯磁场的小磁铁，自凝牙托水和牙托粉封固。次日，将Fe_3O_4粉56.4 mg/kg溶于1.5 mL生理盐水中，于1 min内经大鼠舌下静脉（或尾静脉）注入。

（2）模型特点：①注射Fe_3O_4粉后2 h，大鼠行走缓慢或不能行走，痛觉反应迟钝，对电刺激反应降低。②模型大鼠电迷宫错误次数（EN）与建模前比较明显增加，总反应时间显著延长。③建模后动物大脑事件相关电位（类P3）潜伏期（P3L）与建模前比较明显延长，振幅（P3A）显著降低。④相关分析显示：EN与类P3L呈正相关，而与类P3A呈负相关。⑤模型大鼠大脑皮质和海马区微血管内有黑色的Fe_3O_4沉积，部分区域细胞排列紊乱、层次不清、有筛状软化灶；海马锥体细胞核深染固缩、变形，细胞质嗜酸性变，部分细胞呈现空泡样变，海马CA1区锥体细胞数量减少甚至脱失。

4. 液体石蜡左心室注射法[9-12]

（1）模型方法：大鼠用4%戊巴比妥钠腹腔注射麻醉（40 mg/kg），仰卧位固定于操作台，将操作台一端抬高2～3 cm，使大鼠处于头低脚高位。将液体石蜡用超声振荡器振荡成石蜡微滴，抽入带7号针头的注射器内，注射器前端留空气少许，便于回血和观察。从胸骨左缘心跳最明显处进针0.5～1.0 cm，见注射器前端气泡随心脏一齐跳动或有大量血液涌入表明针头进入心脏，回抽血液少许，如血液颜色鲜红说明针头进入左心室，将液体石蜡缓慢推入（0.5 mL/kg）。

（2）模型特点：①模型大鼠出现明显的学习记忆功能障碍，正确数、连续正确数和获得率显著降低。②协调运动功能降低。③部分动物大脑白质出现典型的梗死灶，周围伴有脑水肿，皮质部有大量缺血神经细胞。

【观察指标】

1. 学习记忆与认知功能检测　根据研究需要，选择 Morris 水迷宫、大鼠跳台仪、明暗箱、Y 型电迷宫、穿梭箱、操作性条件反射等实验，进行学习记忆与认知功能评价。

2. 脑组织 ACh 含量测定　取脑在冰盘上分离皮质、海马，称湿重后置于预冷的盛有 PBS(0.9 mL,0.01 mol/L,pH 值 7.0)和 0.1 mL 1.5×10^{-3}新斯的明的玻璃匀浆管中，冰浴中匀浆后离心(4 000 r/min,5 min)，取上清液，加入等体积的三氯乙酸沉淀蛋白质后离心(1 500 r/min,15 min)，取上清液，再加入等体积的碱性羟胺、三氯化铁、HCl(1 mol/L)混匀后，用 PBS(0.01 mol/L,pH 值 7.0)稀释至 3 mL，于 540 nm 处测其吸光值，平行法计算 ACh 含量。

3. 脑组织 AChE 活性测定　取脑用潮湿滤纸除去血液，在冰盘中分离右侧大脑半球皮质和纹状体组织，称重。在冰浴上按 1∶9(*W/V*)加入 4 ℃匀浆介质(生理盐水)，高速细胞粉碎机匀浆(14 000 r/min,30 s)，3 500 r/min 离心 10 min。取上清液以考马斯亮蓝法测定蛋白含量，分装于−70 ℃冰箱保存备用。按试剂盒操作说明，在紫外分光光度计 412 nm 波长处比色测定脑皮质和纹状体组织 AChE 活性。

4. 脑组织病理形态学检查　将动物在过量麻醉下处死，取脑组织于 10% 甲醛溶液固定，常规石蜡包埋、切片，HE 或 Nissl 染色，光镜下观察大脑皮层、海马神经细胞的变性损伤及胶质细胞增生等形态学变化。

【注意事项】

严格控制栓子浓度、注入量及注射速度，从而在一定程度上既可保证造模的成功率又可控制动物的死亡率。

【模型评价】[13-18]

1. 优点　①无须开颅，操作简单，创伤相对较小；②模型成功率相对较高，较为接近人类多发性脑梗死认知障碍的病理过程。

2. 缺点　①因栓子的随机性，无法预测栓塞部位与大小；②受累脑组织缺血程度不一，不利于神经症状和脑组织定量分析；③因翼突腭动脉为颈内动脉的分支，栓子经过颈内动脉的同时，易进入翼突腭动脉从而造成颅外梗死；④因颈外动脉的结扎，术后短时间可出现术侧眼睑下垂、眼睛充血、分泌物增多及耳朵肿胀等。

【参考文献】

[1] KANEKO D, NAKAMURA N, OGAWA T. Cerebral infarction in rats using homologous blood emboli: development of a new experimental mode[J]. Stroke, 1985, 16(1): 76-84.
[2] 陈俊抛，田时雨，于微微，等. 多发性脑梗塞痴呆动物模型的研究[J]. 中华神经精神科杂志，1994，27(5)：311-312.
[3] 梅建勋，张云岭，张伯礼. 多发梗塞性痴呆大鼠模型的改进与应用[J]. 中国中西医结合杂志，2000，20(2)：113-115.
[4] 王彤，于建春，姜文，等. 多发梗死痴呆动物模型的改进与评价[J]. 天津中医药，2006，23(3)：234-236.
[5] 应凤博，高燕军，米艳娟，等. 有机微血栓的制作[J]. 承德医学院学报，2008，25(1)：

59-60.

[6]应凤博,薛景凤,高燕军,等.多发性脑梗死性痴呆模型的建立及评价[J].河北医药,2010,32(6):675-678.

[7]林坚,王子栋.血管性痴呆动物模型[J].中国应用生理学杂志,1998,14(1):89-91.

[8]赵小贞,陈春鹏,徐剑文,等.两种血管性痴呆动物模型的研究[J].中国行为医学科学,2003,12(5):484-487.

[9]于向东,崔军,张洪斌.康脑灵胶囊治疗血管性痴呆的实验研究[J].中国实验方剂学杂志,2002,8(5):34-37.

[10]张京立,李文彬,张炳烈,等.长寿灵对大白鼠多发性脑梗塞性痴呆模型的影响[J].中国中西医结合杂志,1997,17(基础理论研究特集):75-78.

[11]陈楷,陈可冀,张国玺,等.益智胶囊对血管性痴呆动物模型影响的实验研究[J].中国中西医结合杂志,1998,18(基础理论研究特集):219-222.

[12]袁红,王青,崔旭,等.复方益智散对多发性脑梗塞痴呆模型大鼠学习记忆功能的影响[J].中国中医基础医学杂志,2002,8(6):36-37.

[13]NARITOMI H. Experimental basis of multi-infarct dementia: memory impairments in rodent models of ischemia[J]. Alzheimer Dis Assoc Disord,1991,5(2):103-111.

[14]ZIVIN J A,DEGIROLAMI U,KOCHHAR A,et al. A model for quantitative evaluation of embolic stroke therapy[J]. Brain Res,1987,435(1-2):305-309.

[15]ROOS M W,ERICSSON A,BERG M,et al. Functional evaluation of cerebral microembolization in the rat[J]. Brain Res,2003,961(1):15-21.

[16]MIYAKE K,TAKEO S,KAIJIHARA H. Sustained decrease in brain regional blood flow after microsphere embolism in rats[J]. Stroke,1993,24(3):415-420.

[17]MAYZEL-OREG O,OMAE T,KAZEMI M,et al. Microsphere-induced embolic stroke: an MRI study[J]. Magn Reson Med,2004,51(6):1232-1238.

[18]BAILEY E L,CULLOCH J,SUDLOW C,et al. Potential animal models of lacunar stroke: a systematic review[J]. Stroke,2009,40(6):e451-e458.

六、大鼠大脑中动脉阻断法认知障碍模型

【基本原理】

大脑中动脉(MCA)是人群脑卒中的多发部位,通过多种方法(线栓法、开颅直接阻断法、光化学法及氯化铁诱导法等)阻断大鼠MCA,造成以MCA支配区脑组织缺血为主的MCA闭塞型(middle cerebral artery occlusion,MCAO)局灶性脑缺血,建立大鼠MCA阻断法血管性认知障碍(VCI)或血管性痴呆(VD)模型。

【实验材料】

1.药品试剂 ①2,3,5-氯化三苯基四氮唑(2,3,5-triphenyl tetrazolium chloride,TTC):用磷酸缓冲液配成1%的染液(pH值7.4)。②麻醉药物:氯胺酮、水合氯醛或戊巴比妥钠等。③10%甲醛溶液或4%多聚甲醛溶液等。④氯化铁($FeCl_3$):用生理盐水配成

50%的浓度，经0.45 μm滤膜过滤后遮光低温保存备用。⑤四碘四氯荧光素二钠（rose bengal，RB），又名孟加拉红、玫瑰红等，分子量为1 017.60，用生理盐水配成5%的浓度，经0.45 μm滤膜过滤后遮光低温保存备用。

2. 仪器设备　①手术显微镜，常规手术器械，4-0尼龙线或钓鱼线。②磁共振成像仪，激光多普勒血流仪（laser Doppler flowmetry，LDF），条件反射箱，Morris水迷宫等。③冷光源：金属卤化灯（150 W，24 V）为发光光源，滤去全部紫外线与红外线，投射出单一绿色光束，波长（560±30）nm，光导纤维输出口至照射区距离为1 mm，光束投射中心直径为3 mm，光照强度为5.6×10^5 cd/m^2，照射中心最高温度为27 ℃。

3. 实验动物　成年SD或Wistar大鼠，雌雄兼用，体重250～300 g。

【操作步骤】

1. 线栓法[1-4]

（1）方法：将大鼠用10%水合氯醛腹腔注射麻醉（300 mg/kg），仰卧固定于手术台，颈部常规备皮、消毒。分离右颈总动脉（CCA）、颈内动脉（ICA）及颈外动脉（ECA）并挂线备用，结扎ECA与CCA，用动脉夹夹闭ICA远心端后，迅速于ECA与ICA分叉处作一切口，从切口处插入一端加热成光滑球形尼龙线（直径为0.25 mm，距球端2 cm处作标记）。线插入ICA后，于入口处稍稍结扎尼龙线与入口处ICA段，然后松开夹闭ICA的动脉夹，继续插入尼龙线至稍有阻力后略回撤，至线插入深度为（18.5±0.5）mm左右，阻塞MCA导致局灶性脑缺血。再次结扎入口处，尼龙线外留约1 cm，缝合皮肤。2 h后轻轻提拉所留线头至有阻力，实现MCAO再灌注。

（2）特点：①MCAO大鼠体重减轻，活动减少，并出现不同程度的运动障碍，神经功能评分明显增加；②术后1个月，Morris水迷宫定位航行实验逃避潜伏期及空间探索实验游泳路径显著延长；③TTC染色绝大多数大脑冠状切面可见皮质部较大的苍白梗死区，部分梗死灶可深达尾壳核；④镜下可见坏死脑细胞，部分出现片状出血，周围带可见较多的单核和淋巴细胞浸润，血管扩张充血；⑤海马CA1区神经细胞结构排列紊乱、稀疏，细胞数明显减少。

2. 开颅法[5-7]

（1）方法：将大鼠用氯胺酮腹腔注射麻醉（100 mg/kg），置左侧卧位固定于手术台上，头右侧手术部位剪毛，常规皮肤碘酊与乙醇消毒。沿右侧耳眼连线中点纵行切开皮肤，分离颞肌，用咬骨钳咬断颧弓，在颧弓根前方用牙科钻行颅骨钻孔，在手术显微镜下分别用眼科剪和眼科镊剪开并小心撕开硬脑膜，暴露MCA。在大脑下静脉和嗅束间用11-0号外科无创伤缝合线结扎（或电凝）MCA，血流中断后于远侧切断，假手术组大鼠用针线穿过MCA，不结扎和不切断血管。分层缝合肌肉和皮肤。

（2）特点：①MCAO术后4、7 d，模型大鼠体重减轻，活动明显减少，并出现不同程度的运动障碍，表现为提尾时手术对侧前肢屈曲、手术对侧前肢抓力减弱、提尾时向手术对侧旋转或自主运动时向手术对侧旋转等表现。②学习记忆能力明显降低，被动性条件反射潜伏期显著延长，错误次数明显增多。③TTC染色可见大脑冠状切面可见皮质部较大的苍白梗死区，与正常脑组织（染为红色）界线较明显，部分梗死灶可深达尾壳核。④镜下可见急性期模型大鼠脑组织绝大多数皮质部有一较明显的软化坏死灶，有些达尾核，可见坏死脑细胞，部分出现片状出血，周围带可见较多的单核和淋巴细胞浸润，血管扩张充血；恢复期模型大鼠脑组织皮质部的软化坏死灶大部分已被大量增生的胶质细胞和新生毛细血管填充修复，小胶质细胞增生形成格子灶网状，星形胶质细胞增生肥大并产生少量的胶质纤维，周围脑组织仍可见充血出血带、中性粒细胞浸润和组织水肿（细胞间隙增大），个别较大坏死灶内有小的脓肿形成。

3. 光化学法[8-13]

（1）方法：大鼠用10%水合氯醛腹腔注射麻醉（300 mg/kg），立体定位仪固定大鼠头部。常规消毒后，沿头正中切口分离至暴露完整的颅骨，以矢状缝右侧3 mm，冠状缝后3 mm为中心，用牙科平钻开直径约6 mm的骨窗，去除颅骨表层骨板及髓层，保留下层骨板及硬脑膜。5% RB溶液尾静脉（舌下静脉或股静脉）缓慢注入（80 mg/kg），注射持续约1 min。注射结束5 min后，用冷光源照射骨窗20 min，同时使用多导生理记录仪监测心率及呼吸。

（2）特点：①患侧MCA及其周围毛细血管管腔内均有明显血栓形成，额、顶叶皮质及新纹状体出现边界清晰、范围较恒定的苍白梗死灶；②Morris水迷宫定位航行实验逃避潜伏期及空间探索实验游泳路径显著延长；③由于脑组织损伤程度与RB浓度和光源照射时间呈正相关，可通过控制实验参数改变缺血梗死部位、范围和深度；④该模型具备创伤小、模型稳定易于复制、动物存活率高及存活时间长等优点。

4. $FeCl_3$诱导法[14-17]

（1）方法：将大鼠用10%水合氯醛腹腔注射麻醉（300 mg/kg），按Tamura[5]等的开颅方法稍加改进，大鼠右侧卧位固定，在眼外眦和外耳道连线中点作一弧形切口，长约1.5 cm，夹断颞肌并切除，暴露颞骨，用牙科钻在颧骨与颞鳞骨接合处靠近口侧1 mm处作一直径2.5 mm骨窗，清理残渣，暴露MCA（位于嗅束及大脑下静脉之间）。置一小片塑料薄膜保护血管周围组织，将吸有50% $FeCl_3$溶液10 μL的小片定量滤纸敷在此段MCA上，约30 min至动脉凝闭，用生理盐水冲洗局部组织，逐层缝合，回笼饲养。假手术组大鼠除不滴加$FeCl_3$溶液外，其余手术步骤同模型组。

（2）特点：①该方法造成的脑缺血梗死灶、神经功能评分、认知功能障碍及学习记忆功能减退的特点与开颅直接阻断MCA局灶性脑缺血基本一致；②$FeCl_3$诱导动脉血管内形成的血栓为混合血栓，具有栓塞位置固定、梗死范围稳定及重复性好等优点；③由于保留了完整的MCA，可提供有关溶栓治疗及抗血栓药物的研究与疗效评价。

【观察指标】

1. 神经功能评分

（1）Longa's神经功能评分[2]：①0分，无神经损伤症状；②1分，提尾时病灶对侧前肢不能完全伸直；③2分，行走向对侧旋转；④3分，爬行时身体向对侧倾倒；⑤4分，不能自己行走或意识丧失。

（2）Persson's神经分级[18]：①0级，行为正常，步态平稳，无神经损伤症状；②Ⅰ级，提尾时，手术对侧前肢屈曲；③Ⅱ级，提尾时，手术对侧前肢屈曲，抓力减弱；④Ⅲ级，自主运动无方向性，提尾时向手术对侧旋转；⑤Ⅳ级，自主运动时，向手术对侧旋转。

（3）其他：参见本章第一节“大鼠颈动脉阻断法认知障碍模型”。

2. 学习记忆测试

(1)被动性条件反射[19]:动物于造模前分别置于条件反射箱的明室内,进行被动性条件反射训练,当动物四肢均进入暗室时,通以 36 V 的交流电,记录潜伏期,将潜伏期大于 30 s 的大鼠剔除;末次给药后 1 h 后,重复测试,测定并记录动物被动性条件反射潜伏期和 5 min 的错误次数。

(2)空间学习记忆能力[20-22]:采用 Morris 水迷宫定位航行实验与空间探索实验进行模型大鼠空间学习记忆能力评估。

(3)其他:参见本章第一节“大鼠颈动脉阻断法认知障碍模型”。

3. 脑梗死面积测量[23]　动物麻醉下断头取脑,迅速置于-20 ℃ 冰箱中冷冻 20 min,在冰盘上迅速去除嗅脑、小脑和脑干,将大脑平均冠状切为 5 片,放于新鲜配制的 TTC 染液缸中,37 ℃温育 10 ~ 15 min 染色,间隔 1 min 轻轻摇晃一次,使其均匀染色。梗死区脑组织不着色,正常脑组织染成红色。用生理盐水冲洗后照相,在照片上用透明坐标纸(或图像分析系统)测量每片脑组织梗死区截面积和全脑面积,计算梗死面积百分比。

4. 脑组织病理学检查　脑组织用 10% 甲醛固定,梯度乙醇脱水、脱色,常规石蜡包埋、切片,HE 染色,进行光镜下脑梗死区及梗死周围区病理组织学检查。

【注意事项】

(1)国内研究常用的实验大鼠主要有 SD 和 Wistar 两种。SD 大鼠具有术中出血较少、MCA 变异性较小、闭塞 MCA 后形成稳定的顶颞皮质区梗死病灶及缺血坏死面积大于 Wistar 大鼠等优点,故目前首选 SD 大鼠。

(2)手术操作宜在手术显微镜观察下进行。

(3)牙科钻行颅骨钻孔至硬脑膜为止,避免穿透硬脑膜损伤脑组织。

(4)结扎或电凝 MCA 时,速度宜慢,防止血管破裂,尽可能减少脑组织损伤。

(5)线栓制作材料、直径与头端处理等参见第一章第一节“大鼠线栓法局灶性脑缺血再灌注模型”。

(6)$FeCl_3$滤纸敷在 MCA 前,置一小片塑料薄膜保护血管周围组织,防止血管破裂,尽可能减少脑组织损伤。

(7)由于 RB 浓度、照射时间与梗死范围呈正相关,因此,应严格控制不同动物个体的 RB 浓度和光源照射时间。

【模型评价】

1. 优点　①MCA 是人群脑卒中的多发部位,MCAO 可同时导致大鼠皮质和尾壳核栓塞,缺血效果与范围稳定可靠,与人类缺血性卒中的病理改变较为接近,被公认为是理想的脑卒中动物模型;②MCA 阻断而侧支循环尚存,受累脑组织包括严重缺血、坏死的中心区(梗死灶)、缺血受损伤的周围区(半暗带,penumbra)及接近正常的外围带,可实现以保护外围区、改善周围区和缩小中心区为目的治疗药物和方法提供可靠的实验依据;③全身影响相对较小,动物存活时间长,可进行急性和慢性实验,适用于脑缺血后长期的神经功能检查、认知功能评价及学习记忆测试等研究。

2. 缺点　由于大多数 MCAO 大鼠出现术后运动功能障碍及偏瘫症状,可能对相关行为学检查有一定影响。

【参考文献】

[1]KOIZUMI J I,YOSHIDA Y,NAKAZAWA T,et al. Experimental studies of ischemic brain edema,a new experimental model of cerebral embolism in rats in which recirculation can be reduced in the ischemic area [J]. Stroke,1986,16(8):1-8.

[2]LONGA Z E,WEISTEIN P R. Reversible middle cerebral artery occlusion without craniectomy in rats [J]. Stroke,1989,20(1):84-89.

[3]尹军祥,田金洲,黄启福,等. MCAO 拟血管性痴呆大鼠模型的建立[J]. 中国病理生理杂志,2003,19(8):1144-1147.

[4]NAGASAWA H,KOGURE K. Correlation between cerebral blood flow and histologic changes in a rat model of middle cerebral artery occlusion[J]. Stroke,1989,20(8):1037-1043.

[5]TAMURA A,GRAHAM D I,CULLOCH J,et al. Focal cerebral ischaemia in the rat,I:description of technique and early neuropathological consequences following middle atery occlusion[J]. J Cereb Blood Flou Metab,1981,1(1):53-60.

[6]王军,贾士奇,雷新强,等. 电针对恢复期局灶性脑缺血大鼠的影响[J]. 现代康复,2001,5(2):62-63.

[7]崔尧元,史玉泉. 大鼠局灶性脑梗塞后神经行为和记忆障碍的实验研究[J]. 中国行为医学科学,1995,4(3):117-120.

[8]WATSON B D,DIETRICH W D,BUSTO R,et al. Induction of reproducible brain infarction by photochemically initiated thrombosis[J]. Ann Neurol,1985,17(5):497-504.

[9]韩东,廖福龙,李文,等. 冷光源光化学诱导局灶性脑梗塞及血管损伤半暗带大鼠模型[J]. 中国微循环,2001,5(1):71-75.

[10]杨渊,郭瑞友,张苏明,等. 光化学诱导老年大鼠局灶性脑梗塞模型的研究[J]. 中国老年学杂志,2001,21(3):35.

[11]ROMANOVA G A,SHAKOVA F M,GUDASHEVA T A,et al. Impairment of learning and memory after photothrombosis of the prefrontal cortex in rat brain:effects of Noopept[J]. Bull Exp Biol Med,2002,134(6):528-530.

[12]ROMANOVA G A,SHAKOVA F M,KOVALEVA O I,et al. Relationship between changes in rat behavior and integral biochemical indexes determined by laser correlation spectroscopy after photothrombosis of the prefrontal cortex[J]. Bull Exp Biol Med,2002,137(2):135-138.

[13]DURUKAN A,TATLISUMAK T. Acute ischemic stroke:over view of major experimental rodent models,pathophysiology,and therapy of focal cerebral ischemia[J]. Pharmacol Biochem Behav,2007,87(1):179-197.

[14]LOCKYER S,KAMBAYASHI J. Demonstration of flow and platelet dependency in a ferric chloride induced model of thrombosis[J]. Cardiovasc Pharmacol,1999,33(5):718-725.

[15]KURZ K D,MAIN B W,SANDUSKY G E,et al. Rat model of arterial thrombosis induced

by ferric chloride[J]. Thromb Res,1990,60(4):269-280.
[16]刘小光,徐理纳. 一种能评价溶栓和抗栓药的大鼠大脑中动脉血栓模型[J]. 药学学报,1995,30(9):662-667.
[17]郭朝锋. 三氯化铁动物血栓模型方法学及其应用研究进展[J]. 中华实用诊断与治疗杂志,2010,24(6):537-539.
[18]PERSSON L,HARDEMARK H G,HANS G,et al. Neurologic and neuropathologic outcome after middle cerebral artery occlusion in rats[J]. Stroke,1989,20(5):641-646.
[19]HIRAKAWA M,TAMURA A,NAGASHIMA H,et al. Disturbance of retention of memory after focal cerebral ischemia in rats[J]. Stroke,1994,25(12):2471-2475.
[20]王军,黄启福,贾士奇,等. 生姜水提物对血管性痴呆模型大鼠的影响[J]. 医学研究杂志,2008,37(8):33-37.
[21]周娇娇,阙建宇,于雯雯,等. Morris 水迷宫检测动物学习记忆水平的方法学[J]. 中国老年学杂志,2017,37(24):6274-6277.
[22]武海霞,吴志刚,刘红彬,等. Morris 水迷宫实验在空间学习记忆研究中的应用[J]. 神经药理学报,2014,4(5):30-35.
[23]FORSTING M,RCITH W,SCHABITZ W R,et al. Decompressive craniectomy for cerebral infarction-an experimental study in rats[J]. Stroke,1995,26(2):259-263.

第二节 小鼠血管性认知障碍模型

一、小鼠颈动脉狭窄法认知障碍模型

【基本原理】

利用小鼠 Wills 环发育不完整的特点,用微弹簧圈或 ameroid 缩窄环缠绕小鼠双侧颈总动脉(CCA),引起双侧颈动脉狭窄(bilateral common carotid artery stenosis,BCAS),导致慢性脑低灌注(chronic cerebral hypoperfusion,CCH),建立小鼠血管性认知障碍(VCI)或血管性痴呆(VD)模型。

【实验材料】

1. 药品试剂 ①兔抗 GFAP 抗体(星形胶质细胞标记物),兔抗 Iba1 抗体(小胶质细胞标记物),兔抗 GST-π 抗体(少突胶质细胞标志物),鼠抗神经丝 H 非磷酸化(SMI32)抗体(受损轴突标记物)等。②麻醉药物:氯胺酮、水合氯醛、戊巴比妥钠、氟烷等。③10% 甲醛或 4% 多聚甲醛。④其他:磷酸盐缓冲液(phosphate buffer saline,PBS)。

2. 仪器设备 ①微弹簧圈(microcoil)[1-9]:用钢琴丝材料制作,内径 0.16~0.22 mm,长度 2.5 mm,螺距 0.5 mm。②Ameroid 缩窄环(Ameroid constrictor)[1,10-12]:由钛外壳和可吸水膨胀的酪蛋白内层组成,内径 0.5 mm,外径 3.25 mm,长度 1.28 mm。③其他:激

光多普勒血流仪(LDF),激光散斑血流成像仪(laser speckle imaging,LSI),Y型电迷宫,T型电迷宫,Barnes迷宫,八臂放射迷宫,Morris水迷宫等。

3. 实验动物　成年C57BL/6小鼠,雌雄兼用,体重24～29 g。

【方法步骤】

1. 双侧颈动脉狭窄法[1-9]　将小鼠用水合氯醛腹腔注射麻醉(350 mg/kg)或2%氟烷吸入麻醉,75%乙醇消毒颈前皮肤,颈正中切口,暴露分离双侧CCA,剪开颈动脉鞘,将CCA与迷走神经分离,将微弹簧圈先后旋转植入左、右侧CCA血管上。手术期间维持直肠温度36.5～37.5 ℃。

2. 双侧颈动脉非对称狭窄法(asymmetric common carotid artery stenosis,ACAS)[1,10-11]　将小鼠用水合氯醛腹腔注射麻醉(350 mg/kg)或2%氟烷吸入麻醉,75%乙醇消毒颈前皮肤,颈前正中切口,暴露、分离双侧CCA,剪开颈动脉鞘,将CCA与迷走神经分离。在左侧CCA的远端和近端放置两根4-0丝线,通过丝线轻轻抬起CCA,将微弹簧圈(内径0.18 mm)旋转植入左侧CCA血管上。右侧CCA放置Ameroid缩窄环。手术期间维持直肠温度36.5～37.5 ℃。

3. 双侧颈动脉渐进性狭窄法(gradual common carotid artery stenosis,GCAS)[12]　将小鼠用1.5%氟烷吸入麻醉,75%乙醇消毒颈前皮肤,颈正中切口,暴露分离双侧CCA,剪开颈动脉鞘,将CCA与迷走神经分离,用4-0丝线分别穿过左、右两侧CCA并轻轻抬起,放置Ameroid缩窄环。手术期间维持直肠温度36.5～37.5 ℃。

【观察指标】

1. 行为学评价

(1)Morris水迷宫[13-14]:Morris水迷宫是利用大小鼠会游泳又怕水的天性,强迫其在水中游泳,依靠空间参考标志判定平台的位置摆脱水环境。实验模式分为定位航行模式、空间探索模式、工作记忆模式3种。定位航行实验时,动物从不同象限的中点放入迷宫,记录其登上平台的时长(潜伏期)。空间探索实验考察其对平台位置的记忆,记录动物的穿台次数。工作记忆模式是定位航行实验后,每天改变平台位置,给予动物5～10 s的观察时间,检测动物在短时间内对平台新位置的记忆(即工作记忆)。

(2)Y型电迷宫:Y型电迷宫可进行2种实验,电Y型电迷宫实验和Y型电迷宫自主交替实验。

1)电Y型电迷宫实验:是利用鼠类避明趋暗的习性设计的一种条件反射实验装置,其3条臂内均装有灯泡和电网,灯亮的臂无电,而暗臂有电,随机更换安全臂训练动物的空间辨别学习能力。实验分为3个阶段,先是训练期,当动物主动逃避次数达到80%以上,则可进入测试阶段,最后还可进行记忆再现阶段。训练期记录动物达到学会标准进行的电击总数和动物出错总数,作为学习的评定指标。测试期统计动物足底电击中的出错总数,作为记忆的评定指标[15-17]。记忆保持是考察动物经过一段时间后再放入迷宫,以评价动物记忆力的高低。

2)Y型电迷宫自主交替实验:完全利用啮齿类动物对新奇环境探索的天性,动物必须依靠前一次的记忆做出正确的进臂选择,可有效地评价动物的空间工作记忆能力。实验时将动物放入一条臂的末端，让其自由探索几分钟，一段时间后将动物再次放入迷宫进行正式检测。记录动物进入各臂的顺序和总次数，当连续3次进入不同的臂时，记为一次正确交替反应，统计正确交替反应次数[18]，计算自主交替率。

(3)T型电迷宫：T型电迷宫是依靠觅食动机诱导动物完成任务的一种迷宫，检测前需对动物进行禁食。实验中，动物对目标臂的选择基于记住上次探索过的目标臂，即空间工作记忆，动物对目标臂的正确交替选择是完整工作记忆能力的体现[19]。T型电迷宫包括自发连续交替实验和交替选择实验两种模式[20]，自发连续交替实验模式时，动物不用禁食，完全借助其爱探索的天性。先让动物完全适应迷宫后，进行一次初始强制实验和6次选择实验，即关闭其中一条目标臂，动物从起始箱放入，使其探索另一条开放的目标臂，待进入目标臂后，又重新放回起始箱。10 s后开放闸门，让其自由探索两条目标臂，待其进入其中一条臂后，关闭另一条臂，再次放回起始箱，10 s后进入下一次选择实验，循环进行6次。而交替选择实验模式是动物禁食后，进行7～8 d的适应性训练和1 d的正式训练，即适应迷宫后，在两条目标臂中随机选择一条臂末端放入食饵，关闭另一条臂。将动物放入起始箱，使其进入目标臂获取食饵，连续训练一段时间后(保证左右两臂放食饵的次数相等)进入正式实验阶段[21]。先是强迫训练，选择一条臂开放并放入食饵，另一条臂关闭，当动物进入有食饵的臂获得奖励后，将其马上放回主干臂，而后让其自由探索左右两臂，此前强迫训练时放食饵的臂中无食饵，其对侧臂有食饵。动物若进入无食饵的臂，记为一次“错误次数”，反之为“正确次数”，重复测试多次。统计总的正确率，正确率越高，潜伏期越短，表明动物工作记忆越好[22]。注意当为交替选择模式时，动物须禁食，至体重减轻为原来的85%～90%，促使动物觅食。

(4)八臂迷宫：八臂迷宫以动物寻觅不同臂中的食饵来评价其空间学习记忆能力。实验分为训练期和检测期。

1)训练期：将食饵放入八条臂末端食盒内，动物从中央区放入，让其自由寻觅食饵。重复训练多天，记录动物进臂次数，训练期反映的是依赖海马有关的陈述性记忆[23]。

2)检测期：随机在4条臂中放入食饵，另外4条臂关闭，动物限定时间内探索4条开放臂，待动物获得全部食饵后将其放回中央区等待一段时间后，开放迷宫八条臂进行测试(之前没放食饵的臂放入食饵)。检测期主要反映了依赖纹状体的习惯性记忆[24]。

每天训练完后，将整个迷宫旋转180°，防止动物依靠反向记忆记住空间位置。迷宫周围的所有物品位置需保持不变，防止动物定位不准确。

(5)Barnes迷宫：Barnes迷宫是利用啮齿动物喜暗避明的习性设计，通过强光照射与噪声刺激迫使动物在规定时间内寻找指定位置孔洞下的暗箱。实验分为训练期和测试期，连续训练几天后测试，记录动物进入暗箱的时间、总路程、速度等[25]，以及进入错误洞口的次数以反映动物空间参考记忆能力，也可以通过记录动物重复进入错误洞口次数来测量动物的工作记忆。每次训练后要随机转动迷宫，保证连续两天迷宫位置不同，但目标箱位置不改变。当动物在其他洞旁徘徊时，其头部伸入洞内，眼睛低于平台边缘时，判断为逃生错误[26]。

(6)旋转实验(rotarod test)[10]：术后14 d，将小鼠放置在旋转鼓上，测量小鼠在棒上保持平衡的时间。重复测试5次，每次间隔5 min，计算平均值。

(7)悬挂实验(wire hang test)[10]:将一根金属丝(直径 2 mm,长 60 cm)固定在一个透明的矩形开盖塑料盒(30 cm×60 cm×40 cm)的顶部,将小鼠置于金属丝上,记录其落下潜伏期。术后 14 d 测试,重复测试 5 次,每次间隔 5 min,计算平均落下潜伏期。

2. 脑血流量(cerebral blood flow,CBF)测定[10,27] 激光散斑成像技术(laser speckle imaging,LSI)是基于激光的"散斑"现象,通过计算机处理后形成 2D 图像动态显示血流变化,该方法获得的高分辨率 2D 成像与 CBF 绝对值呈线性关系。小鼠麻醉后俯卧位固定于小鼠固定器,乙醇消毒后采用纵向切口切开头皮(1.5~1.8 cm),充分暴露颅骨,分离骨膜,利用生理盐水保持颅骨湿润,同时用棉签及微创小镊子将颅骨表面细小杂质清理干净。随后连同小鼠固定器置于 LSI 系统下观察 CBF 图像。首先观察小鼠脑皮质全景成像,记录时间为 30 min,分析采用兴趣区域的血流变化。

3. 病理组织学检查[10] 小鼠用戊巴比妥钠腹腔注射深度麻醉(40 mg/kg),开胸充分暴露心脏,自心尖插入灌注针头直至主动脉,剪开右心耳,开放静脉血。灌注 0.01 mol/L PBS 200 mL 至流出液澄清为止,换用 4% 多聚甲醛磷酸盐缓冲液继续灌注约 200 mL,至全身僵硬,肝发白为止。取出大脑放入 4% 多聚甲醛中固定,常规石蜡包埋,经海马冠状切片,分别进行 HE、Nissel、Klüver-Barrera 及相关的免疫组化染色,光镜下观察脑组织病理形态学改变。其中,白质病变按严重程度分为 4 级:0 级,正常;1 级,神经纤维排列紊乱;2 级,有明显空泡形成;3 级,有髓鞘神经纤维消失。计算免疫组化切片中 GFAP-阳性星形胶质细胞、Iba1-阳性小胶质细胞、GST-π-阳性少突胶质细胞及 SMI 32-阳性轴突的百分比面积。

【模型特点】

1. BCAS 法[1-9]

(1)CBF 下降:BCAS 后 2 h,通常使用直径为 0.18 mm 的微弹簧圈 CBF 下降 30%~50%,而大脑皮质下降 60%~70%,然后逐渐恢复,BCAS 后 1~3 个月逐渐恢复到 80%。

(2)脑白质病变:BCAS 后 14 d,胼胝体、纹状体和内囊等部位出现明显的白质稀疏性改变,病理程度顺序为胼胝体>纹状体>内囊>视神经束。BCAS 后 7 d、14 d,可见小胶质细胞活化和星形胶质细胞增殖等现象。BCAS 后 14~30 d,小胶质细胞和星形胶质细胞明显增多。基质金属蛋白酶(matrix metalloproteinase,MMP)活性增强,从而对髓鞘碱性蛋白(myelin basic protein,MBP)、血管基底膜和血脑屏障起破坏作用。

(3)皮质、海马病变:采用内径≥0.18 mm 微弹簧圈建立的 BCAS 小鼠模型,未见明显的大脑灰质病变;而使用内径 0.16 mm 的微弹簧圈,大多数 BCAS 术后出现大脑皮质的微梗死、海马 CA1 区的细胞脱落及基底节散在的坏死病变等。BCAS 术后 8 个月,海马明显萎缩并伴有细胞固缩与凋亡。

(4)行为学改变:①BCAS 后 3 个月内,未观察到明显的感觉/运动障碍;术后>3 个月,可出现运动功能障碍。②BCAS 后 1 个月八臂迷宫实验显示,模型小鼠出现明显的空间工作记忆(spatial working memory,SWM)能力下降,而未见明显的参考记忆(reference memory)障碍;BCAS 后 5~6 个月,工作记忆和参考记忆均出现明显障碍。

2. ACAS 法[1,10-11]

(1)CBF:与 BCAS 比较,ACAS 术后减少 CBF 相对温和,急性期没有急剧下降。术后

1 d,ACAS 侧 CBF 明显高于 BCAS 侧;之后 ACAS 侧 CBF 继续下降,并在第 7 天显著低于 BCAS 侧(BCAS 侧 74.2%,ACAS 侧 64.3%)。

(2)白质病变:①Klüver-Barrera 染色显示,术后 14 d 胼胝体和前连合白质出现 0 级或 1 级损伤,第 32 天观察到中度至重度稀疏(2~3 级)。②视神经束的白质损伤程度低于胼胝体和前连合。③ACAS 术后胼胝体脱髓鞘同时伴有星形胶质细胞和小胶质细胞的显著增生。④81% 的小鼠右侧皮质下区域有多个梗死灶,包括胼胝体、内包膜、海马伞和尾壳。

(3)皮质、海马病变:31% 的小鼠出现了皮质梗死,在 14 d 和 32 d 发生的梗死占所有梗死的 15.6%。微弹簧圈侧未见梗死灶。所有梗死灶中有大量 Iba1 阳性的小胶质细胞和胶质纤维酸性蛋白阳性的星形胶质细胞堆积。69% 的小鼠仅在 Ameroid 缩窄环侧观察到海马神经元丧失,激活的小胶质细胞围绕着海马区神经元丢失的区域。

(4)行为学改变:①ACAS 术后 14 d,出现明显的空间工作记忆受损。②小鼠 ACAS 模型在执行功能障碍发生前,比 BCAS 模型更早地出现运动障碍,包括肌肉无力和步态障碍。

3. GCAS 法[12]

(1)存活率:GCAS 术后 28 d,小鼠存活率 91%。

(2)CBF:GCAS 后 28 d,CCA 逐渐变窄,其中 79.3% 的区域狭窄是由于平滑肌细胞增殖和内膜巨噬细胞浸润所致。动脉自旋标记显示,皮质和皮质下 CBF(与术前值的比值)分别逐渐和持续减少到 54.6% 和 51.5%。而 MRI 显示软脑膜动脉侧支血流信号增加。

(3)白质病变:①术后 32 d,Klüver-Barrera 染色显示,GCAS 小鼠出现明显的白质损伤,其中胼胝体 1~3 级,前连合 1~2 级,视神经束 0~1 级。②术后 32 d,与假手术小鼠相比,GCAS 小鼠在胼胝体中脱髓鞘伴随着 GFAP 阳性星形胶质细胞和 Iba1-阳性小胶质细胞的显著增殖,而 GST-π-阳性少突胶质细胞数量呈减少趋势。

(4)皮层、海马病变:33.33% GCAS 小鼠在胼胝体、尾壳核、大脑皮质可见少量脑微梗死灶;25% GCAS 小鼠观察到海马神经元丢失,该区域被激活的星形胶质细胞和小胶质细胞包围。

(5)行为学改变:①术后 28 d,GCAS 小鼠的肌力、运动协调和平衡能力明显下降。②术后 28 d,GCAS 小鼠出现明显的空间工作记忆障碍。

【注意事项】

(1)由于小鼠的颈动脉相对较细,在分离血管、放置微弹簧圈及 Ameroid 缩窄环套管时避免血管损伤或断裂,导致动物出血、死亡。

(2)微弹簧圈或 Ameroid 缩窄环套管前,先剪开动脉鞘,分离出迷走神经,勿将 CCA 与迷走神经一并套入。

【模型评价】

1. BCAS 法

(1)优点:①BCAS 法认知障碍模型利用小鼠 Wills 环发育不完整的特点,通过微弹簧圈缩窄小鼠双侧 CCA，造成脑慢性低灌注 VCI 模型，比较符合临床 VCI 和 VD 的病理特点。②BCAS 术后 1 个月内，在神经胶质激活、血脑屏障破坏、白质病变和认知功能障碍的发展方面显示出良好的重现性。③避免了大鼠双侧 CCA 阻断（bilateral CCA occlusion，BCCAO）VD 模型同时伴有视觉通路损伤的缺点。

（2）缺点：①BCAS 小鼠模型仅出现皮质下白质稀疏性改变，而没有白质梗死相关性损伤病变，不能完全模拟人类皮质下白质病变导致的血管性认知功能障碍；②BCAS 小鼠模型术后 CBF 急剧下降，与人类 VD 模式不相吻合；③该模型在术后 3 个月内，仅出现认知功能减退，而无运动功能障碍，不能反映皮质下 VD 的所有特性；④该模型在国内较少使用。

2. ACAS 法

（1）优点：①ACAS 模型右侧 CCA 植入 Ameroid 缩窄环，可在术后 28 d 导致血管逐渐闭塞；左侧 CCA 植入微弹簧圈，可导致约 50% 的动脉狭窄。②模型动物出现脑血流逐渐减少伴随白质梗死、稀疏和胶质细胞增生，并在执行功能障碍发生之前出现运动障碍（包括步态障碍和肌肉无力等），较好地模拟人类慢性脑灌注不足 VCI 的临床表现。而现有的其他慢性脑灌注不足啮齿动物模型（BCAO 大鼠模型和 BCAS 小鼠模型），除脑白质减少外，没有显示皮质下 VCI 的其他特征，如梗死和 CBF 逐渐减少等。③ACAS 模型由于两侧大脑半球缺血程度不同，而表现出不同的病理特征，右半球类似于多发性皮质下梗死的特点，左半球类似于慢性脑灌注不足的白质疏松后遗症，从而有利于进行不同药物的药效学比较研究。④ACAS 模型较为全面地复制了主要的白质梗死伴运动缺陷和痴呆，类似于低灌注皮质下 VCI 伴梗死和运动缺陷，如皮质下动脉硬化性脑病（subcortical arteriosclerotic encephalopathy）。

（2）缺点：①ACAS 模型小鼠没有微血管病变，与大多数人类由高血压、糖尿病和遗传因素引起微血管病变从而导致 VCI 并伴有皮质下梗死的脑动脉病和脑白质病不尽吻合。②由于该模型的复制需要两种技术（右侧 CCA 放置 Ameroid 缩窄环，左侧放置微弹簧圈），手术复杂，难度相对较高。

3. GCAS 法

（1）优点：①GCAS 模型可以避免 BCAS 模型中观察到的急性 CBF 下降和由此产生的急性炎症反应。②GCAS 术后 28 d，CBF 逐渐持续下降，并伴有白质缺血性损伤；术后 32 d 出现运动能力下降和工作记忆障碍，比 BCAS 小鼠更准确地复制了慢性脑灌注不足 VCI 的主要特征。③由于平滑肌细胞迁移和巨噬细胞侵入内膜，Ameroid 缩窄环诱导 CCA 内膜增厚，可导致近 80% 管腔面积狭窄，模拟了早期动脉粥样硬化的部分病理特征。

（2）缺点：与 ACAS 模型小鼠相似，脑组织未见微血管病变，与大多数人类由高血压、糖尿病和遗传因素引起微血管病变从而导致 VCI 并伴有皮质下梗死的脑动脉病和脑白质病不尽吻合。

【参考文献】

[1] WASHIDA K, HATTORI Y, IHARA M. Animal models of chronic cerebral hypoperfusion: from mouse to primate[J]. Int J Mol Sci, 2019, 20(24): 6176-6195.

[2] SHIBATA M, OHTANI R, IHARA M, et al. White matter lesions and glial activation in a

novel mouse model of chronic cerebral hypoperfusion[J]. Stroke,2004,35(11):2598-2603.

[3]SHIBATA M,YAMASAKI N,MIYAKAWA T,et al. Selective impairment of working memory in a mouse model of chronic cerebral hypoperfusion[J]. Stroke,2007,38(10):2826-2832.

[4]BOEHM-STURM P,FUCHTEMEIER M,FODDIS M,et al. Neuroimaging biomarkers predict brain structural connectivity change in a mouse model of vascular cognitive impairment[J]. Stroke,2017,48(2):468-475.

[5]NISHIO K,IHARA M,YAMASAKI N,et al. A mouse model characterizing features of vascular dementia with hippocampal atrophy[J]. Stroke,2010,41(6):1278-1284.

[6]DONG Y F,KATAOKA K,TOYAMA K,et al. Attenuation of brain damage and cognitive impairment by direct renin inhibition in mice with chronic cerebral hypoperfusion[J]. Hypertension,2011,10(58):635-642.

[7]IHARA M,TAGUCHI A,MAKI T,et al. A mouse model of chronic cerebral hypoperfusion characterizing features of vascular cognitive impairment[J]. Methods Mol Biol,2014,1135:95-102.

[8]马亚珂,杨岳,赵步长,等. 脑心通胶囊对慢性低灌注血管性痴呆小鼠神经保护作用研究[J]. 中国医药导报,2015,12(28):4-7.

[9]MAKI T,IHARA M,FUJITA Y,et al. Angiogenic and vasoprotective effects of adrenomedullin on prevention of cognitive decline after chronic cerebral hypoperfusion in mice[J]. Stroke,2011,4(42):1122-1128.

[10]HATTORI Y,ENMI J,KITAMURA A,et al. A novel mouse model of subcortical infarcts with dementia[J]. J Neurosci,2015,35(9):3915-3928.

[11]QUINTANA D D,REN X,HU H,et al. Gradual common carotid artery occlusion as a novel model for cerebrovascular hypoperfusion[J]. Metab Brain Dis,2018,33(6):2039-2044.

[12]HATTORI Y,ENMI J,IGUCHI S,et al. Gradual carotid artery stenosis in mice closely replicates hypoperfusive vascular dementia in humans[J]. J Am Heart Assoc,2016,5(2):e002757.

[13]MORRIS R. Development of a water maze procedure for studying spatial learning in the rat[J]. J Neurosci Methods,1984,11(1):47-60.

[14]杨玉洁,李玉姣,李杉杉,等. 用于评价大小鼠学习记忆能力的迷宫实验方法比较[J]. 中国比较医学杂志,2018,28(12):129-134.

[15]焦娟娟,HÖLSCHER CHRISTIAN,李甜,等. GLP-1/GIP/Gcg 三受体激动剂改善阿尔茨海默病三转基因小鼠的认知行为[J]. 生理学报,2017,69(2):135-145.

[16]未小明. 旱莲草对 AD 模型大鼠认知功能及炎症介导因子的影响[J]. 社区医学杂志,2016,14(16):1-4.

[17]李云峰. 醒脑静注射液对慢性脑缺血大鼠认知功能的作用[J]. 实用医药杂志,2011,

28(1):70-71.

[18]原丽,郭小姝,解瑞,等. Genistein 对 Aβ 所致痴呆大鼠工作记忆的影响及机制探讨[J]. 中外医疗,2014,29(78):58-60.

[19]DUDCHENKO P A,TALPOS J,YOUNG J,et al. Animal models of working memory:a review of tasks that might be used in screening drug treatments for the memory impairments found in schizophrenia[J]. Neurosci Biobehav Rev,2013,37(9):2111-2124.

[20]颜小华,余珍,刘伟,等. 脐血间充质干细胞移植修复缺氧缺血损伤新生大鼠的脑功能[J]. 中国组织工程研究,2012,16(45):8845-8852.

[21]张荣伟,刘文静,张珣. 维生素 D 对老龄小鼠脾部分切除术后认知功能的影响及其作用机制研究[J]. 中国医药导报,2014,11(31):10-14.

[22]姬斌,刘绪华,杨芳骅,等. 姜黄素通过抗应激作用改善脑缺血再灌注大鼠工作记忆[J]. 中国临床药理学与治疗学,2014,19(12):1321-1325.

[23]HARVEY R E,THOMPSON S M,SANCHEZ L M,et al. Post-training inactivation of the anterior thalamic nuclei Impairs spatial performance on the radial arm maze[J]. Front Neurosci,2017,11:94.

[24]XU D,HAO X,WANG Z,et al. A virtual radial arm maze for the study of multiple memory systems in a functional magnetic resonance imaging environment[J]. Int J Virtual Real,2012,11(2):63-76.

[25]ROSENFELD C S,FERGUSON S A. Barnes maze testing strategies with small and large rodent models[J]. J Vis Exp,2014,26(84):e51194.

[26]DUAN S,WANG X,CHEN G,et al. Inhibiting RIPK1 limits neuroinflammation and alleviates postoperative cognitive impairments in D-galactose-induced aged mice[J]. Front Behav Neurosci,2018,12:138.

[27]AYATA C,DUNN A K,GURSOY-OZDEMIR Y,et al. Laser speckle flowmetry for the study of cerebrovascular physiology in normal and ischemic mouse cortex[J]. J Cereb Blood Flow Metab,2004,24(7):744-755.

二、小鼠反复缺血再灌注法认知障碍模型

【基本原理】

通过反复夹闭和开放双侧颈总动脉(CCA)夹降低血压,造成小鼠全脑缺血再灌注损伤,建立小鼠血管性认知障碍(VCI)或血管性痴呆(VD)模型。

【实验材料】

1. 药品试剂 ①麻醉药物:盐酸氯胺酮注射液、水合氯醛或戊巴比妥钠等。②10%甲醛溶液或4%多聚甲醛溶液。③其他:注射用硝普钠、青霉素、人工脑脊液等。

2. 仪器设备 小鼠电刺激跳台仪,避暗箱,Y 型电迷宫,八臂放射迷宫,Morris 水迷宫等。

3. 实验动物 成年 KM、BALB/C 或 C57BL/6 小鼠,雌雄兼用,体重 25~30 g。

【方法步骤】[1-3]

将小鼠用水合氯醛腹腔注射麻醉(350 mg/kg),75%乙醇消毒颈前皮肤,颈正中切口,体视镜下分离双侧 CCA,穿线备用。拉紧丝扣或用微型无创动脉夹夹闭阻断血流 10 ~30 min,并同时在距尾尖 1 cm 处剪断放血约 0.3 mL(或硝普钠 3.5 mg 腹腔注射)造成低血压。反复夹闭双侧 CCA 3 次,每次夹闭 20 min,每次间隔 10 min。缝合皮肤,术后每日肌内注射青霉素 0.2 万 U,连续 3 d。假手术组只分离 CCA,不阻断血流,尾部不放血或硝普钠腹腔注射,观察时间等与模型组相同。

【观察指标】

1. 行为学评价

(1)跳台实验[3]:跳台装置为 60 cm×12 cm×33 cm 的被动回避反应箱。四周用黑色塑料板分隔,箱底为可通电的铜栅,反应箱的右后角放置一直径和高均为 4.5 cm 的绝缘橡皮垫,作为小鼠回避电击的安全台。由调压器调节电压、提供交流电。实验时,将小鼠放入此装置中适应 3 min,然后立刻通以 40 V 交流电,动物受电击后,其正常反应是跳到安全台躲避电击,记录通电后其跳至安全台上的时间,作为反应期;观察 5 min 内受电击的次数为错误次数及 5 min 内的受电击时间。以反应期、错误次数和受电击时间作为其学习成绩。24 h 后重复实验,将小鼠置于安全台上,即刻通电。5 min 内小鼠从台上跳至铜栅上的时间为潜伏期,受电击次数为错误次数,以潜伏期、错误次数和受电击时间为记忆成绩。

(2)避暗箱实验[5]:采用被电次数和避暗潜伏期作为学习记忆的检测指标。实验的第 1 天进行适应性训练:暗箱不通电,将小鼠以背向暗箱的方向放入透明箱中,令其可自由进出暗箱,适应 5 min,记录小鼠第 1 次进入暗箱的时间为潜伏期。实验的第 2 天进行认知训练:暗箱通电,将小鼠以背向暗箱的方向放入透明箱中,训练 5 min,记录小鼠进入暗箱被电次数。实验第 3 天进行记忆检测:暗箱通电,将小鼠以背向暗箱的方向放入透明箱中,记录小鼠第 1 次进入暗箱的时间即避暗潜伏期,如果在 5 min 内小鼠不进入暗箱,则避暗潜伏期记为 300 s。

(3)其他:Morris 水迷宫、Y 型电迷宫、T 型电迷宫、八臂迷宫、Barnes 迷宫、旋转、悬挂等实验参见本章“小鼠颈动脉狭窄法认知障碍模型”。

2. 电流钳记录[5]　将小鼠深麻醉下于冰上快速断头取脑,冠状切去部分额部、枕部,枕部切面用瞬间黏合剂黏固到振动切片机的平台上。浸入冰水汇合氧饱和的人工脑脊液,在冠状平面上切取 5 ~6 片皮层脑组织(300 μm 厚度)。置于 95% O_2+5% CO_2 饱和的人工脑脊液孵育槽中,室温下(21 ~26 ℃)孵育 1 h 备用。数据由 Multi Clamp 700B 放大器采集,应用全细胞电流钳记录模式,观察海马 CA1 区神经元动作电位的频率。

3. 脑组织病理学检查[6-7]　分别于术后不同时间,将动物用水合氯醛腹腔注射麻醉(350 mg/kg),迅速剖开胸腔暴露心脏,剪开右心耳,夹持心尖,自心尖左侧剪开左心室,将大隐静脉穿刺针经左心室插入升主动脉,灌注生理盐水,待血色变淡后,继以 4% 多聚甲醛灌注固定,直至动物呈僵硬状态。原位静置 1 h 后取脑,置于 4% 多聚甲醛溶液中固定。取视交叉至乳头体组织,常规石蜡包埋,冠状切片,分别进行 HE、0.1% 硫堇、Nissel、

Klüver-Barrera 及相关的免疫组化染色，光学显微镜下观察皮层及海马细胞形态变化。

【模型特点】

(1)模型小鼠出现明显的学习、记忆功能障碍。

(2)与假手术组比较，模型小鼠海马 CA1 区的神经元动作电位产生个数显著减少。

(3)术后 7 ~30 d，模型小鼠大脑皮质变薄，部分神经细胞核固缩，局限性神经元数目减少，出现筛网状结构，胶质细胞增生。海马 CA1 区细胞脱失，随时间推移逐渐加重，至术后 30 d，海马 CA1 区细胞几乎完全脱失，胶质细胞大量增生成结节，CA2、CA3 区细胞也严重脱失，呈现海马硬化表现。

【注意事项】

小鼠颈动脉相对较细，分离血管时避免血管损伤或断裂，导致动物出血死亡。

【模型评价】

1. 优点　手术操作简单，重复性好，创伤小，动物死亡率低。

2. 缺点　该模型的 VCI 形成原理、病理生理机制和病理形态特点与人类常见由脑长期慢性低灌注导致的 VCI 仍有较大的差异。

【参考文献】

[1]靳玮，宋春风，吕佩源，等. 反复缺血再灌注制备小鼠血管性痴呆模型的评价[J]. 疑难病杂志，2008，7(3)：131-134.

[2]王天俊，吕佩源，王贺波，等. 反复脑缺血-再灌注导致血管性痴呆小鼠行为学变化的动态观察[J]. 脑与神经疾病杂志，2008，16(4)：498-499.

[3]赵建新，田元祥，李国明，等. 拟血管性痴呆小鼠模型皮层及海马细胞病理组织学动态观察[J]. 中国病理生理杂志，2000，16(11)：1214-1216.

[4]王昊，阎小萍，金笛儿. 血管性痴呆动物模型探讨[J]. 中日友好医院学报，2005，19(2)：87-90.

[5]韩瑞，仇福成，李培培，等. 血管性痴呆模型小鼠海马神经元的电生理改变[J]. 中国老年学杂志，2017，37(17)：4211-4212.

[6]杨天祝. 经心脏灌流固定动物组织的技术研究[J]. 河北医学院学报，1992，13(2)：83-84.

[7]周本正. 医学技术实用全书[M]. 北京：科学技术文献出版社，1997：941-942.

三、小鼠颈动脉阻断法认知障碍模型

【基本原理】

通过永久性阻断单侧颈总动脉(CCA)，造成全脑缺血性损伤，建立小鼠血管性认知障碍(VCI)或血管性痴呆(VD)模型。

【实验材料】

1. 药品试剂　①麻醉药物：氯胺酮、水合氯醛、戊巴比妥钠或氟烷等。②10% 甲醛或 4% 多聚甲醛。

2. 仪器设备　小动物恒温毯，条件恐惧性记忆的刺激器，热板测痛仪，运动量监测系统，小鼠电刺激跳台仪，避暗箱，Y 型电迷宫，八臂放射迷宫，Morris 水迷宫等。

3. 实验动物　成年 BALB/C 小鼠，雌雄兼用，体重 25～30 g。

【方法步骤】

1. 单侧 CCA 阻断法（unilateral common carotid artery occlusion，UCCAO）[1-7]　将小鼠用水合氯醛腹腔注射麻醉（350 mg/kg）或 2% 氟烷吸入麻醉，75% 乙醇消毒颈前皮肤，颈正中切口，体视镜下钝性分离右侧 CCA 与迷走神经，用 6-0 手术缝合线永久性结扎 CCA，分别缝合肌肉和颈部皮肤，碘伏消毒。术后将小鼠放入 35 ℃保温孵育箱内，苏醒后单笼饲养。假手术组除不进行 CCA 结扎外，余同 UCCAO。

2. 高脂饮食+ UCCAO 法[8]　小鼠经高脂饮食（含 60% 脂肪）3 个月后，按上法复制 UCCAO 模型。

【观察指标】

1. 行为学评价

（1）运动量测定[9]：采用运动量监测系统，将小鼠放入单独的有机玻璃盒子中 30 cm×30 cm×30 cm，测定小鼠 3 min 和 6 min 内运动距离。

（2）敞箱（open field）实验[8]：将小鼠放入敞箱内（40.64 cm×40.64 cm），自由探索 10 min，使用自动视频系统跟踪并进行行为评分，以测量的移动总距离（cm）作为定量评价指标。

（3）条件恐惧记忆（fear conditioning）实验[9]：将小鼠放入训练盒内适应 120 s 后，给予 2 800 Hz、84 dB 的声音刺激 30 s（条件刺激），在声音刺激最后 2 s 同时给予 0.3 mA 电流刺激（非条件刺激），刺激结束后，待小鼠在训练盒内停留 30 s 后取出。训练实验结束后 24 h，进行背景和线索记忆测试。测试实验按照训练时的顺序，将小鼠放入训练盒内，不给任何刺激，观察 5 min 内出现恐惧反应的百分比。然后将小鼠放入新的环境（新的盒子）适应 120 s 后，仅给予训练时的声音刺激 360 s，不给予电流刺激，观察恐惧反应出现的百分比。

（4）新物体识别（novel object recognition，NOR）实验[1,10-12]：利用小鼠喜欢接近和探索新奇物体的天性来检测小鼠的短时记忆能力。①适应期：第 1 天，先将小鼠置于测试房间进行 1 h 的环境适应和熟悉，再将小鼠放入旷场箱内适应 20 min（箱内无物体），以消除旷场箱对受试小鼠的影响。每只小鼠实验结束后，用 30% 乙醇清洗旷场箱。②熟悉期：第 2 天（适应期 24 h 后），先将小鼠置于测试房间进行 1 h 的环境适应和熟悉，再在旷场箱内同侧左右两端放置两个大小和质地完全相同的黄色柱形瓶作为熟悉物体，然后将小鼠背朝物体放入箱内，记录 5 min 内小鼠对物体探究的情况（计时标准：小鼠鼻或口距离物体 2 cm 范围内探究的时间，其趴在物体上或只是在物体附近走动不计入）。每只小鼠实验结束后，用 30% 乙醇清洗旷场箱。③测试期：熟悉期 2 h 后，先随机将旷场箱内的一个黄色柱形瓶换为大小相同的绿色锥形瓶作为新奇物体，再将小鼠背朝物体放入箱内，记录 5 min 内小鼠新奇物体探索时间（total exploration time of novel object，Tn）和熟悉物体探索时间（total exploration time of familiar object，Tf），计算识别指数（recognition *index*,*RI*),*RI*=*Tn*/(*Tn*+*Tf*)。

(5)其他：跳台、避暗箱、Morris 水迷宫、Y 型电迷宫、T 型电迷宫、八臂迷宫、Barnes 迷宫、旋转、悬挂等实验参见本节“小鼠颈动脉狭窄法认知障碍模型”“小鼠反复缺血再灌注认知障碍模型”。

2. 脑血流量测定　参见本节“小鼠颈动脉狭窄法认知障碍模型”。

3. 脑组织病理学检查　参见本节“小鼠颈动脉狭窄法认知障碍模型”。

【模型特点】

(1)UCCAO 小鼠出现手术同侧大脑半球显示明显的慢性脑灌注不足、严重的胼胝体白质损伤和新物体识别功能降低；侧脑室增大，海马萎缩；缺血脑组织促炎症细胞因子如白细胞介素-1β(interleukin-1β,IL-1β)、白细胞介素-6(interleukin-6,IL-6)水平显著升高，抗炎症细胞因子如白细胞介素-4(interleukin-4,IL-4)、白细胞介素-10(interleukin-10,IL-10)水平显著降低。

(2)与单纯 UCCAO 模型小鼠比较，高脂肪饮食 UCCAO 小鼠空间学习记忆和恐惧记忆能力明显下降，神经元丢失、胶质激活和大脑总血流量减少。说明高脂肪饮食加剧了血管性认知功能障碍的病理生理过程。

【注意事项】

参见本节“小鼠颈动脉狭窄法认知障碍模型”。

【模型评价】

1. 优点　手术操作简单，重复性好，创伤小，动物死亡率低。

2. 缺点　该模型的 VCI 形成原理、病理生理机制和病理形态特点与人类常见由脑长期慢性低灌注导致的 VCI 仍有较大的差异。

【参考文献】

[1] YOSHIZAKI K, ADACHI K, KATAOKA S, et al. Chronic cerebral hypoperfusion induced by right unilateral common carotid artery occlusion causes delayed white matter lesions and cognitive impairment in adult mice[J]. Exper Neurol, 2008, 210(2): 585-591.

[2] ZULOAGA K L, ZHANG W, YEISER L A, et al. Neurobehavioral and imaging correlates of hippocampal atrophy in a mouse model of vascular cognitive impairment[J]. Transl Stroke Res, 2015, 6(5): 390-398.

[3] MA J, XIONG J Y, HOU W W, et al. Protective effect of carnosine on subcortical ischemic vascular dementia in mice[J]. CNS Neurosci Ther, 2012, 18(9): 745-753.

[4] MA J, YAN H, WANG R, et al. Protective effect of carnosine on white matter damage in corpus striatum induced by chronic cerebral hypoperfusion[J]. Neurosci Lett, 2018, 683: 54-60.

[5] 马婧，张健，陈忠. 肌肽对皮层下缺血性血管性痴呆动物认知功能的保护作用[J]. 中国药理学通报，2014，30(4)：496-501.

[6] 王浩，李中春，王百辰，等. 丹皮酚对皮质下缺血性血管性痴呆小鼠认知功能的保护作用及机制[J]. 中国现代医生，2016，54(35)：31-35.

[7]梁凤仙,陆宇,田叶红. 米诺环素对缺血性血管性痴呆小鼠白质损伤和少突胶质细胞丢失的影响分析[J]. 临床和实验医学杂志,2019,18(22):3532-3537.

[8]ZULOAGA K L,JOHNSON L A,ROESE N E,et al. High fat diet-induced diabetes in mice exacerbates cognitive deficit due to chronic hypoperfusion[J]. J Cereb Blood Flow Metab,2016,36(7):1257-1270.

[9]SHIBATA M,YAMASAKI N,MIYAKAWA T,et al. Selective impairment of working memory in a mouse model of chronic cerebral hypoperfusion[J]. Stroke,2007,38(10):2826-2832.

[10]宋广青,孙秀萍,刘新民. 大鼠物体识别实验方法综述[J]. 中国比较医学杂志,2013,23(7):55-60.

[11]GONZáLEZ B,RAINERI M,CADET J L,et al. Modafinil improves methamphetamine-induced object recognition deficits and restores prefrontal cortex ERK signaling in mice[J]. Neuropharmacology,2014,87:188-197.

[12]葛亚萍,宋睿,吴宁,等. 多巴胺 D3 受体拮抗剂 YQA14 对甲基苯丙胺所致小鼠社交识别和新奇物体识别能力损伤的影响[J]. 国际药学研究杂志,2018,45(2):127-133.

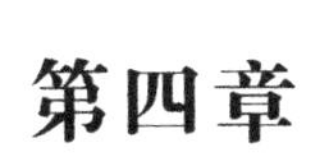

第四章 蛛网膜下腔出血模型

第一节　血管内穿刺法蛛网膜下腔出血模型

一、大鼠血管内穿刺法蛛网膜下腔出血模型

【基本原理】

采用刺破颈内动脉（internal carotid artery，ICA）及其分支的方法，建立大鼠蛛网膜下腔出血（subarachnoid hemorrhage，SAH）模型。

【实验材料】

1. 药品试剂　①麻醉药物：盐酸氯胺酮注射液、水合氯醛或戊巴比妥钠等。②10%甲醛溶液或4%多聚甲醛溶液。③其他：人工脑脊液、伊文思蓝（Evans blue，EB）、50%三氯乙酸溶液、磷酸盐缓冲液（phosphate buffer saline，PBS）、无水乙醇、青霉素等。

2. 仪器设备　激光多普勒血流仪（laser Doppler flowmetry，LDF），紫外分光光度仪，显微镜，病理图像分析系统，常规手术器械等。

3. 实验动物　成年SD大鼠，雌雄兼用，体重320～330 g。

【方法步骤】[1-4]

将大鼠用10%水合氯醛腹腔注射麻醉（350 mg/kg），仰卧位固定。颈部备皮，取颈部正中切口，沿胸锁乳突肌内缘分离肌肉和筋膜，在显微镜下暴露右侧颈总动脉（common carotid artery，CCA）主干及其分叉处，显露颈外动脉（external carotid artery，ECA）及ICA。分离出ECA分支枕动脉及甲状腺上动脉，将其电凝后切断。用无损伤动脉夹分别夹闭CCA和ICA，将ECA远心端用1-0丝线结扎后剪断，ECA的近心端形成一个长3～4 mm残端。将穿刺尼龙线经ECA残端插入ICA，松开ICA上的动脉夹，将尼龙线向颅内插入。当穿刺线头端距CCA分叉处18～19 mm后，有阻力感表示穿刺线头端已达大脑前动脉（anterior cerebral artery，ACA）与大脑中动脉（middle cerebral artery，MCA）分叉处，略用力再伸入约2 mm后，穿刺线已刺破ACA与MCA分叉。完全拔除穿刺线，结扎ECA，松开CCA的动脉夹，缝合皮肤。

【观察指标】

1. Garcia法神经功能评分[3-5]

（1）自主运动：将大鼠放入鼠笼中观察5 min。①0分，无自主运动；②1分，很少运动；③2分，运动并触及至少一侧笼壁；④3分，运动并触及至少三侧笼壁。

（2）体态对称性：提起鼠尾使之悬空观察四肢状态。①0分，患侧无运动；②1分，患侧轻微运动；③2分，患侧运动较迟缓；④3分，双侧体态对称。

（3）前肢伸展运动：悬尾使后肢悬空，前肢移向桌子，使之仅靠前肢行走，观察前肢伸展运动。①0分，左前肢无伸展动作；②1分，左前肢轻微伸展；③2分，左前肢有伸展运动

但不及右侧;④3 分,双侧伸展对称。

(4)网屏实验:①1 分,不能爬上;②2 分,左侧劣势;③3 分,正常攀爬。

(5)两侧身体触觉反射实验:①1 分,左侧无反应;②2 分,左侧反应弱于右侧;③3 分,两侧反应相同。

(6)两侧胡须触觉反射实验:①1 分,左侧无反应;②2 分,左侧反应弱于右侧;③3 分,两侧反应相同。

2. 局部脑血流量(regional cerebral blood flow,rCBF)测定[6-8]　大鼠俯卧固定,取颅顶正中切口。在距前囟后及中线左侧各 3 mm 处钻一直径约 3 mm 小孔,将直径 1.5 mm 的 LDF 探头垂直置放于硬脑膜上,脑血流信号经 LDF 软件处理后,计算机打印其相对数值。

3. 基底动脉管径测量[7]　经斜坡入路开骨窗暴露基底动脉全程,用人工脑脊液灌流骨窗。应用显微镜测微尺和微循环放大荧屏,测量基底动脉 3 个部位(椎基底动脉连接处、脑桥中部及分叉处)直径,取平均值。

4. 出血量评分　术后 24 h,将大鼠麻醉下取脑,底部 Willis 环及基底池拍照后,在照片上参照 Sugawara 等[9]的方法将基底池分为 6 个部位,根据蛛网膜下腔出血量,将每个部位分为 0 ~ 3 分。0 分:无蛛网膜下腔出血;1 分:少量蛛网膜下腔出血;2 分:动脉周围有中等出血量;3 分:血凝块覆盖所有动脉。最终得分为 6 个部位评分之和。其中,0 ~ 7 分为轻度出血,8 ~ 12 分为中度出血,13 ~ 18 分为重度出血。

基底池用于此评分系统的动脉包括基底动脉、大脑前动脉(anterior cerebral artery,ACA)、ICA、后交通动脉及大脑后动脉。

5. 血-脑屏障(blood brain barrier,BBB)通透性检测[4,10]　大鼠心脏灌注前 1 h,经股静脉注射2%伊文思蓝生理盐水溶液(5 mL/kg),取适量穿刺侧颞叶基底部脑组织置入盛有50%三氯乙酸溶液 1.5 mL 的匀浆器中,匀浆离心后取上清液加入 3 倍量无水乙醇,计算每毫升液体所代表的脑组织量。标准溶液设为空白对照,应用紫外分光光度仪检测各组溶液 OD 值,据标准曲线定量分析样本脑组织中的伊文思蓝含量(ng/mg),以此为指标反映血脑屏障通透性。

6. 脑组织含水量测定[4,11]　取一侧大脑半球,称湿重后放入 100 ℃电热干烘箱 24 h,称干重,干湿重法计算脑组织含水量。

$$脑组织含水量=(湿重-干重)/湿重\times100\%$$

7. 脑组织病理学检查　动物麻醉后,开胸左心室穿刺,剪开右心耳,在 90 mmHg 压力经左心室灌注生理盐水约 250 mL 后,见右心耳液体清亮,灌注 4%多聚甲醛的 0.1 mol/L 磷酸盐缓冲液(PBS,pH 值=7.4)250 mL,约 30 min。灌注后迅速开颅取脑,观察并记录脑组织大体形态及不同时间点蛛网膜下腔血液分布情况。取大脑半球的冠状切片以及含第四脑室脑组织冠状切片,厚约 3 mm,置于 4%多聚甲醛溶液后固定 24 h,常规固定包埋,制作石蜡切片,HE 染色,光镜下观察脑组织病理形态学变化。

【模型特点】[12-13]

(1)术后 2 h,可发现蛛网膜下腔有明显出血,范围累及整个 Willis 环;3 ~ 24 h,蛛网膜下腔的积血由穿刺的局部脑底面逐渐向大脑凸面蛛网膜下腔弥散；造模后 48 h，可见陈旧性血凝块附着在 Willic 环周围，第四脑室可见明显积血。

(2)大脑皮质神经元水肿随时间的增加逐渐加重，24 h 达水肿高峰，并持续到 48 h；7 d 时神经元水肿基本恢复。

(3)术后 rCBF 立即下降，1 h 降至最低点，持续 24 h。

(4)术后基底动脉直径较术前明显缩小，说明基底动脉出现痉挛现象。

(5)神经行为学评分明显降低，脑含水量及血脑屏障通透性明显增加。

【注意事项】

(1)穿刺时注意角度，避免进入翼腭支，导致造模失败。

(2)枕动脉紧靠 CCA 分叉处，内部压力高，结扎后尽量避免过分牵拉线结，防止出现滑结、脱结等情况。

(3)从夹闭 CCA、刺破 ICA 颅内段至松开动脉夹的时间控制在 2 ~3 min 内完成。

(4)其他注意事项参见第一章第一节“大鼠线栓法局灶性脑缺血模型”。

【模型评价】

1. 优点　①不开颅，手术方法简单可靠；②出血量的多少可通过改变尼龙丝尖端直径的大小来控制[14]；③动脉管壁的损伤及血流对脑组织的直接冲击作用较为真实地模拟临床上颅内动脉瘤破裂导致的 SAH、出血后的颅内压突然持续上升及显著的血管痉挛；④临床上约 90% 的 SAH 患者其动脉瘤性 SAH 位于前循环[15]，而血管内穿刺法刺破前循环的血管，颅腔保持闭合，能更好地模仿人类动脉瘤性 SAH 的病理生理过程。

2. 缺点　①24 h 内死亡率高(37.5% ~50.0%)[16-17]；②手中出血量变化较大，血液的分布不可控制，容易造成脑实质出血；③术后脑水肿严重，血脑屏障破坏明显，同时颅底各血管均可发生明显血管痉挛。

该方法制作的模型与临床上重型 SAH 病人(Hunt-Hess 分级 Ⅳ ~ Ⅴ级)比较接近，可能更适合对 SAH 后脑损害、血管痉挛等发病机制的研究[18]。

1979 年，Barry 等[19]最先报道了颅内动脉穿刺法大鼠 SAH 模型，主要用来研究 SAH 后引起的血管痉挛，去除骨瓣后经斜坡暴露基底动脉，显微镜下采用立体定向技术用钨微电极刺破基底动脉造成 SAH，术后第 2 天血管痉挛明显，3 d 后蛛网膜下腔内的血凝块也被完全吸收。此法需行开颅手术，手术创伤大，死亡率高，目前很少应用。自发性蛛网膜下腔出血 80% ~90% 发生于颈内动脉系统，尤其是 Willis 环的血管分叉处。1995 年 Bederson 和 Veelken 针对 Zea-Longa 法脑缺血模型进行改良，建立了血管内线穿刺法，一直沿用至今[20-21]。

【参考文献】

[1]刘振刚，高建亮，孙林林，等. 颈内动脉刺破法制作大鼠蛛网膜下腔出血模型[J]. 中国比较医学杂志，2017，27(6)：37-45.

[2]尹风任，史学芳，扈玉华，等. 改良血管穿刺法大鼠蛛网膜下腔出血模型的制作及评价[J]. 中华实验外科组织，2008，25(8)：975-977.

[3]李建华，孙娟，张艳，等. 线栓长度对颈内动脉穿刺法建立大鼠蛛网膜下腔出血模型的

影响[J]. 青海医学院学报,2014,35(3):191-195.

[4]孙新刚,侯亚芝,马乾,等. 血管内穿刺法建立大鼠蛛网膜下腔出血后早期脑损伤模型[J]. 临床医药实践,2017,26(3):211-213.

[5]GARCIA J H,WAGNER S,LIU K F,et al. Neurological deficit and extent of neuronal necrosis attributable to middle cerebral artery occlusion in rats[J]. Statistical Validation. Stroke 1995,26(4):627-634.

[6]BEDERSON J B,GERMANO I M,GUARINO L. Cortical blood flow and cerebral perfusion pressure in a new noncraniotomy model of subarachnoid hemorrhage in the rat[J]. Stroke, 1995,26(6):1086-1092.

[7]孙保亮,夏作理,杨明峰,等. 血管内穿刺法制作颅腔闭合的大鼠蛛网膜下腔出血模型[J]. 泰山医学院学报,1999,20(3):202-204.

[8]李了了,王玲,冯楠,等. 一种简单可靠的大鼠蛛网膜下腔出血模型的建立[J]. 药学学报,2005,40(12):1096-1098.

[9]SUGAWARA T,AYER R,JADHAV V,et al. A new g ading system evaluating bleeding scale in filament perforation subarachnoid hemorrhage rat model[J]. J Neurosci Methods, 2008,167(2):327-334.

[10]BELAYEV L,SAUL I,BUSTO R,et al. Albumin treatment reduces neurological deficit and protects blood-brain barrier integrity after acute intracortical hematoma in the rat[J]. Stroke,2005,36(2):326-331.

[11]XI G,HUA Y,BHASIN R R,et al. Mechanisms of edema formation after intracerebral hemorrhage:effects of extravasated red blood cells on blood flow and blood - brain barrier integrity[J]. Stroke,2001,32(12):2932-2938.

[12]高志,赵海苹,罗玉敏,等. 大鼠蛛网膜下腔出血模型的研究进展[J]. 中国比较医学杂志,2013,23(11):78-82.

[13]SEHBA F A. Rat endovascular perforation model[J]. Transl Stroke Res,2014,5(6):660-668.

[14]SCHWARTZ A Y,MASAGO A,SEHBA F A,et al. Experimental models of subarachnoid hemorrhage in the rat:A refinement of the endovascular filament model[J]. J Neurosci Methods,2000,96(2):161-167.

[15]VELTHUIS B K,RINKEL G J,RAMOS L M,et al. Subarachnoid hemorrhage:aneurysm detection and preoperative evaluation with CT angiography[J]. Radiology,1998,208(2):423-430.

[16]PRUNELL G F,MATHIESEN T,SVENDGAARD N A. Experimental subarachnoid hemorrhage:Cerebral blood flow and brain metabolism during the acute phase in three different models in the rat[J]. Neurosurgery,2004,54(2):426-436.

[17]OSTROWSKI R P,COLOHAN A R,ZHANG J H. Mechanisms ofhyperbaric oxygen-induced neuroprotection in a rat model of subarachnoid hemorrhage[J]. J Cereb Blood Flow Metab,2005,25(5):554-571.

[18] LEE J Y, SAGHER O, KEEP R, et al. Comparison of experimental rat models of early brain injury after subarachnoid hemorrhage[J]. Neurosurgery, 2009, 65(2): 331-343.

[19] BARRY K J, GOGJIAN M A, S TEIN B M. Small animal model for investigation of subarachnoid hemorrhage and cerebral vasospasm [J]. Stroke, 1979, 10(5): 538-541.

[20] BEDERSON J B, GERMANO I M, GUARINO L. Cortical blood flow andcerebral perfusion pressure in a new noncraniotomy model of subarachnoid hemorrhage in the rat [J]. Stroke, 1995, 26(6): 1086-1091.

[21] VEELKEN J A, LAING R J, JAKUBOWSKI J. The Sheffield model of subarachnoid hemorrhage in rats [J]. Stroke, 1995, 26(7): 1279-1283.

二、小鼠血管内穿刺法蛛网膜下腔出血模型

【基本原理】

参见本节“大鼠血管内穿刺法蛛网膜下腔出血模型”。

【实验材料】

1. 药品试剂　①麻醉药物：盐酸氯胺酮注射液、水合氯醛或戊巴比妥钠等。②10%甲醛溶液或4%多聚甲醛溶液。③其他：无水乙醇、青霉素等。

2. 仪器设备　常规手术器械，显微手术器械，体式显微镜等。

3. 实验动物　健康成年KM或C57 BL/6小鼠，雌雄兼用，体重20～25 g。

【方法步骤】[1-4]

1. 线栓准备　将统一规定规格的线栓（头端直径0.23 mm±0.02 mm）利用记号笔在线栓头端9 mm处标记，以便准确地控制进线的深度，将其消毒后备用。

2. 术前准备　小鼠用10%水合氯醛腹腔注射麻醉（350 mg/kg），仰卧固定于手术台，颈部常规备皮、消毒。

3. 血管分离　颈部正中切口，显微镜下在暴露分离右侧颈总动脉（CCA），在CCA上挂线，并继续向前剥离分出颈外动脉（ECA），将ECA和CCA结扎。

4. 穿刺动脉　将线栓插入0.4 mm注射器针头，针头经CCA近心端靠近结扎处插入，推入线栓，退出针头，继续往前推送线栓，插入颈内动脉（ICA），到标记处或略感阻力为止，即插入线栓从ECA分叉处9～10 mm，继续插入2 mm，刺破大脑中动脉（MCA）和大脑前动脉（ACA）分叉处后迅速将尼龙线拔出。

5. 术后处理　①术后动物清醒前，应取侧卧位，避免舌根后坠窒息；②注意保温，室温在25 ℃左右为宜；③颈部切口常规消毒，防止术后感染。

【观察指标】

1. Garcia法神经功能评分[2]

（1）自主运动：将小鼠放入鼠笼中观察5 min。0分：无自主运动。1分：很少运动。2分：运动并触及至少一侧笼壁。3分：运动并触及至少三侧笼壁。

（2）体态对称性：提起鼠尾使之悬空观察四肢状态。0分：患侧无运动。1分：患侧轻

微运动。2 分:患侧运动较迟缓。3 分:双侧体态对称。

(3)前肢伸展运动:悬尾使后肢悬空,前肢移向桌子,使之仅靠前肢行走,观察前肢伸展运动。0 分:左前肢无伸展动作。1 分:左前肢轻微伸展。2 分:左前肢有伸展运动但不及右侧。3 分:双侧伸展对称。

(4)网屏实验。1 分:不能爬上。2 分:左侧劣势。3 分:正常攀爬。

(5)两侧身体触觉反射实验。1 分:左侧无反应。2 分:左侧反应弱于右侧。3 分:两侧反应相同。

(6)两侧胡须触觉反射实验。1 分:左侧无反应。2 分:左侧反应弱于右侧。3 分:两侧反应相同。

2. 出血量评分　术后 24 h,将小鼠麻醉下处死、取脑,底部 Willis 环及基底池拍照后,在照片上参照 Sugawara 等[3]的方法将基底池分为 6 个部位,根据蛛网膜下腔出血量,将每个部位分为 0 ~3 分。0 分:无蛛网膜下腔出血。1 分:少量蛛网膜下腔出血。2 分:动脉周围有中等出血量。3 分:血凝块覆盖所有动脉。最终得分为 6 个部位评分之和。其中,0 ~7 分为轻度出血,8 ~12 分为中度出血,13 ~18 分为重度出血。

基底池用于此评分系统的动脉包括基底动脉、大脑前动脉(ACA)、ICA、后交通动脉及大脑后动脉。

【模型特点】

21 只小鼠造模后存活 14 只,两项评分结果提示,出血量越多,神经功能越差,二者呈显著负相关。

【注意事项】

(1)穿刺时注意角度,避免进入翼腭支,导致造模失败。

(2)枕动脉紧靠颈总动脉分叉处,内部压力高,结扎后尽量避免过分牵拉线结,防止出现滑结、脱结等情况。

(3)从夹闭 CCA、刺破 ICA 颅内段至松开动脉夹的时间控制在 2 ~3 min 内完成。

(4)其他注意事项参见第一章第一节“大鼠线栓法局灶性脑缺血模型”。

【模型评价】

1. 优点　①无须开颅,组织损伤小,术后死亡率相对较低;②操作相对简便,重复性好。

2. 缺点　①动物体重要求严格;②小鼠与大鼠相比,体型小,手术耐受力较差,血管细,增加了制备模型的难度。

【参考文献】

[1] 陈凡帆,全伟,吕建平. 小鼠蛛网膜下腔出血模型中出血量评分与神经功能评分的量化关系分析[J]. 中华神经医学杂志,2012,11(1):27-30.

[2] GARCIA J H, WAGNER S, LIU K F, et al. Neurological deficit and extent of neuronal necrosis attributable to middle cerebral artery occlusion in rats [J]. Statistical Validation. Stroke, 1995, 26(4):627-634.

[3] SUGAWARA T, AYER R, JADHAV V, et al. A new grading system evaluating bleeding

scale in filament perforation subarachnoid hemorrhage rat model [J]. J Neurosci Methods, 2008,167(2):327-334.

三、兔血管内穿刺法蛛网膜下腔出血模型

【基本原理】

在数字减影血管造影(digital subtraction angiography, DSA)引异下,应用血管内穿刺技术,刺破大脑前动脉(ACA)或颈内动脉(ICA)分叉处,建立兔蛛网膜下腔出血(SAH)模型。

【实验材料】

1. 药品试剂 ①麻醉药物:盐酸氯胺酮注射液、水合氯醛或戊巴比妥钠等。②10%甲醛溶液或4%多聚甲醛溶液。③其他:人工脑脊液、伊文思蓝(EB)、50%三氯乙酸溶液、磷酸盐缓冲液(PBS)、无水乙醇、青霉素等。

2. 仪器设备 DSA机,超滑导丝,4F造影导管,微导丝,微导管,牙科钻,微量注射器,颅内压监测仪,颅内压探头,显微镜,病理图像分析系统,常规手术器械等。

3. 实验动物 健康新西兰大白兔,雌雄兼用,体重(3.0±0.3)kg。

【方法步骤】[1-3]

兔术前禁食水8 h,采用3%戊巴比妥钠耳缘静脉注射麻醉(1 mg/kg),取仰卧位固定于手术台上。右侧腹股沟处备皮,安尔碘消毒,铺无菌洞巾。钝性分离右侧股动脉,并结扎远心端,丝线轻提股动脉远心端,用穿刺针穿刺成功后,导入鞘导丝,随后插入4F动脉鞘。透视下引入0.035 in超滑导丝和4F造影导管,行右侧颈总动脉(CCA)和ICA造影,明确ICA起始部位和远端走行。然后在路图引导下引入预塑形微导丝和微导管,将微导管尽可能引入到ICA分叉处,微导丝引入至分叉处后,用适当力度快速将导丝推入微导管,穿破血管壁,维持10 s后缓慢退出微导丝和微导管。最后退出造影导管,结扎右侧股动脉,缝合皮肤。

【观察指标】

1. 颅内压监测 兔成功麻醉后取俯卧位固定于手术台上,于两眶之间备皮,安尔碘消毒,铺无菌洞巾。中线部位切开头皮,长度约2 cm,于右侧嗅球上方采用牙科钻打磨颅骨,微量注射器刺破硬脑膜,颅内压监测仪调零后,将颅内压探头缓慢置入硬膜下2 mm处,用骨蜡封闭骨孔,丝线固定颅内压探头,缝合头皮。颅内压探头于手术当天置入颅内,监测穿刺前5 min至穿刺后15 min颅内压变化情况。颅内压探头于实验结束后拔出,观察无明显渗血,分笼饲养。

2. 神经功能评分[1] 神经功能评分于实验后6、24、72 h记录。神经功能障碍从食欲、运动、神经功能缺失3个方面评估。①食欲:全部吃完0分,留少量食物1分,食物未动2分。②运动:自由活动0分,可以站立、刺激运动1分,躺卧、刺激无运动2分。③神经功能缺失:无神经功能缺失0分,行走不稳1分,不能站立、行走2分。总分6分。

3. CT检查[3] 术前常规行头颅CT检查。术后即刻、处死前各组兔再次行头颅CT

检查，进行蛛网膜下腔出血量评估。①0级：蛛网膜下腔显示清楚、密度低。②Ⅰ级：蛛网膜下腔显示不清、可见点片状高密度影。③Ⅱ级：蛛网膜下腔多个层面可见环状高密度影。④Ⅲ级：蛛网膜下腔多个层面见较厚的高密度影。

4. Sugawara出血量评分[1,4]　参见本节“大鼠血管内穿刺法蛛网膜下腔出血模型”。

5. 血脑屏障（BBB）通透性检测　参见本节“大鼠血管内穿刺法蛛网膜下腔出血模型”。

6. 脑组织病理学检查　3%戊巴比多妥钠耳缘静脉注射过度麻醉，用生理盐水和4%多聚甲醛（4 ℃）灌注后取脑。脑组织标本随后于4%多聚甲醛中固定，脱水，行冰冻切片（冠状位连续切片，层厚12 μm），根据实验需要分别行HE（观察病理学改变）、TUNEL染色（标记凋亡神经细胞）和FJB染色（观察神经细胞变性情况）。

【模型特点】

血管内穿刺法可以引发不同程度颅内出血和神经功能障碍，同时可以造成皮质和海马组织变性坏死和凋亡。后交通动脉及基底动脉管腔内直径在术后12 h分别缩小了45.6%和5.23%。随后血管直径呈双相期改变，管腔直径在第7天再次明显缩小，分别下降了31.2%和48.6%。模型成功率为55.6～57.7%[1,3]。

【注意事项】[1,3]

（1）实验时尽可能使兔处于深度麻醉状态以减少因穿刺时兔活动造成的大量颅内出血。

（2）术中使用Y形阀对导管内进行加压冲洗，降低血栓形成率。

（3）动作要轻柔，微导管和微导丝应预先塑形，尽量减少微导管微导丝在颈内动脉内的操作时间，避免因手术造成的颅内缺血。

（4）兔脑主要由后循环供血，颈内动脉细小，且颈内动脉起始部扭曲，3F微导管及导丝由于偏硬偏粗，不能进入颈内动脉，可采用动脉瘤导管进入颈内动脉。

（5）操作时注意采用路图技术。

（6）在刺破动脉过程中注意控制刺破次数，导丝刺破1～2次即可，次数过多会引起颅内出血增加，易导致动物死亡。

【模型评价】

1. 优点　①不开颅，手术方法简单可靠。②该模型造成血管壁的机械性损伤，导致了不同程度的早期脑损伤和血管痉挛，同时穿刺过程中颅腔保持封闭状态，且造成的血液分布也与临床动脉瘤性SAH相似，更好地模拟了人类动脉瘤性SAH的病理生理过程。③穿刺部位大多数位于在ACA或ICA分叉处，与临床动脉瘤破裂好发部位相近。

2. 缺点　①24 h内死亡率高。②手中出血量变化较大，血液的分布不可控制，容易造成脑实质出血。

【参考文献】

[1]吕涛，戴炯，缪亦锋，等. 应用血管内穿刺法建立蛛网膜下腔出血后早期脑损伤兔模型[J]. 上海交通大学学报（医学版），2016，36（1）：1543-1548.

[2]CUI H K，YAN R F，DING X L，et al. Platelet-derived growth factor-β expression in rabbit

models of cerebral vasospasm following subarachnoid hemorthage[J]. Mol Med Rep,2014,10(3):1416-1422.
[3]涂建飞,刘一之,纪建松,等.一种新的血管内穿刺脑血管痉挛模型[J].介入放射学杂志,2011(8):637-640.
[4]SUGAWARA T,AYER R,JADHAV V,et al. A new grading system evaluating bleeding scale in filament perforation subarachnoid hemorrhage rat model [J]. J Neurosci Methods,2008,167(2):327-334.
[5]吴健,余健,印佳,等.实验性兔脑血管痉挛模型中Ⅰ型钙蛋白酶表达的初步研究[J].介入放射学杂志,2010,19(8):631-634.
[6]段鸿洲,莫大鹏,李良,等.两种验证兔脑血管痉挛的造影方法比较[J].中国微侵袭神经外科杂志,2010,15(7):319-322.

第二节　脑池注血法蛛网膜下腔出血模型

一、大鼠枕大池注血法蛛网膜下腔出血模型

【基本原理】

采用自体血注入枕大池(小脑延髓池)的方法,建立大鼠枕大池注血法(autologous blood injection into cisterna magna,ACM)蛛网膜下腔出血(SAH)模型。

【实验材料】

1.药品试剂　①麻醉药物:盐酸氯胺酮注射液、水合氯醛或戊巴比妥钠等。②10%甲醛溶液或4%多聚甲醛溶液。③其他:人工脑脊液、伊文思蓝(EB)、50%三氯乙酸溶液、磷酸盐缓冲液(PBS)、无水乙醇、青霉素等。

2.仪器设备　脑立体定位仪,病理图像分析系统,微量注射器,分光光度计,常规手术器械等。

3.实验动物　SD或Wistar大鼠,雌雄兼用,体重300~350 g。

【方法步骤】

1.单次注血法[1-3]

(1)方法:大鼠用1%戊巴比妥钠腹腔注射麻醉(40 mg/kg),股部和枕部剃毛,碘伏消毒。在股根部摸到股动脉搏动,用手术刀作一长1 cm切口,钝性分离股动脉,在其远端穿过一细线,稍稍提起,让股动脉充分暴露。用1 mL注射器配4号半针头,在线近端缓缓扎入股动脉,抽取0.3 mL新鲜血。将大鼠头部前俯,在左右耳根连线可摸到枕外隆凸,往下大约0.5 cm可感觉一凹陷(小脑延髓形成的夹角),在此处分开皮肤,找到环枕膜。在解剖显微镜下将针扎入1 mm左右(当针穿过环枕膜时有一突破感),缓慢注入自体股动脉血。缝合切口,消毒。保持俯卧位头低30°持续30 min,利于血液靠重力作用下

进入基底池。

(2)特点:死亡率为 11.5%。脑血管造影可见 SAH 引发的椎基底动脉痉挛。2~3 d,基底部蛛网膜下腔可见凝血块,以后血块逐渐被吸收。1 周左右,脑基底部可见黄色或红色血块留下的痕迹。

2. 二次注血法[4-7]

(1)方法:大鼠用 10% 水合氯醛腹腔注射麻醉(350~400 mg/kg),仰卧位固定,暴露分离股动脉穿线备用取俯卧位。枕部切口,牙科钻(或克氏针)以和顶间骨水平面呈 60°的角度,在顶间骨和枕骨交界处的中点钻一直径约 1 mm 骨孔。改仰卧位,右股动脉区切口,暴露股动脉,1 mL 注射器抽取股动脉血 0.2 mL。俯卧位立体定向仪固定,1 mL 注射器针头通过骨孔,以与顶间骨水平面呈 60°的角度,沿枕骨内面进针约 6 mm。抽取 0.1 mL 脑脊液,再以 0.15 mL/min 速度注入自体动脉血。拔出针头,骨蜡封闭骨孔,依次缝合肌肉、皮肤,保持俯卧位头低 30°持续 30 min。48 h 后以相同方法再次注血 0.1 mL。假手术组大鼠不抽取股动脉血,不抽取脑脊液,不注血,其余操作与上述方法相同。

(2)特点:①术后基底动脉会出现两次血管痉挛,第一次出现在 10 min 后,第二次出现在 SAH 后 5~7 d。②第二次注射后 2、3、5 d 会出现显著的神经系统功能障碍。③死亡率与单次注血法相近。④模型动物基底动脉管腔横截面面积明显缩小,内弹力膜卷曲皱缩,血管壁厚度增加。⑤模型大鼠行为学评分明显降低。

【观察指标】

1. 神经行为学评价

(1)自发活动评分[8]:将实验大鼠置于一宽敞、可以自由活动、四壁均可触及的笼中行自发活动评分。由 2 位实验人员分别以双盲法于术前 1 d 和术后每天对实验大鼠进行评价和记录,直至动物被处死之日,取 2 组均值为最后得分。自发活动评分根据动物精神状态及运动情况分为 4 级:1 级,大鼠活动正常,无活动障碍,积极探索四周环境,至少触及三面笼壁的上缘;2 级,轻度活动障碍,即大鼠精神差、嗜睡,行动有一定的延迟,没有到达所有的笼壁,但它至少触及一面笼壁的上缘;3 级,中度活动障碍,即大鼠几乎不能站立,在笼中几乎不进行活动;4 级,重度活动障碍,无活动,并显示有肢体的瘫痪。

(2)平衡木实验[9-11]:距地面 40 cm 的高度水平放置宽度和高度分别为 1.5 cm、2.5 cm 的木条,木条下放置泡沫垫,以减轻大鼠跌落后的损伤。将大鼠放置在木条的中央,记录动物在木条上坚持的时间,最高为 120 s,多次测量时取平均值。亦可通过记录大鼠走完木条所用的时间及大鼠行走过程中失误次数和前后肢使用率进行评分。

(3)Morris 水迷宫实验[12-13]:将测试平台置于迷宫中的某一象限,大鼠随机放于任一象限,依靠其记忆爬上平台,其损伤程度可用找平台所需的时间进行量化,若找不到可将其放于平台 15 s 后重新测试,为增加难度,平台的位置可每天变化。

(4)Garcia 法神经功能评分[14]:参见本章第一节“大鼠血管内穿刺法蛛网膜下腔出血模型”。

2. 颅脑大体解剖学观察　2 次手术后 2 h,在假手术组和 SAH 组各取 2 只大鼠经 10% 水合氯醛(500 mg/kg)深麻醉后取出完整脑组织拍照,观察大鼠脑基底池的血液分布情况。

3. 脑组织及基底动脉病理学检测[8]　分别于 SAH 造模后 1、3、5、10、14 d 处死大鼠(n=5),取出脑组织及基底动脉经 4%多聚甲醛后固定 24 h 后,常规梯度乙醇脱水、二甲苯透明、浸蜡、包埋,制成石蜡块。将包埋好的石蜡块置于切片机上连续冠状面切片,厚约 5 μm。HE 染色,光镜下观察脑组织和基底动脉组织病理学改变。

4. 基底动脉管径、管腔面积及管壁厚度的测量[8,15]　将上述各组基底动脉的组织切片行 HE 染色,光学显微镜下观察照相后,采用图像分析系统测量基底动脉的管径、管腔面积和管壁厚度。

(1)管腔面积测量:沿基底动脉内表面测定其管腔周长(L),按公式计算管腔直径(d)、半径(r)及管腔面积(S)。

$$d=L/\pi,r=L/2\pi,S=\pi r^2$$

(2)管壁厚度测量:测量基底动脉内表面至中膜外缘距离(不包括外膜)。每根血管选取 4 个不同的检测点测量管壁厚度,取其均值作为该血管管壁厚度的测定值。

5. 蛛网膜下腔血液含量测定[16-18]　模型制作 90 min 后,收集动脉血样。升主动脉灌注 250 mL 生理盐水,完全去除血管内血液。完整分离大脑,保持蛛网膜完整,脑组织于 15 mL 磷酸钾缓冲液内 4 ℃保存。超声匀浆器破碎脑组织,4 ℃、3 500 r/min 离心 10 min,收集上清液,重复 3 次。取上清液于 415 nm 波长处测定吸光度,按血红蛋白稀释度计算血液含量。

6. 血脑屏障(BBB)通透性测定[18-19]　造模 24 h 评价 BBB 通透性。股静脉注射 2%伊文思蓝(EB)5 mg/kg,60 min 后对脑组织中的外渗 EB 应用广谱荧光光度测定法行定量分析。先将 EB 按照 $(1\times10^{-5})\sim(1\times10^{-1})$倍比稀释,620 nm 条件下测定吸光度值,制作标准曲线。脑组织称重后超声匀浆破碎,4 ℃,2 000 r/min 离心 20 min,收集上清液,重复 3 次。取上清液测定 620 nm 条件下的吸光度值,标准曲线上读出 EB 含量,以 μg/g 脑组织表示。

7. 脑组织含水量测定[20]　取一侧大脑半球,称湿重后放入 100 ℃电热干烘箱 24 h,称干重,干湿重法计算脑组织含水量。

$$脑组织含水量=(湿重-干重)/湿重\times100\%$$

【注意事项】

1. 穿刺进针角度及深度[7]　注血时将注射器针头沿枕骨内表面向下缓慢移动至约 6 mm 处,可刚好到达枕大池且不触及脑干;针头与脑干平行,不易损伤脑干,且注入的血液不易从高位的骨孔渗出,注血量可以准确控制。

2. 注血的量与速度[7,21]　太快可引起大鼠立即死亡,太慢容易导致血栓形成以致堵管现象发生。

【模型评价】

(1)枕大池单次注血法建立的大鼠模型可以较真实地模拟 SAH 的病理生理过程,操作简单,出血量易于控制,但该模型发生迟发性血管痉挛的概率不恒定。枕大池二次注血法有效地克服了单次注血法血管痉挛不恒定的缺点,引起的脑血管痉挛更为严重、持久。

(2)枕大池注血法操作相对简单,枕大池空间较大,颅内压升高相对缓慢,血液主要分布于后循环,脑水肿的程度较轻,血管痉挛以基底动脉为主,血脑屏障的通透性改变不明显,最主要的特点是脑血管痉挛的时间特征与人类的比较接近,适用于蛛网膜下腔出血后迟发性血管痉挛多种机制的研究。是目前应用最为广泛的蛛网膜下腔出血模型。

(3)枕大池注血法主要缺点:①枕大池穿刺过程中可能损伤脑干;②二次注血增加了颅内感染的机会,死亡率相对较高;③不能很好地模拟人脑动脉瘤破裂后引起的除血管痉挛以外的病理生理改变。

【参考文献】

[1] DELGADO T J, BRISMAR J, SVENDGAARD N A. Subarachnoid hemorrhage in the rat: Angiography and fluorescence microscopy of the major cerebral arteries[J]. Stroke, 1985, 16(4):595-602.

[2] GERMANO A F, DIXON C E, D'AVELLA D, et al. Behavioral deficits following experimental subarachnoid hemorrhage in the rat[J]. J Neurotrauma, 1994, 11(3):345-353.

[3] 薛国勇,邵立健,林雪群. 一种蛛网膜下腔出血动物模型的建立[J]. 江西医学院学报, 2002, 42(4):18.

[4] DUDHANI R V, KYLE M, DEDEO C, et al. A low mortality rat model to assess delayed cerebral vasospasm after experimental subarachnoid hemorrhage[J]. J Vis Exp, 2013, 17(71):e4157.

[5] SUZUKI H, KANAMARU K, TSUNODA H, et al. Heme oxygenase-1 gene induction as an intrinsic regulation against delayed cerebral vasospasm in rats[J]. J Clin Invest, 1999, 104(1):59-66.

[6] 孙保亮,贾莉,杨明峰,等. 蛛网膜下腔出血大鼠脑内蛋白质经淋巴引流的荧光示踪[J]. 中华神经科杂志, 2010, 43(5):358-363.

[7] 何骏驰,刘旻谛,刘振,等. 大鼠蛛网膜下腔出血后迟发性脑血管痉挛模型的制作改良[J]. 中华神经外科疾病研究杂志, 2015, 14(1):74-75.

[8] 李英博,竹梅,陈笛,等. 大鼠蛛网膜下腔出血致脑血管痉挛模型的建立[J]. 重庆医科大学学报, 2015, 40(1):27-31.

[9] 高志,赵海苹,罗玉敏,等. 大鼠蛛网膜下腔出血模型的研究进展[J]. 中国比较医学杂志, 2013, 23(11):78-82.

[10] SEHBA F A, HOU J, PLUTA R M, et al. The importance of early brain injury after subarachnoid hemorrhage [J]. Prog Neurobiol, 2012, 97(1):14-37.

[11] GERMANO A, CAFFO M, ANGILERI F F, et al. NMDA receptor antagonist felbamate reduces behavioral deficits and blood-brain barrier permeability changes after experimental subarachnoid hemorrhage in the rat [J]. J Neurotrauma, 2007, 24(4):732-744.

[12] D'HOOGE R, DEYN P P. Applications of the Morris water maze in the study of learning

and memory [J]. Brain Res Brain Res Rev,2001,36(1):60-90.
[13]TAKATA K,SHENG H,BOREL C O,et al. Long-term cognitive dysfunction following experimental subarachnoid hemorrhage:new perspectives[J]. Exp Neurol,2008,213(2):336-344.
[14]GARCIA J H,WAGNER S,LIU K F,et al. Neurological deficit and extent of neuronal necrosis attributable to middle cerebral artery occlusion in rats[J]. Statistical Validation. Stroke 1995,26(4):627-634.
[15]LI Y,TANG J,KHATIBI N H,et al. Ginsenoside RB1 reduses neurologic damage,is anti-apoptotic,and down-regulates p53 and BAX in subarachnoid hemorrhage[J]. Curr Neurovasc Res,2010,7(2):85-94.
[16]PRUNELL G F,MATHIESEN T,SVENDGAARD N A. A new experimental model in rats for study of the pathophysiology of subarachnoid hemorrhage [J]. Neuroreport,2002,13(18):2553-2556.
[17]PRUNELL G F,MATHIESEN T,DIEMER N H,et al. Experimental subarachnoid hemorrhage:ubarachnoid blood volume,mortality rate,neuronal death,cerebral blood flow,and perfusion pressure in three different rat models [J]. Neurosurgery,2003,52(1):165-176.
[18]高成,陈会荣,刘相轸,等. 三种方法制作大鼠蛛网膜下腔出血模型[J]. 中国微侵袭神经外科杂志,2008,13(9):409-411.
[19]UYAMA O,OKAMURA N,YANASE M,et al. Quantitative evaluation of vascular permeability in the gerbil brain after transient ischemia using Evans blue fluorescence [J]. J Cereb Blood Flow Metab,1988,8(2):282-284.
[20]PARK S,YAMAGUCHI,ZHOU C,et al. Neurovascular protection reduces early brain injury after subarachnoid hemorrhage [J]. Stroke,2004,35(10):2412-2417.
[21]马朝晖,李贵福,罗望池,等. 改良“二次枕大池注血法”构建 Wistar 大鼠蛛网膜下腔出血模型[J]. 中国神经精神疾病杂志,2012,38(3):190-193.

二、大鼠视交叉池注血法蛛网膜下腔出血模型

【基本原理】

采用自体血注入视交叉池的方法,建立大鼠视交叉池注血法(prechiasmatic cistern respectively,APC)蛛网膜下腔出血(SAH)模型。

【实验材料】

1. 药品试剂　①麻醉药物:盐酸氯胺酮注射液、水合氯醛或戊巴比妥钠等。②10% 甲醛溶液或 4% 多聚甲醛溶液。③其他:人工脑脊液、伊文思蓝(EB)、50% 三氯乙酸溶液、磷酸盐缓冲液(PBS)、无水乙醇、青霉素等。

2. 仪器设备　脑立体定位仪,电动牙科钻,手术显微镜,激光多普勒血流量仪(LDF),病理图像分析系统,微量注射器,分光光度计,常规手术器械等。

3. 实验动物　SD 或 Wistar 大鼠，雌雄兼用，体重 300～350 g。

【方法步骤】[1-6]

将大鼠用 10% 水合氯醛腹腔注射麻醉(350 mg/kg)，右侧股动脉插管监测动脉血压及血气分析，肛表持续监测直肠温度。将动物固定于脑立体定位仪上，保持颅顶水平位置。颅顶部手术区常规消毒，沿颅顶正中矢状线切开皮肤，钝性分离肌肉及骨膜，在距前囟正中线前 7.5 mm 处，用电动牙科钻钻孔(孔径 1.0 mm)，骨孔恰好位于两嗅束之间。手术显微镜下用 4 号针头小心将脑膜挑破，见清亮脑脊液流出时，在矢状面将 PE-10 导管向前倾斜 30°～45°插入，直至尖端达前颅窝底，深度距大脑表面约 1.0 cm。用骨蜡封住骨孔以防止脑脊液漏出。连接注射器回抽，见清亮脑脊液流出，证实未造成脑组织损伤。从股动脉插管抽取非肝素化的自体动脉血 0.3 mL，用注射泵经 PE-10 导管在 20～30 s 内缓慢注入蛛网膜下腔。拔出导管，医用生物胶封闭骨孔，缝合皮肤，并维持头低位 30 min。

【观察指标】

1. 颅内压(ICP)监测[7]　制备 SAH 模型前，在大鼠右顶冠状缝后 5 mm，中线旁 0.5 mm 处钻一直径<1 mm 的骨孔，切开硬脑膜置入压力转换器，连接于多功能生理记录仪，从注血前 5 min 开始记录直至注血后 1 h 结束，5 min 记录一次 ICP 值。

2. 局部脑血流量(regional cerebral blood flow，rCBF)测定　于冠状缝前 3.0 mm、正中线旁 2.0 mm 处用电动牙科钻钻孔(孔径 2.0 mm)，将 LDF 探头置于此骨孔硬脑膜表面(远离大血管)，于术前、术后不同时间点测定前额皮质 rCBF 的变化。

3. 神经行为学评分

(1) Kaoutzanis 神经行为学评分[8]：①运动反应，自由行走 5 分，行走困难 4 分，不能行走 3 分，刺痛时肢体收缩 2 分，刺痛时无反应 1 分；②睁眼反应，自行睁眼 4 分，声音刺激睁眼 3 分，刺痛睁眼 2 分，不能睁眼 1 分；③进食，自由进食 2 分，拒绝进食 1 分。

(2) 其他神经行为学评分：参见本节“大鼠枕大池注血法蛛网膜下腔出血模型”。

4. 同步辐射血管造影(synchrotron radiation angiography，SRA)[6,9]　大鼠麻醉后，颈部正中位置切口，将 PE-10 聚乙烯管置入大鼠右侧颈外动脉，并沿颈外动脉缓缓将导管逆行置入颈外动脉与颈内动脉分叉处。置管完成后，将大鼠侧卧于自制固定架上，脑部与光源保持垂直。用微量泵以 3 mL/min 的速度通过 PE-10 管连续注入非离子碘对比剂碘海醇，注射剂量为 150 μL。SRA 的摄像头为 13 μm CCD，距离实验样品 65 cm。在大脑前动脉(ACA)与嗅动脉分叉处测量 ACA 管径。

5. 脑组织病理学检查[6,10]　动物于麻醉下开胸，经心尖升主动脉插管灌注，插管成功后剪开右心耳。保持灌注压力 120 cmH_2O，用生理盐水冲洗至冲洗液无色，用 50 mL PBS 配制的 4% 多聚甲醛溶液灌注 1 h，断头取脑放入 4% 多聚甲醛溶液固定 24～48 h。制作垂直于 ACA 血管平面的脑组织块，常规固定，梯度乙醇脱水，二甲苯处理，石蜡包埋，HE 染色。光镜结合病理图像分析系统测量大鼠 ACA 和嗅动脉分叉处以远 200 μm 的 ACA 血管内径。

【模型特点】[3-6,11]

模型动物死亡率约为 20%。术后血液广泛分布在前颅窝底、Willis 环及基底池周围，第3天在脑干和 Willis 环的基底面发现凝血块,5 ~7 d 后血凝块逐渐被吸收。ICP 在术后1 min迅速增高至最大值。rCBF 在术后1 min 迅速降低,3 min 进一步降低至最低点。ACA 管径明显缩小。大部分模型大鼠术后24 h 出现轻度神经行为异常,48 h 基本恢复正常。

【注意事项】

参见本节“大鼠枕大池注血法蛛网膜下腔出血模型”。

【模型评价】

1. 优点　①采用自体血直接注射到蛛网膜下腔,能够比较精确地控制蛛网膜下腔血液量,制备的 SAH 模型严重程度具有较好的一致性。②APC 模型血液含量变异较小,血液比较恒定地分布于前循环,脑损害较轻,脑水肿不明显,血管痉挛主要发生于 ACA,类似于临床常见的前循环动脉瘤破裂的病理过程,比较适用于前循环动脉瘤造成 SAH 的病理生理机制及脑血管痉挛的发病机制研究。

2. 缺点　由于该模型需要开颅操作,容易损伤脑组织,且开颅可引起颅内压的变化,与人类 SAH 颅腔闭合的特点不吻合。

【参考文献】

[1] PIEPGRAS A, THOMé C, SCHMIEDEK P. Characterization of an anterior circulation rat subarachnoid hemorrhage model[J]. Stroke, 1995, 26(12): 2347-2352.

[2] PRUNELL G F, MATHIESEN T, SVENDGAARD N A. A new experimental model in rats for study of the pathophysiology of subarachnoid hemorrhage [J]. Neuroreport, 2002, 13(18): 2553-2556.

[3] 谢宗义,马颖,程远. 一种新的前循环蛛网膜下腔出血动物模型[J]. 重庆医科大学学报,2008,33(1):82-85.

[4] 高成,陈会荣,刘相轸,等. 三种方法制作大鼠蛛网膜下腔出血模型[J]. 中国微侵袭神经外科杂志,2008,13(9):409-411.

[5] 高志,赵海苹,罗玉敏,等. 大鼠蛛网膜下腔出血模型的研究进展[J]. 中国比较医学杂志,2013,23(11):78-82.

[6] 陈路佳,蔡军,赵京晶,等. 应用同步辐射血管造影观察褪黑素对大鼠蛛网膜下腔出血致血管痉挛的影响[J]. 中国脑血管病杂志,2012,9(5):259-264.

[7] BARTH K N, ONESTI S T, KRAUSS W E, et al. A simple and reliable technique to monitor intracranial pressure in the rat: technical note [J]. Neurosurgery, 1992, 30(1): 138-140.

[8] KAOUTZANIS M, YOKOTA M, SIBILIA R, et al. Neurologic evaluation in a canine model of single and double subarachnoid hemorrhage[J]. J Neurosci Methods, 1993, 50(3): 301-307.

[9] CAI J, HE C, YUAN F, et al. A novel haemodynamic cerebral aneurysm model of rats with normal blood pressure[J]. J Clin Neurosci, 2012, 19(1): 135-138.

[10] CAI J, SUN Y, YUAN F, et al. A novel intravital method to evaluate cerebral vasospasm in

rat models of subarachnoid hemorrhage: a study with synchrotron radiation angiography [J]. PLo S One, 2012, 7(3): 33366.

[11] JEON H, AI J, SABRI M, et al. Learning deficits after experimental subarachnoid hemorrhage in rats [J]. Neuroscience, 2010, 169(4): 1805-1814.

三、大鼠其他脑池注血法蛛网膜下腔出血模型

1. 经视神经孔基底池穿刺注血法[1]　由左眼球后静脉丛抽取少量无抗凝自体血，用无菌干棉球压迫止血，用4号穿刺针经右视神经孔刺入基底池，见无色透明脑脊液后，将血注入基底池，再分别间隔48、96 h进行同样的操作过程。

多次注血致大鼠蛛网膜下腔出血(subarachnoid hemorrhage, SAH)后可以产生脑血管病理改变，脑底蛛网膜轻度增厚，基底池见小积血块，部分动脉壁轻度炎症反应。病理证明经鼠视神经孔多次注血后，产生与脑血管痉挛(cerebral vasospasm, CVS)相似的轻度血管病理改变，但本模型建立的脑动脉痉挛的血管病理改变的程度较轻。

2. 经额极蛛网膜下腔穿刺注血法[2]　动物麻醉后仰卧固定，沿颅顶正中矢状线切开皮肤，钝性分离肌肉及骨膜，在十字缝前5 mm、中线右侧3 mm处颅骨钻孔。显微镜下于额极处轻轻挑开硬脑膜，见清亮脑脊液(cerebrospinal fluid, CSF)，从额极紧贴前颅窝底蛛网膜下腔向双耳连线中点置管，置入长度约1 cm细导管达到Willis环，回抽见脑脊液，证实未造成脑组织损伤。鼠尾动脉抽取0.3 mL新鲜血并从导管内注入，在30 s内注完，动物注血后保持头低位以使血液在颅底。

该方法操作简单，重复性好，避免了因枕大池注血所带来的危险，可以准确地控制注射的血量，并能够产生明显的血管痉挛效应，较为真实地反映颈内动脉系统动脉瘤破裂时SAH导致的病理生理状态。但操作时要注意在二次注血时不要太快，否则易致实验动物颅内压过高而死亡。

【参考文献】

[1] PIEPGRAS. Characterization of an anterior circulation rat subarachoid hemorrhage model [J]. J Stroke, 1995, 26(12): 2347-2352.

[2] 金清东，陈志. 蛛网膜下腔出血动物模型的研究进展[J]. 现代医药卫生，2007，23(12): 1803-1804.

四、兔脑池注血法蛛网膜下腔出血模型

【基本原理】

采用自体血注入枕大池(小脑延髓池)的方法，建立兔枕大池注血法(ACM)蛛网膜下腔出血(SAH)模型。采用自体血注入视交叉池的方法，建立兔视交叉池注血法(APC) SAH模型。

【实验材料】

1. 药品试剂　①麻醉药物：盐酸氯胺酮注射液、水合氯醛或戊巴比妥钠等。②10%

甲醛溶液或4%多聚甲醛溶液。③其他：人工脑脊液、伊文思蓝（EB）、50%三氯乙酸溶液、磷酸盐缓冲液（PBS）、无水乙醇、青霉素等。

2. 仪器设备　数字减影血管造影（digital subtraction angiography，DSA）机，磁共振成像（magnetic resonance imaging，MRI）仪，超滑导丝，4F造影导管，微导丝，微导管，牙科钻，微量注射器，颅内压监测仪，颅内压探头，显微镜，病理图像分析系统，常规手术器械等。

3. 实验动物　健康新西兰大白兔，雌雄兼用，体重2.5～3.2 kg。

【方法步骤】

1. 枕大池二次注血法[1-5]

（1）方法：将动物用3%戊巴比妥钠（30 mg/kg）耳缘静脉注射麻醉，俯卧位固定于手术台上。枕部剃毛消毒，手术显微镜下找到环枕筋膜，注射器针头经寰枕筋膜缓缓刺入枕大池，回抽见有清亮脑脊液流出后固定针头。抽出脑脊液0.4 mL/kg后，将自耳中央动脉抽取的动脉血按0.5～0.8 mL/kg缓慢注入枕大池蛛网膜下腔。穿刺处用明胶海绵加ZT胶修补。术毕动物取头低30°俯卧位并保持30 min。48 h后重复上述过程行第2次注血，注血量0.4 mL/kg。对照组除注入枕大池为等量的生理盐水外，手术操作与SAH模型相同。

（2）特点：术后出现明显行为和神经功能异常。术后第3天，基底动脉管腔狭窄、管壁增厚、内皮细胞和平滑肌细胞变性，内皮细胞核出现凋亡小体，线粒体空泡样变性，并随时间推移加重；第7天达高峰，基底动脉内皮线粒体肿胀溶解，包浆空泡样变性；10 d后缓解。

2. 前交叉池注血法[6]

（1）方法：将动物用3%戊巴比妥钠耳缘静脉注射麻醉（30 mg/kg），固定于手术台，无菌操作下于腹股沟股动脉搏动最明显处纵行切开皮肤约3 cm，锐性解剖，游离股动、静脉，分别置放24G动、静脉留置针，3-0号线缝合固定。额顶前囟部备皮，局部常规消毒，5号输液针头垂直穿刺颅骨，有突破感后停止进针，避开上矢状窦，改用7号穿刺针垂直穿刺至前颅凹底回抽有清亮脑脊液时固定针头。股动脉抽取自体非抗凝动脉血（1 mL/kg），缓慢注入前交叉池（时间≥2 min）。动物头部俯卧位固定于自制支架内，保持头低30°，使血液在蛛网膜下腔充分弥散于大脑半球表面。

（2）特点：模型动物注血后5～60 min ADC下降脑区范围逐渐扩大，跨血管分布，双侧大脑皮质表观弥散系数（apparent dispersion coefficient，ADC）均明显低于正常，90 min有所回升，ADC值差异有统计学意义（$P<0.05$）。双侧基底核区ADC值与正常无明显差异（$P>0.05$）。对照组动物各观察时间点与术前相比，双侧大脑皮质及基底核区ADC值差异无统计学意义（$P>0.05$）。MRA可以显示颈部大动脉的形态学改变，但未能显示颅内动脉主干。

【观察指标】

1. 脑血管造影和基底动脉直径测定

（1）方法1[1]：手术前及处死前各行1次脑血管造影检查。基底动脉测量造影时放置在动物颈部的直径0.5 cm钢球作为参照值，采用DSA机内测量软件，测量基底动脉上、中、下段直径,取平均值。按照 Liszezak[7]标准判断脑血管痉挛严重程度。

$$痉挛程度=(基础值-痉挛值)/基础值\times100\%$$

痉挛程度<10% 正常,10% ~20% 轻度痉挛,20% ~30% 中度痉挛,30% ~80% 重度痉挛。

(2)方法 2[2]:造模后 1、3、7 d 采用 Seldinger 技术行椎动脉造影,测量椎基底动脉汇合处管径,作为判定血管痉挛程度的标准。以原动脉管径为 100%,91% ~100% 为正常,71% ~90% 为轻度痉挛,51% ~70% 为中度痉挛,50% 以下为重度痉挛。

2. 行为学评价[2,8]　分别于造模前 1 d 和造模后 1、3、7 d,采用 Baker 百分制法观察记录动物行为和神经功能。1 级,无行为学异常;2 级,轻微或可疑神经功能障碍,仅有嗜睡或尖叫,畏光,活动减少;3 级,中度神经功能障碍,表现肢体瘫痪,跛行,癫痫;4 级,大小便失禁,严重神经功能障碍,肌张力增高,行走困难。

3. MRI 扫描[6]　动物固定于扫描野内,采用以下序列进行扫描。①常规 MRI 序列:使用 GPFLEX 表面线圈,冠矢状面定位,分别获取模型组及对照组动物术前及术后(注血及注水)5、30、45、60、90 min 各观察时间点冠矢状位及轴位 T_1WI、冠矢状位及轴位 T_2WI 及 FLAIR 序列图像。扫描参数层厚 5 mm,间隔 0.5 mm,FOV 10 cm×10 cm,矩阵 192×160,2 NEX。②T_1WI:T_1Flair 序列:TR/TE=2 000 ms/13 ms,TI=750 ms。③T_2WI:FSE 序列,TR/TE=4 000 ms/90 ms。④FLAIR 序列:TR/TE=8 000 ms/140 ms,TI=1 900 ms。每层面各观察时间点弥散梯度值 b=0 s/mm^2,1 000 s/mm^2,DWI 图像各 1 幅。⑤DWI:EPI 序列:层厚 5 mm,间隔 0.5 mm,FOV 10 cm×10 cm,矩阵 128×128,1 NEX,TR/TE=10 000/124 ms。扫描过程中兔脑绝对制动,连续观察约 2 h。MR 扫描结束后,原始 DWI 图像传送至工作站,经软件包分析处理,生成 ADC 彩图。以基底核层面为中心,取双侧大脑半球皮质下对称部位,以椭圆形工具每侧置放 3 ~4 个 ROI,连续 4 个层面,测量大脑半球皮质 ADC 值,每个 ROI 大小为(5.00±0.23)mm^2,ROI 置放时以 b=0 s/mm^2 的 DWI 原始图像为参考,避开蛛网膜下腔和侧脑室脑脊液。取双侧基底核区对称部位,以椭圆形工具置放 ROI,测量基底核区 ADC 值,每个 ROI 大小为(7.00 ±0.36)mm^2。

4. 脑组织病理形态学检查[1]　动物过量麻醉下剪开胸腔、心包,4% 多聚甲醛磷酸盐缓冲溶液灌注固定。开颅取脑(包括基底动脉全长的脑干和脑组织),置于 4% 多聚甲醛溶液中固定,常规石蜡包埋、切片。HE 染色观察脑组织病理形态,双重组合染色观察弹性纤维和胶原纤维改变(弹性纤维呈蓝绿色,胶原纤维呈红色)。电镜检查标本于灌注固定后于显微镜下仔细锐性游离基底动脉,2.5% 戊二醛溶液固定并制成切片后透射电镜观察。

【注意事项】

(1)由于枕大池深度仅 2 ~3 mm,注血部位邻近生命中枢,术中要求定位准确,严格控制进针深度与穿刺角度(与脊柱呈 30°角,沿枕大孔后沿斜刺寰枕筋膜)。

(2)必须放出等量脑脊液后,才能进行新鲜自体血注入。

(3)保证一定的注血时间(一般不少于 15 min),以便于血液在脑底有效地弥散,而不至于形成血肿压迫脑干等重要结构。

【模型评价】

参见本节“大鼠枕大池注血法蛛网膜下腔出血模型”。

【参考文献】

[1]朱龙,陈泽军,蒋明,等.实验性蛛网膜下腔出血后兔脑血管病理结构的动态变化[J].中国神经精神疾病杂志,2008,34(10):626-629.

[2]汪子文,桂 铮,卢学刚,等.兔蛛网膜下腔出血后迟发性脑血管痉挛程度的分级标准判定[J].中国临床神经外科杂志,2016,21(12):764-767.

[3]冀勇,王志刚,曲春城,等.兔蛛网膜下腔出血后基底动脉 NF-κB、ICAM-1 表达的研究[J].中国神经精神疾病杂志,2007,33(4):235-238.

[4]占世冲,沈建康,蔡瑜,等.L-精氨酸枕大池注射对蛛网膜下腔出血脑血管痉挛的影响[J].脑与神经疾病杂志,2003,11(1):1-3.

[5]KIKKAWA Y. A rabbit cisterna magna double-injection subarachnoid hemorrhage model[J]. Acta Neurochir Suppl,2015,120:331-335.

[6]江安红,余永强.兔蛛网膜下腔出血急性期脑损伤 MR 成像的实验研究[J].安徽医学,2011,32(1):76-79.

[7]LISZEZAK T M,VARSOS V G,BLACK P M,et al. Cerebral arterial constriction after experimental subarachnoid hemorrhage is associated with blood components with in the arterial wall[J]. Neurosurg,1983,58(1):18-26.

[8]BAKER A J,ZORNOW M H,GRAFE M R,et al. Hypothermia prevents ischemia-induced increases in hippocampal glycine concentrations in rabbits [J]. Stroke,1991,22(5):666-673.

五、犬脑池注血法蛛网膜下腔出血模型

【基本原理】

采用自体血二次注入枕大池(小脑延髓池)的方法,建立犬枕大池注血法(ACM)蛛网膜下腔出血(SAH)及脑血管痉挛(CVS)模型。

【实验材料】

1.药品试剂 ①麻醉药物:氯胺酮、水合氯醛或戊巴比妥钠等;②10%或4%多聚甲醛;③其他:人工脑脊液、伊文思蓝(EB)、50%三氯乙酸溶液、磷酸盐缓冲液(PBS)、无水乙醇、青霉素等。

2.仪器设备 数字减影血管造影(DSA)机,16层螺旋CT扫描仪,磁共振成像(MRI)仪,经颅多普勒超声(transcranial Doppler,TCD)仪,超滑导丝,4F造影导管,微导丝,微导管,常规手术器械等。

3.实验动物 健康成年犬,雌雄兼用,体重20~25 kg。

【方法步骤】[1-5]

将犬用盐酸氯胺酮注射液100 mg肌内注射行基础麻醉,2~3 min动物步态不稳时,

给予3%戊巴比妥钠静脉注射麻醉(30～40 mg/kg)。保留自主呼吸,常规监测呼吸、心率和血压。取侧卧位,剪毛备皮,碘伏消毒铺巾,保持头与颈屈曲呈90°,在枕骨大孔处触摸到枕骨隆起和寰锥背侧薄板之间的凹陷,用20～22号腰椎穿刺针在寰锥翼前界的正中线上穿刺,平行于硬腭缓慢进针。当穿透韧带时可感到阻力突然消失,抽出针心,可见有脑脊液流出;若没有脑脊液流出,可稍向前进针1 mm,直到脑脊液流出。固定针头防止滑脱,缓慢放出脑脊液0.3 mL/kg,抽取犬股动脉新鲜血0.5 mL/kg,以0.25～0.50 mL/s的速率注入枕大池;然后改为俯卧位,头低尾高位保持30 min,48 h后再次注入等容量的自体股动脉血。

【观察指标】

1.神经功能评分[5-7]　于第1次注血前、第2次注血后不同时间,采用整体行为分类法进行神经功能评分。评分标准:①能正常站立和行走,1分;②能坐但不能站立和行走,2分;③昏睡、对疼痛刺激有反应,3分;④昏迷、对疼痛刺激无反应、出现病理反射,4分;⑤死亡,5分。

2.脑血管造影基底动脉直径测定[5,8-9]　分别于注血前及注血后不同时间,犬麻醉后于右侧腹股沟动脉搏动最明显处局部皮肤备皮、消毒、股动脉穿刺,插入5F动脉导管及导丝,经腹主动脉、主动脉弓至椎动脉,连接高压注射器进行脑血管造影。在造影后的DSA平片上,取基底动脉上、中、下3点及双侧大脑后动脉起始处,采用图像分析仪测定血管直径(mm)。或将扫描数据传至工作站,采用容积重建技术测量基底动脉上段、中段和下段的直径,取其平均值作为基底动脉直径。

3.基底动脉血液动力学测定[10-11]　采用经颅多普勒超声仪,分别在第一次注血前及第二次注血后不同时间,通过枕窗观察基底动脉血液动力学改变,可根据基底动脉血液动力学改变及血流形态间接判断脑血管痉挛的程度。

4.其他　MRI扫描及脑组织病理形态学等,参见本节“兔脑池注血法蛛网膜下腔出血模型”。

【模型特点】

与注血前比较,注血后7、14 d神经功能评分明显升高,基底动脉直径显著缩短;第21天时神经功能评分和基底动脉直径与注血前比较,差异无统计学意义。

【注意事项】[5]

(1)进针时注意在正中线上,偏离方向会误伤血管和小脑。

(2)进针时平行于硬腭,否则易触及骨质,此时应调整进针方向,不断微调。

(3)应采取侧卧位,头与颈屈曲呈90°,扩大间隙,取俯卧位时易影响呼吸,堵塞气道。

(4)见到脑脊液时,让其自然流出,不要抽吸,防止负压时损伤脑组织。

(5)连接注射器注血时,要有专人固定穿刺针,避免穿刺针发生移动,损伤脑组织或穿刺针脱出。

【模型评价】

(1)枕大池注血法操作相对简单,枕大池空间较大,颅内压升高相对缓慢,血液主要分布于后循环,脑水肿的程度较轻,CVS以基底动脉为主,血脑屏障的通透性改变不明显，最主要的特点是 CVS 的时间特征与人类的比较接近，适用于 SAH 后迟发性血管痉挛(delayed cerebral vasospasm，DCVS)多种机制的研究。是目前应用最为广泛的 SAH 模型。

(2)枕大池二次注血法有效地克服了单次注血法血管痉挛不恒定的缺点，引起的 CVS 更为严重、持久。

(3)枕大池注血法主要缺点：①枕大池穿刺过程中可能损伤脑干；②二次注血增加了颅内感染的机会，死亡率相对较高；③不能很好地模拟人脑动脉瘤破裂后引起的除 CVS 以外的病理生理改变。

【参考文献】

[1]VARSOS V G，LISZCZAK T M，HAN D H，et al. Delayed cerebral vasospasm is not reversible by aminophylline，nifedepine or paraverine in a"two hemorrhage"canine model[J]. J Neurosurg，1983，58(1)：11-17.

[2]LISZCZAK T M，VARSOS V G，BLACK P M，et al. Cerebral arterial constriction after experimental subarachnoid hemorrhage is associated with blood components within the arterial wall [J]. J Neurosurg，1983，58(1)：18-26.

[3]MEGYESI J F，VOLLRATH B C，DAVID A，et al. In vivo animal models of cerebral vasospasm：a review [J]. Neurosurgery，2000，46(2)：448-460.

[4]周春奎，丁箭，吴军，等. 犬蛛网膜下腔出血后脑血管痉挛血浆和脑脊液中 NT 含量的动态变化[J]. 中风与神经疾病杂志，1998，15(4)：203-204.

[5]陈红生，王志萍. 细针直接穿刺枕大池二次注入自体血致犬脑血管痉挛模型的建立[J]. 中华麻醉学杂志，2010，30(3)：362-364.

[6]LEVINE R，GORAYEB M，SAFAR P，et al. Cardiopulmonary bypass after cardiac arrest and prolonged closed-chest CPR in dogs[J]. Ann Emerg Med，1987，16(6)：620-627.

[7]NOZARI A，SAFAR P，STEZOSKI S W，et al. Mild hypothermia during prolonged cardiopulmonary cerebral resuscitation increases conscious survival in dogs [J]. Crit Care Med，2004，32(10)：2110-2116.

[8]陈凡帆，全伟，吕建平，等. EPO 在犬蛛网膜下腔出血模型中对脑血管痉挛的影响[J]. 岭南现代临床外科，2007，7(4)：309-311.

[9]吴军，周春奎，饶明俐. 巴曲酶鞘内注射防治犬蛛网膜下腔出血后迟发性脑血管痉挛的实验研究[J]. 中风与神经疾病杂志，2003，20(3)：238-239.

[10]于耀宇，焦德让，张赛，等. 犬症状性蛛网膜下腔出血脑脊液氧合血红蛋白变化与脑血管痉挛的相关性[J]. 武警医学院学报，2006，15(6)：546-548.

[11]于耀宇，马廉亭，秦尚振，等. 犬蛛网膜下腔出血腰大池引流内皮素、一氧化氮变化及其与经颅彩色多普勒超声相关性研究[J]. 中华实验外科杂志，2006，23(6)：726-727.

第五章 颅内动脉瘤模型

第一节 大鼠颅内动脉瘤模型

【基本原理】

通过结扎单侧颈总动脉(common carotid artery,CCA)以改变颅内血管的血流动力学,结扎双侧肾动脉后支并通过增加饮食盐摄入量诱发高血压,在饮食中加入β-氨基丙腈抑制胶原蛋白和弹性蛋白交联而导致动脉壁退化破坏,建立大鼠大脑动脉分叉处自发性颅内动脉瘤(intracranial aneurysm,IA)。

【实验材料】

1. 药品试剂 ①麻醉药品:速眠新、水合氯醛、戊巴比妥钠等。②1% ~2% NaCl,0.12% β-氨基丙腈。③10% 甲醛或4% 多聚甲醛。④其他:磷酸盐缓冲液(phosphate buffer saline,PBS)、戊二醛、四氧化锇、丙酮、醋酸铀、枸橼酸铅等。

2. 仪器设备 小动物尾动脉血压仪,生物显微镜,病理图像分析系统,电镜,常规手术器械等。

3. 实验动物 健康雌性SD大鼠,体重150 ~250 g。

【方法步骤】[1-5]

1. 麻醉固定 将动物用速眠新肌内注射麻醉(1 mL/kg),俯卧位固定。

2. 肾动脉后支结扎 在右侧肋缘下1 cm、旁开脊柱中线1.5 cm处切开大鼠背部皮肤1.5 ~2 cm,用拇指和示指触摸到肾脏后小心将其挤出,看到明显搏动的肾动脉后,继续向肾门解剖,肾动脉“Y”形分叉的后上支即为肾动脉后支。用镊子夹闭肾动脉后支,不久肾脏出现扇形局部缺血改变,待缺血区变暗后,用细线结扎该动脉,按同样方法结扎对侧肾动脉后支。

3. 单侧CCA结扎 行颈部正中切开,在左侧胸锁乳突肌内侧小心向下分离,剪开颈动脉鞘,结扎左侧颈总动脉(注意不要结扎迷走神经,以防心动过缓),结扎完毕后缝合皮肤切口。动物放回笼内饲养,自由取食。

4. 术后 手术1周后,用1% ~2% NaCl或1% ~2% NaCl+0.12% β-氨基丙腈代替饮用水。

【观察指标】

1. 无创血压测量 采用小动物尾动脉血压测量仪测定大鼠清醒状态下尾动脉收缩压(systolic blood pressure,SBP)、舒张压(diastolic blood pressure,DBP)、平均动脉压(mean arterial pressure,MAP)和心率(heart rate,HR)。将大鼠置于仪器配套的固定笼中,置30 ℃恒温箱预热15 min,待大鼠完全安静后将鼠尾套袖放置于鼠尾的根部,套袖以20 ~30 mmHg/s的速度自动充气加压直至脉搏波消失,维持6 s后套袖自动放气,出现的第1个血压波即为收缩压。连续测量至少3次,每次测量间隔一定时间,记录心率,取其均数为当天收缩压值,每周测压1次,进行血压的动态观察。

2. 脑动脉病理形态学观察[5-6]　12 周后，大鼠过量麻醉下快速打开胸腔，左心室插管至升主动脉，先用 30 mL 等渗盐水经导管快速灌注，同时剪开上腔静脉释放血液，然后用 4% 多聚甲醛（0.1 mol/L PBS 配制）50 mL 缓慢灌注，灌注中见大鼠四肢抽搐，灌注完毕，头部和四肢僵硬。颅内动脉瘤常发生的部位是 Willis 环对侧，即右侧大脑前动脉-嗅动脉（anterior cerebral artery-olfactory artery，ACA-OA）交叉处，在显微镜下小心分离大鼠右侧 ACA-OA 交叉处脑血管壁组织。将获取的大鼠右侧 ACA-OA 交叉处脑血管壁标本放入 4% 多聚甲醛中继续固定 24～48 h，石蜡包埋切片，常规 HE 染色，光镜下观察病理学变化。部分样品经 3% 戊二醛预固定，1% 四氧化锇再固定，丙酮逐级脱水，Epon812 包埋，半薄切片光学定位，超薄切片，醋酸铀及枸橼酸铅双重染色，透射电镜观察超微结构。

3. 颅内动脉瘤分类标准[5-7]　①颅内动脉瘤前期：仅有内弹性膜断裂而无动脉壁的膨出，内弹力膜分层，此段内弹力膜下方平滑肌排列不整齐，管壁轻度变薄。②颅内动脉瘤早期：动脉壁向外膨出，但膨出度小于动脉瘤颈远心和近心端之间距离的 1/2，分叉部远端内弹力膜出现分层、变细、断裂，平滑肌细胞大小不一，排列紊乱。③颅内动脉瘤进展期：膨出度大于动脉瘤颈远心和近心端之间距离的 1/2，血管壁内皮细胞肥大或萎缩、脱落；内弹力膜分层、变细，在动脉瘤入口处部分或完全中断消失，动脉瘤入口处动脉内膜增厚；平滑肌细胞大小不一，排列紊乱，数目减少，可见空泡化及变性坏死的平滑肌细胞，外膜在瘤颈处可见增厚。

【模型特点】[5]

1. 血压　术后 1 周，血压较术前明显升高；术后 4 周，血压进一步升高；术后 12 周，血压较术前均升高 70 mmHg。

2. 颅内动脉瘤诱导率　35 只大鼠显微镜下共出现 13 个动脉瘤，诱导成功率为 37.14%，其中动脉瘤前期 4 个，早期动脉瘤 9 个，无进展期动脉瘤。颅内动脉瘤的形状和部位：1 个为右侧 ACA-OA 分叉处梭形动脉瘤；12 个为囊状动脉瘤，其中 11 个位于右侧 ACA-OA 分叉处，1 个位于左侧 ACA-OA 分叉处。

3. 光镜下病理学　可见动脉瘤壁内膜垫消失，内弹性膜断裂，中膜平滑肌层变薄。

4. 电镜下病理学　可见中层血管平滑肌细胞的胞核染色质边聚、胞质和胞核浓缩等典型细胞凋亡改变。

【注意事项】

（1）术中应注意无菌操作和术后早期肌内注射抗生素，降低切口感染发生率。

（2）备皮彻底，避免动物咬破伤口引起切口感染乃至死亡。

（3）肾动脉与肾静脉粘连紧密，而且肾静脉壁薄极易出血，应小心分离，避免术中大出血现象发生。

（4）确认肾动脉后支后再行结扎，避免结扎整个肾动脉主干而引起恶性高血压。

（5）结扎完毕后，尽量达到解剖复位，以免肾动脉扭曲或受压，造成肾动脉主干痉挛或血栓形成。

（6）结扎左侧 CCA 时，应避免结扎迷走神经，以防心动过缓。

【模型评价】

1. 优点　①大鼠繁殖快，价格低，颈动脉容易暴露，动脉搏动快，不易形成血栓，不易因机械刺激而发生血管痉挛,主要应用于动脉瘤的发病机制和血流动力学的研究[8]。②模型制作相对简单,动脉瘤的形成率高,无明显的肾损害,与人类脑动脉瘤在部位、形成机制及病理方面类似,是目前较为理想的IA动物模型。

2.缺点 大鼠的脑动脉和脑动脉瘤较为细小,使其在治疗研究方面受到一定的限制。

【参考文献】

[1]HASHIMOTO N,HANDA H,HAZAMA F. Experimentally induced cerebral aneurysms in rats[J]. Surg Neurol,1978,10(1):3-8.

[2]HASHIMOTO N,HANDA H,HAZAMA F. Experimentally induced cerebral aneurysms in rats:part Ⅱ [J]. Surg Neurol,1979,11(3):243-246.

[3]MORIMOTO M,MIYAMOTO S,MIZOGUCHI A,et al. Mouse model of cerebral aneurysm: experimental induction by renal hypertension and local hemodynamic changes[J]. Stroke, 2002,33(7):1911-1915.

[4]FUKUDA S,HASHIMOTO N,NARITOMI H,et al. Prevention of rat cerebral aneurysm formation by inhibition ofnitric oxide synthase[J]. Circulation,2000,101(21):2532-2538.

[5]郭付有,宋来君,郭予大,等.大鼠颅内动脉瘤模型的建立[J].中国脑血管病杂志,2006,3(9):403-407.

[6]KONDO S,HASHIMOTO N,KIKUCHI H,et al. Apoptosis of medial smoothmuscle cells in the developmentof saccular cerebral aneurysms in rats[J]. Stroke,1998,29(1):181-188.

[7]温红梅,黄如训,曾进胜,等.肾血管性高血压大鼠脑动脉瘤模型的建立及发生机制初步探讨[J].中国临床神经科学,2004,12(2):198-201.

[8]刘彦超,张断,段传志.颅内动脉瘤模型的研究进展[J].中国神经精神疾病诊治,2013,39(3):182-185.

第二节 兔颅内动脉瘤模型

一、兔静脉移植法颅内动脉瘤模型

【基本原理】

采用显微外科技术,制备静脉囊(venous pouch,VP),移植到颅内动脉的不同位置,制备不同类型的兔颅内动脉瘤(IA)模型。根据VP移植的位置不同又分为侧壁型、分叉型及末梢型动脉瘤模型[1-2]。

【实验材料】

1.药品试剂 ①麻醉药品:速眠新、水合氯醛、戊巴比妥钠等。②10%甲醛溶液或4%多聚甲醛溶液。③其他:利多卡因、青霉素、链霉素、磷酸盐缓冲液(PBS)、戊二醛、四氧化锇、丙酮、醋酸铀、枸橼酸铅等。

2. 仪器设备　磁共振成像(magnetic resonance imaging,MRI)仪,数字减影血管造影(digital subtraction angiography,DSA)机,经颅多普勒超声(transcranial doppler,TCD)仪,导丝,5F 动脉鞘,4F 单弯造影管,生物显微镜,病理图像分析系统,显微手术器械,常规手术器械等。

3. 实验动物　健康新西兰兔,雌雄兼用,体重 3 ~5 kg。

【方法步骤】

1. 侧壁动脉瘤模型[3-4]

(1)结扎左侧颈内动脉(internal carotid artery,ICA):新西兰兔适应性饲养 1 周,术前 12 h 禁食,3% 戊巴比妥耳缘静脉注射麻醉(30 mg/kg),仰卧位固定于手术台,常规消毒、铺巾,沿颈部正中甲状软骨下方水平偏左侧做一长 2 cm 的纵行切口,钝性分离皮下组织、胸锁乳突肌及胸骨舌骨肌等各颈前肌群,于左侧胸锁乳突肌下方分离颈总动脉(CCA)和 ICA,并用 4 号缝线结扎 ICA。观察动脉周围无渗血后逐层缝肌肉和皮肤。术后肌内注射青霉素 80 万 U/d 和链霉素 0.5 g/d,共 3 d;分笼喂养,密切观察动物苏醒后的生命指征,观察颈部有无渗血或血肿。

(2)颈部血管的代偿情况检查:左侧 ICA 结扎后 1 个月,行颈部 MRI 检查,选择右侧 ICA 增粗,而双侧椎动脉增粗不明显的兔进行侧壁动脉瘤模型制备。

(3)静脉囊制备:经 MRA 选择的兔于术前 12 h 禁食,3% 戊巴比妥钠麻醉,仰卧位固定于手术台,常规消毒、铺巾,沿颈部正中甲状软骨下方水平偏右侧做一长约 3 cm 矢状切口,钝性分离皮下组织,沿一侧颈部皮下向外分离,游离一侧颈外静脉约 1 cm,去除外层结缔组织,在其远端及近端采用 4 号缝线分别结扎 2 道后将该段颈外静脉剪下,用肝素化生理盐水冲洗并将其置入肝素化生理盐水中备用。

(4)动脉瘤制备:钝性分离胸锁乳突肌及胸骨舌骨肌等各颈前肌群,于双侧胸锁乳突肌下方分别分离颈总动脉(common carotid artery,CCA),游离出长约 2 cm 后用 2 支无损伤止血夹夹闭其近端及远端,将血管壁外层结缔组织清除干净,在其侧壁剪一直径稍大于颈外静脉直径的切口并修剪整齐,剥离吻合口周围血管外膜,用肝素化生理盐水冲洗管腔,将上述静脉囊的斜形切口周围的血管外膜去除,使其对准颈动脉切口,并使静脉囊向兔头侧倾斜,用 6-0 显微缝线采用间断式缝合法将静脉囊与 CCA 行外翻吻合。完毕后松开止血夹使静脉囊完全充盈,仔细检查瘤颈周围即吻合口处有无渗血,必要时做加密缝合。观察 15 min 动脉瘤周围无渗血后逐层缝合肌肉和皮肤。

(5)术后处理:术后肌内注射青霉素 80 万 U/d、链霉素 0.5 g/d,皮下注射低分子肝素[300 U/(kg · d)],共 3 d。分笼喂养,密切观察动物苏醒后的生命指征,观察颈部有无渗血或血肿。

2. 分叉部动脉瘤模型[5-9]

(1)麻醉固定:将动物用氯胺酮(30 mg/kg)和安定(3 mg/kg)肌内注射麻醉。取仰卧位固定于手术台,颈前备皮、消毒及局部麻醉。

(2)静脉囊制备:颈部正中矢状切口,游离 CCA,分离颈内静脉、颈外静脉,取颈内或颈外静脉段 2.0 cm,置于肝素盐水中,用于制作静脉囊。

(3)建立侧支循环:夹闭右 CCA 近端和远端,于近端血管夹处切断,向近心端内插入塑料导管,结扎固定。自远端血管夹的近心侧剪一斜切口,插入塑料导管的另一端,活结结扎。松开血管夹,建立侧支循环。

(4)动脉瘤制备:将右 CCA 断端穿过气管后开辟的"隧道",达左 CCA 旁。夹闭左 CCA 近端和远端,在其中段内侧壁剪一长 0.5 cm 梭形口。将右 CCA 断端与左 CCA 切口近心侧吻合,在端侧吻合的远侧夹角区残留一开口部,再将 VP 吻合于开口处,结扎 VP 远端,松开左 CCA 夹,左 CCA 血流再通。去除人工侧支循环,缝合右 CCA 插管的斜切口。

3. 末梢型动脉瘤模型[5]

(1)麻醉固定:将动物用氯胺酮(30 mg/kg)和安定(3 mg/kg)肌内注射麻醉。取仰卧位固定于手术台,颈前备皮、消毒及局部麻醉。

(2)静脉囊制备:正中矢状切口,游离 CCA,分离颈内静脉、颈外静脉,取颈内或颈外静脉段 2.0 cm,置于肝素盐水中,用于制作静脉囊。

(3)建立侧支循环:夹闭右 CCA 近端和远端,于近端血管夹处切断,向近心端内插入塑料导管,结扎固定。自远端血管夹的近心侧剪一斜切口,插入塑料导管的另一端,活结结扎。松开血管夹,建立侧支循环。

(4)动脉瘤制备:将右 CCA 连同吻合的 VP 经气管后"隧道"移到左 CCA 旁。剪断左 CCA 远心段 1/3 处,将左 CCA 远心断端与右 CCA 远心断端做四点式外翻端端吻合。于右 CCA 吻合 VP 的对侧壁剪一 0.5 cm 梭形切口,将左 CCA 近心断端与之行端侧吻合。结扎静脉囊的远端,松开左 CCA 血管夹,使血流再通,去除人工侧支循环。

【观察指标】

1. DSA 检查　模型动物麻醉后取仰卧位,右侧股部内侧备皮,局部皮下注射 2% 利多卡因溶液 2 mL,无菌条件下剪开皮肤,分离股动脉并在导丝引导下置 5F 动脉鞘。颈部放置 9.3 mm 参照钢球。在 X 射线透视下,4F 单弯造影管在 0.81 cm 导丝引导下经股动脉鞘超选入主动脉弓,确定造影管头部在主动脉弓升部,撤除导丝,造影管通过连接管接高压注射器,行主动脉弓上造影。根据钢校准结果,使用 DSA 机器自带测量程序测量动脉瘤短径、长径和瘤颈宽。

2. TCD 检查　观察载瘤动脉、动脉瘤血流方向、状态,有无湍流、血流充盈缺损及血栓形成情况等。CD 检查时滤波频率 100 Hz,声束和血流夹角<60°,采用局部放大测量双侧模型的近远端吻合直径、瘤腔和 CCA 收缩期管径与壁的厚度。彩色血流观察血流状态与涡流,脉冲多普勒取样测量观测部位收缩峰血流速度(Vs)、舒张期末血流速度(Vd)、阻力指数(RI)和特征性频谱,计数收缩峰与舒张期末血流速度比值(S/D),连续测定 3 个心动周期取平均值。

3. MRI 检查[3,10-12]　采用 MR 成像系统和 8 通道头颅线圈接收成像。扫描采用 3D-T_1加权快速场回波(3D-T_1-FFE)序列,具体扫描参数如下:TR 35 ms,TE 7 ms,反转角 20°,FOV 250 mm×190 mm ×108 mm;扫描层数共 180 层,层厚 0.8 mm,矩阵 732×1 024,采集时间 8 min 56 s。将原始图像传至工作站进行三维重组,矩阵 1 024×1 024,通过专业软件包处理,所有原始图像均经最大密度投影(MIP)和容积重建(VR)后处理,获得最终图像信息。

4. 病理组织学检查　术后不同时间，动物麻醉下手术显露动脉瘤模，观察动脉瘤形态，测量动脉瘤各径。将动脉瘤模型连同载瘤动脉一同切下，10%甲醛（或4%多聚甲醛）固定，常规石蜡包埋、切片，分别行HE染色、弹力纤维染色（维多利亚蓝法）和胶原纤维染色（Masson法），光镜下观察动脉瘤及载瘤动脉组织病理学变化。部分样品经3%戊二醛预固定，1%四氧化锇再固定，丙酮逐级脱水，Epon812包埋，半薄切片光学定位，超薄切片，醋酸铀及枸橼酸铅双重染色，透射电镜观察超微结构。

【模型特点】

1. 侧壁型动脉瘤[3,5]　MRI示术后1个月右颈总动脉中段平均直径为（2.89±0.22）mm，与术前（2.35±0.08）mm比较有显著差异（$P<0.01$）。DSA和彩超显示，所有动脉瘤与右颈总动脉通畅，对比剂在动脉瘤腔内滞留时间短、流速快，且旋转，呈纷乱状态。流入道在动脉瘤口的远部，流出道则在近端。动脉瘤中心有一高速率旋涡（湍流），排空延迟在动脉瘤颈小时更甚，可达数分钟。在流出道附近的动脉内有紊乱的层流。

2. 分叉和末梢型动脉瘤[5]　造影和彩超显示，此两型的血流特征类似。造影不能区别流入、流出道，动脉瘤腔内血流速度快且旋转，注射对比剂速度和部位对其无影响。无对比剂停滞，且流出时可见明显进入分叉中的一分支较多。彩超显示流入道位于主干血管长轴靠近侧的动脉瘤口边缘，流出道在其对角，进入最靠近流出道的分支血管（末梢型动脉瘤）。动脉瘤腔中有湍流。非强化3-DTOF MRA显示分叉型和（或）宽颈动脉瘤好于侧壁型和（或）窄颈动脉瘤。

【注意事项】[3,5,13]

1. 采用间断式缝合时，动脉端侧吻合时全层缝合，尽量外翻；缝针采用外→内→内→外的方式进针。

2. 颈总动脉侧壁开口不宜过小，以保证动脉瘤流入道和流出道通畅。

3. 切开动脉前，静脉内适当用些肝素，既防止动脉瘤腔内血栓形成又不至于吻合口长时间不闭合。

4. 术后肝素化3 d，减少载瘤动脉和动脉瘤腔内血栓形成。

5. CCA壁梭形切口较直切口吻合的SA成功率高，因后者容易形成血栓[5]。

6. 在制作分叉型动脉瘤或末梢型动脉瘤需双侧CCA临时阻断时，建立侧支循环可降低动物死亡率。

【模型评价】

1. 优点[1-2,14]　①兔CCA的直径与人类大脑中动脉起始段非常接近，是非灵长类中血栓形成和纤溶系统与人类最为相近的一种。目前，约有25%的动脉瘤实验采用兔制作模型。②静脉移植法可以随意制作不同大小和形状的动脉瘤，且成本低廉，成形后通畅率高。

2. 缺点[1-2,14]　①兔耐受手术的能力较差，麻醉和死亡率比较高。②兔的喉返神经和颈总动脉的关系比较密切，容易损伤，声带麻痹和吸入性肺炎的发生率较高。③通过显微外科技术改造的动脉瘤难免会造成内皮损伤，释放蛋白、血小板生长因子等炎症物质，形成瘢痕组织，与自然状态下形成的动脉瘤的组织结构差别较大。④由静脉袋缝合形成的动脉瘤，瘤壁平均厚度为290 μm，具有完整的内弹力层和中膜，而人类颅内动脉瘤壁厚度仅有1 μm，且内弹力层和中膜结构缺如。⑤动脉瘤模型没有真正的瘤颈，无自发性生长和破裂的倾向，术后2周的自发性破裂率明显低于人类颅内动脉瘤。⑥动脉瘤壁模型的瘤壁内有炎症反应和新生内膜的增生，与人类颅内动脉瘤的情况相反。因此，静脉移植法建立的动脉瘤模型与人类颅内动脉瘤的组织病理生理结构仍有很大差距，主要用于动脉瘤血流动力学的研究、动脉瘤栓塞治疗材料的研究、神经外科及介入的临床培训等[15]。

【参考文献】

[1]刘彦超，张断，段传志. 颅内动脉瘤模型的研究进展[J]. 中国神经精神疾病杂志，2013，39(3)：182–185.

[2]黄乾亮，李美华. 兔颈囊状动脉瘤动物模型的研究进展[J]. 国际脑血管病杂志，2009，17(1)：67–70.

[3]刘世超，闫现政，王武，等. 兔颈总动脉侧壁型动脉瘤模型制作的改进[J]. 介入放射学杂志，2014，23(11)：983–988.

[4]DING Y，DAI D，KADIRVEL R，et al. Creation of large elastase–induced aneurysms：presurgical arterial remodeling using arteriovenous fistulas[J]. AJNR Am J Neuroradiol，2010，31(10)：1935–1937.

[5]范振增，陈炳桓，杨炯达，等. 实验性兔囊状动脉瘤模型. 中华物理医学与康复杂志，2000，22(1)：25–28.

[6]FORREST M D，O′ REILLY G V. Production of experimental aneurysms at a surgically created arterial bifurcation[J]. AJNR Am J Neuroradiol，1989，10(2)：400–402.

[7]SHERIF C，MARBACHER S，ERHARDT S，et al. Improved microsurgical creation of venous pouch arterial bifurcation aneurysms in rabbits[J]. AJNR Am J Neuroradiol，2011，32(1)：165–169.

[8]SHERIF C，FANDINO J，ERHARDT S，et al. Microsurgical venous pouch arterial–bifurcation aneurysms in the rabbit model：technical aspects[J]. J Vis Exp，2011(51)：2718.

[9]BAVINZSKI G，AL–SCHAMERI A，KILLER M，et al. Experimental bifurcation aneurysm：a model for in vivo evaluation of endovascular techniques[J]. Minim Invasive Neurosurg. 1998，41(3)：129–132.

[10]LI M H，LI Y D，TAN H Q，et al. Contrast–free MRA at 3.0 T for the detection of intracranial aneurysms [J]. Neurology，2011，77(7)：667–676.

[11]LI M H，CHENG Y S，LI Y D，et al. Large–cohort comparison between three–dimensional time–of–flight magnetic resonance and rotational digital subtraction angiographies in intracranial aneurysm detection[J]. Stroke，2009，40(9)：3127–3129.

[12]LI H，YAN L，LI M H，et al. Evaluation of intracranial aneurysms with high–resolution MR angiography using single–artery highlighting technique：correlation with digital subtraction angiography[J]. Radiol Med，2013，118(8)：1379–1387.

[13]SPETZGER U，REUL J，WEIS J，et al. Microsurgically produced bifurcation aneurysms in

a rabbit model for endovascular coil embolization[J]. J Neurosurg,1996,85(3):488-495.

[14]张震宇,扬华. 囊性动脉瘤动物模型的建立及应用[J]. 中国微侵袭神经外科杂志,2005,10(11):526-528.

[15]TURK A,TURNER R D,TATESHIMA S,et al. Novel aneurysm neck reconstruction device:initial experience in an experimental preclinical bifurcation aneurysm model[J]. J Neurointerv Surg,2013,5(4):346-350.

二、兔弹性酶诱导法颅内动脉瘤模型

【基本原理】

弹性酶(弹性蛋白酶,又称胰肽酶 E)是一种内肽酶,能通过水解脂肪族氨基酸如亮氨酸、丙氨酸、丝氨酸等残基的羧基组成的肽键,破坏动脉壁上的弹性纤维蛋白,模拟人类颅内动脉瘤内弹力层和中膜缺如的病理学特征,诱发颅内动脉瘤(IA)模型[1-3]。

【实验材料】

1. 药品试剂　①猪胰弹性蛋白酶、胶原酶。②麻醉药品:速眠新、水合氯醛、戊巴比妥钠等。③10% 甲醛溶液或 4% 多聚甲醛溶液。④其他:肝素、利多卡因、青霉素、链霉素、磷酸盐缓冲液(PBS)、戊二醛、四氧化锇、丙酮、醋酸铀、枸橼酸铅等。

2. 仪器设备　磁共振成像(MRI)仪,数字减影血管造影(DSA)机,经颅多普勒超声(TCD)仪,导丝,5F 动脉鞘,4F 单弯造影管,生物显微镜,电镜,病理图像分析系统,显微手术器械,常规手术器械等。

3. 实验动物　新西兰大白兔,雌雄兼用,体重 2.5 ~3.5 kg。

【方法步骤】

1. 血管内弹性酶诱导法[4]

(1)方法:将兔用 3% 戊巴比妥耳缘静脉注射麻醉(30 mg/kg),仰卧位固定,颈正中切口,显露并分离右颈总动脉(CCA),切开右侧附着胸骨上的部分胸肌,分离右 CCA 起始部和部分右锁骨下动脉。距右 CCA 起始部 2.5 cm 处丝线结扎,弧形动脉瘤夹夹在右 CCA 起始部和部分右锁骨下动脉上,确保瘤夹内侧缘在右颈总动脉和右锁骨下动脉连接处,距右 CCA 起始部 1.5 cm 处剪开动脉侧壁。插入静脉套管针且针头部尽量靠近动脉瘤夹丝线结扎套管针插入处。向右 CCA 起始部密闭腔内注入 75 U 猪胰弹性蛋白酶溶液。20 min 后拔除套管针,结扎右 CCA 穿刺口处。移开动脉瘤夹,术野逐层缝合。术后立即静推肝素盐水(200 U/kg),肌内注射青霉素钠溶液 20 万 U。

(2)特点:胰弹性蛋白酶诱导 3 周,可见瘤壁变薄,血管弹性力层断裂,瘤顶部有血栓形成,病理显示瘤壁完全缺失弹力层,术后 6 个月内各观察时期动脉瘤大小差异无统计学意义。

2. 血管外膜弹性酶滴注法[5-10]

(1)方法:兔麻醉后仰卧位固定,颈正中切口,手术显微镜下分离双侧 CCA,确定给药位置,测量颈动脉直径,在一侧 CCA 外壁上滴注浓度为 1.5 U/μL 的弹性蛋白酶-生理盐水溶液 1 μL,另一侧 CCA 滴注 1 μL 生理盐水作对照,术后采用超薄乳胶薄膜(厚度为 0.08 mm)包裹局部动脉壁,诱发宽颈囊性脑动脉瘤。暴露分离颈外动脉(external carotid artery,ECA),将 1.5 U/μL 的弹性蛋白酶-生理盐水溶液 1 μL 滴注于 ECA 起始段,诱发梭形动脉瘤。然后结扎梭形动脉瘤远端,模拟形成窄颈囊性脑动脉瘤。

(2)特点:①在动脉壁外膜滴注弹性蛋白酶于短时间内可诱发囊性动脉瘤,其诱发能力与浓度相关。②动脉瘤在 1 个月后逐渐演变成只由薄层的结缔组织构成,无肌细胞和弹力板,病理组织学和形态学改变与人类颅内动脉瘤相近。

3. 动脉段弹性酶浸泡法侧方动脉瘤[11-12]

(1)方法:将兔用 2.5% 的戊巴比妥钠耳缘静脉注射麻醉(30 mg/kg),仰卧位固定,颈正中切口,显露并分离两侧 CCA,以 5-0 丝线于锁骨上方双重结扎右侧 CCA 起始端,血管夹夹闭其远端,切断左侧 CCA,同时在近端起始部取下约8 mm长的动脉段。将动脉段先浸于 0.1 mL(6 units)猪胰弹性蛋白酶溶液中 20 min,冲洗后再浸于 1 mg/mL 的胶原酶溶液 15 ~20 min。右侧 CCA 远心端和近心端以临时阻断夹阻断,将处理过的动脉段吻合到右侧 CCA,形成直径约 2 mm、瘤颈 1 ~2 mm 的侧方动脉瘤。

(2)特点:①动脉瘤模型建立后的平均直径为(2.10±0.24)mm,2 周后动脉瘤平均直径为(3.25±0.54)mm。②2 周后彩色多普勒检查可见载瘤动脉血流速度(10 ~25 cm/s)明显快于动脉瘤内血流速度(3 ~6 cm/s),动脉瘤内为双向等速涡流血流。

4. 动脉段弹性酶浸泡法顶端动脉瘤[11-12]

(1)方法:术前准备、麻醉方法及显露双侧 CCA 步骤同上。以 5-0 丝线于锁骨上方双重结扎右侧 CCA 起始端,血管夹夹闭其远端,切断右侧 CCA,同时在近端起始部取下约 8 mm长的动脉段。将动脉段先浸于 0.1 mL(6 units)猪胰弹性蛋白酶溶液中 20 min,冲洗后再浸于 1 mg/mL 的胶原酶溶液中 15 ~20 min。左侧 CCA 远端和远端以临时阻断夹阻断。将右侧 CCA 的近端的断端通过气管前方置于左侧。放置手术显微镜,9-0 无创缝合针线将左侧和右侧 CCA 的远端吻合成弓。将左侧 CCA 近端吻合于动脉弓尾侧,将处理过的动脉段吻合到建的血管弓顶端,形成直径约 2 mm,瘤颈 1 ~2 mm 的顶端动脉瘤。

(2)特点:①动脉瘤模型建立后的平均直径为(2.10±0.24) mm,2 周后动脉瘤平均直径为(3.25±0.54) mm。②2 周后彩色多普勒检查可见载瘤动脉血流速度(9 ~19 cm/s)明显快于动脉瘤内血流速度(2 ~5 cm/s),动脉瘤内为双向等速涡流血流。

5. 血管内球囊阻断结合弹性酶诱导法

(1)方法

1)股动脉介入法[2,13]:外科暴露兔右侧股动脉,从兔股动脉置 6 F 导管鞘,在 DSA 监视下,从鞘插入 6 F 导引导管(近似于左侧颈总动脉管腔大小)至左侧颈总动脉起始部,然后自导引导管送入带可脱球囊之微导管至距左颈总动脉起始部约 2 cm 处,充盈并释放球囊,这样就相当于从球囊至左颈总动脉起始部之间形成了一个封闭的短血管腔,从导引导管注入弹力酶至该血管腔,孵化约 30 min。被弹力酶消化的左颈总动脉“残腔”即为制作的“动脉瘤”,似于主动脉弓与右颈总动脉分叉处的一个“动脉瘤”。

2)颈总动脉介入法[2,14]:无菌操作下,外科暴露兔右颈总动脉,自右侧颈总动脉远端置入一导管鞘,然后通过导管送入一球囊堵塞右颈总动脉起始端,之后向右颈总动脉残腔内灌注弹力酶溶液,约 20 min 后结扎右颈总动脉远端,撤出球囊,这样就制做出了一个头臂动脉上的类似分叉部"动脉瘤"。

(2)特点:①动脉瘤大小(宽度平均约为 4.5 mm,长度平均约为 7.5 mm)、瘤颈宽度(平均约为 4 mm)及载瘤动脉的管径(平均为 3 ~5 mm)与人类相近;②内弹力板和中弹力纤维破坏减少,动脉壁厚度平均 46 mm,仅见微量的炎症细胞和瘢痕形成;③血管造影通畅率达 93%,长期通畅率达 2 年以上;④通过调整远端结扎位置的高低可以调整瘤颈的宽度,而保持瘤腔体积基本不变;调整颈总动脉可以改变瘤颈的宽度,颈总动脉位置越高,瘤颈越宽,瘤腔越大;通过调整近端闭塞球囊的位置可以改变瘤颈的大小,球囊位置越低,瘤颈越宽[15-16]。

【观察指标】

参见本节"兔静脉移植法颅内动脉瘤模型"。

【注意事项】

(1)仔细分离兔颈部动脉,避免大血管破裂大出血而导致动物死亡。

(2)由于目前关于弹性酶剂量、浓度、诱导时间等参数各家报道差异较大,需在预实验中进行筛选。

(3)股动脉插管造影是常用的造影方法,但由于对动物创伤大且过程复杂,必要时亦可选择静脉造影、心脏穿刺造影和耳中央动脉穿刺造影等方法。

【模型评价】

1. 优点　弹力酶诱导的动脉瘤模型具有简单易行,大小可控,可复制性强,诱导的速度较快,组织病理结构较静脉移植法建立的动脉瘤模型更接近于临床上的动脉瘤的特点。因此,可以更加准确地评估各种栓塞材料的治疗效果,并且还可以用于研究动脉瘤的血流动力学和组织病理学特点,以及用于其发生、发展和破裂机制的研究。目前,已为大多数学者所接受。

2. 缺点　①酶对动脉的处理需较为复杂的外科过程;②目前仅主要在小型动物中建立;③酶的破坏作用严重而迅速,动脉瘤的生成、增大到破裂或闭塞过程均被极度缩短;④所诱发的动脉瘤大小、形态具有偶然性,不能随意控制;⑤动脉瘤模型大多为宽颈动脉瘤,难以用于动脉瘤栓塞材料的研究;⑥该方法所形成的动脉瘤体积一般较小,限制了其应用;⑦弹性酶剂量不同文献报道差异较大,为 20 ~150 U,浓度因试剂供应商不同亦差异较大(48 ~1 500 U/mL),诱导时间从 15 min 到数小时不等,近几年以 20 min 的诱导时间报道较多。

【参考文献】

[1]刘彦超,张断,段传志. 颅内动脉瘤模型的研究进展[J]. 中国神经精神疾病杂志,2013,39(3):182-185.

[2]谢谦宇,卢川,蒋雪梅. 血管内球囊阻断结合弹力酶诱导法颅内动脉瘤动物模型制作和应用进展[J]. 介入放射学杂志,2009,18(10):786-788.

[3]王奎重,刘建民. 弹性酶诱导兔囊状动脉瘤模型制作及应用进展[J]. 中华实验外科杂志,2009,26(3):407-408.

[4]王奎重,刘建民,黄清海,等. 改良的胰弹性蛋白酶诱导兔囊状动脉瘤模型[J]. 中华神经外科杂志,2010,26(8):744-747.

[5]MISKOLCZI L,GUTERMAN L R,FLAHERTY J D,et al. Rapid saccular aneurysm induction by elastase application in vitro[J]. Neurosurgery,1997,41(1):220-229.

[6]MISKOLCZI L,GUTERMAN L R,FLAHERTY J D,et al. Saccular aneurysm induction by elastase digestion of the arterial wall:a new animal model[J]. Neurosurgery,1998,43(3):595-601.

[7]ORIGUCHI N,SHIGEMATSU H,IZUMIYAMA N,et al. Aneurysm induced by periarterial application of elastase heals spontaneously[J]. Interventional Angiology,1998,17(2):113-139.

[8]苏正,李铁林,黄庆,等. 弹性蛋白酶快速诱发动脉瘤动物模型实验研究[J]. 中国神经精神疾病杂志,2002,28(3):182-184.

[9]李子付,江国权,方兴根,等. 猪胰弹力蛋白酶血管外消化法制作兔颈总动脉梭形动脉瘤[J]. 中国脑血管病杂志,2014,11(8):420-423.

[10]尹可,丁艳玲,吴中学,等. 弹力酶诱发动脉瘤模型[J]. 中国医学科学院学报,2001,23(5):435-438.

[11]李森,杨新健,史万超,等. 新型动脉瘤动物模型的建立及彩色多普勒评价[J]. 中国实验诊断学,2010,14(5):633-636.

[12]赵丛海,杨新健. 一种经酶处理新型动脉瘤动物模型的建立[J]. 中华实验外科杂志,2005,22(7):873-875.

[13]Claft H J. Altes T A,Marx W F,et al. Endovascular creation of an in vivo bifurcation aneurysm model in rabit[J]. Radiolgy,1999,213(1):223-228.

[14]KALLMES D F,ALTES T A,VINCENT D A,et al. Experimental side-all aneurysms:natural history study[J]. Neuroradiolog,1999,41(5):338-341.

[15]DING Y H,DAI D,LEWIS D A,et al. Control of aneurysm volume by adjusting the position of ligation during creation of elastase-induced aneurysms:a prospective study[J]. AJNR,2007,28(5):857-859.

[16]DING Y H,DAI D,LEWIS D A,et al. Can neck size in elastase-induced aneurysms be controlled? a retrospective study [J]. AJNR,2006,27(8):1681-1684.

第三节　犬颅内动脉瘤模型

一、犬静脉移植法颅内动脉瘤模型

【基本原理】

采用显微外科技术,制备静脉囊(venous pouch,VP),移植到颅内动脉的不同位置,制备不同类型的犬颅内动脉瘤(IA)模型。根据VP移植的位置不同又分为侧壁型、分叉型及末梢型动脉瘤模型[1]。

【实验材料】

1. 药品试剂　①麻醉药品：氯氨酮、速眠新、水合氯醛、戊巴比妥钠等。②10%甲醛溶液或4%多聚甲醛溶液。③其他：肝素、利多卡因、青霉素、链霉素、磷酸盐缓冲液(PBS)、戊二醛、四氧化锇、丙酮、醋酸铀、枸橼酸铅等。

2. 仪器设备　磁共振成像(MRI)仪，数字减影血管造影(DSA)机，经颅多普勒超声(TCD)仪，导丝，5F动脉鞘，4F单弯造影管，生物显微镜，电镜，病理图像分析系统，显微手术器械，常规手术器械等。

3. 实验动物　健康成年家犬，雌雄兼用，体重15～25 kg。

【方法步骤】

1. 侧壁动脉瘤模型[2-5]

(1)术前准备：术前禁食24 h，术前半小时肌内注射氯氨酮15 mg/kg、阿托品0.04 mg/kg，犬仰卧固定颈过伸，以2%戊巴比妥钠25 mg/kg缓慢静脉注射，全身麻醉后行气管插管给予持续低流量吸氧。静脉持续滴注戊巴比妥钠1.5 mg/(kg·h)以保持全身麻醉状态。实验期间行血压、心电监护。

(2)制备静脉囊：常规消毒、铺巾，沿颈部正中甲状软骨下方水平矢状切口，钝性分离皮下组织，暴露游离左侧颈外静脉，在其远端及近端采用4号缝线分别结扎，截取4～5 cm的静脉，用平针注射器抽取肝素化生理盐水(肝素与生理盐水配制比例为2 mL∶500 mL)将其冲洗干净，一端修整游离，另一端结扎成盲端，浸泡于肝素盐水中备用。

(3)动脉瘤制备：钝性分离胸锁乳突肌及胸骨舌骨肌等各颈前肌群，游离一侧颈总动脉(CCA)，无损伤止血夹夹闭其近端及远端，剥离血管外膜，在其侧壁剪一长度稍大于静脉囊直径的切口并修剪整齐，肝素化生理盐水将冲洗管腔，采用7-0显微缝线锁边式连续外翻缝合法将静脉囊游离端与CCA端侧吻合，完毕后松开止血夹使静脉囊完全充盈，仔细检查瘤颈周围有无渗漏，必要时作加密缝合。

2. 分叉部动脉瘤模型[3-5]　术前准备、制备静脉囊同上“侧壁动脉瘤模型”。正中切开颈阔肌，显露并分离两侧CCA，左侧CCA临时阻断，近端结扎后切断。在食管后方形成隧道，将左侧CCA近端的断端通过隧道置于右侧，右侧CCA近端和远端暂时阻断，左侧CCA近端与右侧颈总动脉行端侧吻合，吻合口头端根部保持开放，并修剪成4.0 mm×2.0 mm的窗口，将静脉段与之吻合形成分叉部动脉瘤模型。

3. 末梢型动脉瘤模型[3-5]　术前准备、制备静脉囊同上“侧壁动脉瘤模型”。钝性分离胸锁乳突肌及胸骨舌骨肌等各颈前肌群，游离双侧CCA，无损伤止血夹夹闭右CCA近端及远端，贴近近心端剪断右CCA，将远心断端经气管后送至左CCA旁，于距离断端6～8 mm处的下侧壁，开一直径4 mm的卵圆形切口。近远心端处剪断左CCA，将左CCA近心端与右CCA远心端作外翻端侧吻合。夹闭右CCA远心端断端与吻合之间的右CCA，开放吻合口上下的动脉夹，使左CCA近心端与右CCA远心端的血流再通。右CCA远心断端与左CCA远心断端作四点式外翻端端吻合。最后行静脉囊的吻合，重新在左CCA

近心端、远心端、右 CCA 远心端放置动脉夹。于左 CCA 近心端的对侧右 CCA 上侧壁上剪一 3 ~5 mm 的卵圆形切口，控制静脉囊的大小在 1.5 cm 左右，进行静脉囊与缺口吻合。

【观察指标】

1. TCD 检查　观察载瘤动脉、动脉瘤血流方向、状态，有无湍流、血流充盈缺损及血栓形成情况等。

2. DSA 检查　显示动脉瘤的位置、形态、大小、类型、瘤颈、瘤体伸展方向及瘤体内血液循环状况。

3. 组织病理学检查　将模型动物过量麻醉处死，解剖大体观察动脉瘤的位置、形态、大小、类型及与周围组织的关系。取出动脉瘤及载瘤动脉段（3 ~5 cm），10% 甲醛（或 4% 多聚甲醛）固定，常规石蜡包埋切片，分别行 HE 染色、弹力纤维染色（维多利亚蓝法）和胶原纤维染色（Masson 法），光镜下观察动脉瘤及载瘤动脉组织病理学变化。部分样品经 3% 戊二醛预固定，1% 四氧化锇再固定，丙酮逐级脱水，Epon812 包埋，半薄切片光学定位，超薄切片，醋酸铀及枸橼酸铅双重染色，透射电镜观察超微结构。

【模型特点】

（1）模型成功率>90%，可持续存在达 68 d。

（2）彩超检查在纵切面图上可见与 CCA 相连的类圆形囊状膨大、壁厚薄均一的瘤腔。可见血流自动脉管腔射入瘤腔内，瘤腔内血流呈旋涡状流动，血流信号呈红蓝相间，取样为双向血流频谱。

（3）DSA 对比剂在瘤内滞留时间很短，流速快而且旋转，瘤腔中呈纷乱状态。从正、侧、斜位造影所显示的形态不一致，选择最佳的观察角度可清楚显示动脉瘤位置、形态，瘤体和瘤颈大小、指向，载瘤动脉与周围动脉的关系。

【注意事项】

（1）吻合血管注意事项[4,6]：①剪除部分血管外膜，修整吻合口，防止血管外膜周围的疏松结缔组织缝入管腔，成为管腔内浮游物，导致血小板凝集，形成血栓。②血管断端对合时张力应适宜，避免扭曲。③进针与打结要准确适当。④根据血管的管径大小选择合适的针线，然后根据定点缝线间的距离决定缝合针数，最后确定缝合的针距或边距；保持血管床平整。⑤采用水平褥式外翻缝合后开放动脉夹，因外翻造成吻合的断端之间的缝隙，需于中膜外再加缝一单针，既可保证吻合处的内膜平整光滑，又不造成断端渗血。

（2）控制合适的动脉瘤与血管管径的比例及瘤颈与瘤体的比例，既能减少血栓形成，又能有利于微弹簧圈治疗效果的观察研究。

【模型评价】

1. 优点　犬在动脉瘤模型中的使用率高达 33.1%，其优点主要在于易于训练、麻醉及手术的耐受性强、死亡率和术后并发症均低于其他实验动物。犬的动脉直径和血流动力学特征与人类较为接近，便于导管置入和血管内操作，有利于进行血管内治疗的研究。犬的凝血及纤溶系统远比其他动物活跃，而此特点又使得其适合于治疗疗效的长期观察研究[1,7]。静脉移植法建立颅内动脉瘤模型，由于静脉的平滑肌层远少于动脉平滑肌层，类似于人类颅内囊状颅内动脉瘤囊壁的平滑肌层缺如或减少,或仅由纤维结缔组织构成的这种形态结构,仅具有支持管腔的作用,而没有运动功能[4]。主要用于动脉瘤血流动力学的研究、动脉瘤栓塞治疗材料的研究、神经外科及介入的临床培训等[1,8]。

2.缺点　参见本章第二节“兔静脉移植法颅内动脉瘤模型”。

【参考文献】

[1]刘彦超,张断,段传志.颅内动脉瘤模型的研究进展[J].中国神经精神疾病杂志,2013,39(3):182-185.

[2]张海霞,程英升,李明华.犬颈动脉囊状动脉瘤模型的建立实验研究[J].介入放射学杂志,2006,15(2):85-87.

[3]李文彬,沈天真,黄祥龙,等.犬囊状动脉瘤模型的制作[J].上海生物医学工程,1995,4(1):16-19.

[4]王启弘,马廉亭,周志红,等.犬囊状动脉瘤模型制作方法改进[J].中国临床神经外科杂志,2004,9(6):440-443.

[5]唐军,李玉亮,邱秀玲,等.静脉移植法建立犬动脉瘤模型的并发症[J].医学影像学杂志,2002,12(4):316-318.

[6]MATSUMURA N,HAMADA H,YAMATANI K,et al. Side-to-side arterial anastomosis model in the rat internal and external carotid arteries[J]. J Reconstr Microsurg,2001,17(4):263-266.

[7]BOUZEGHRANE F,NAGGARA O,KALLMES D F,et al. In vivo experimental intracranial aneurysm models:a systematic review[J]. AJNR Am J Neuroradiol,2010,31(3):418-423.

[8]TURK A,TURNER R D,TATESHIMA S,et al. Novel aneurysm neck reconstruction device:initial experience in an experimental preclinical bifurcation aneurysm model[J]. J Neurointerv Surg,2013,5(4):346-350.

二、犬弹性酶诱导法颅内动脉瘤模型

【基本原理】

利用弹性酶(弹性蛋白酶,又称胰肽酶 E)破坏动脉壁上的弹性纤维蛋白,建立犬颅内动脉瘤(IA)模型。

参见本章第二节“兔弹性酶诱导法颅内动脉瘤模型”。

【实验材料】

1.药品试剂　①猪胰弹性蛋白酶、胶原酶。②麻醉药品:速眠新、水合氯醛、戊巴比妥钠等。③10%甲醛溶液或4%多聚甲醛溶液;④其他:肝素、利多卡因、青霉素、链霉素、磷酸盐缓冲液(PBS)、戊二醛、四氧化锇、丙酮、醋酸铀、枸橼酸铅等。

2.仪器设备　磁共振成像(MRI)仪,数字减影血管造影(DSA)仪,经颅多普勒超声(TCD)仪,导丝,5F 动脉鞘,4F 单弯造影管,生物显微镜,电镜,病理图像分析系统,显微手术器械,常规手术器械等。

3. 实验动物　健康成年家犬，雌雄兼用，体重 15 ~ 25 kg。

【方法步骤】

1. 球囊阻断+血管内弹性酶注入法[1]

(1)方法：将犬用4%戊巴比妥钠腹腔注射麻醉(40 mg/kg)，仰卧位固定，颈前备皮、消毒，颈部正中矢状切口，手术显露犬右侧颈总动脉(CCA)中段，以动脉夹夹闭 CCA 两端，剪开动脉前壁，将预先装好自制 3F 球囊导管的 6F 鞘逆向插入右侧 CCA，放开近心端动脉夹，插入深度 5 ~ 6 cm，将球囊送出 6F 鞘口 5 ~ 6 cm，以 Ommpaque 造影。将 3F 球囊导管在透视下导入右侧 CCA 起始部并注入 0.15 mL 未稀释的非离子型对比剂充盈球囊，将其闭塞，另外将一 3F 导管经 6F 鞘的止血阀插入接近球囊，开放 6F 鞘的软连接管，以肝素盐水反复冲洗动脉腔直至无血色，注入 60% 复方泛影葡胺注射液以显示闭塞后的情况，透视下向腔内灌注弹力蛋白酶直至无对比剂显影，注入总量约 2.2 mL(75 U)，关闭 6F 鞘的软连接管，持续作用 20 min。然后拔出 3F 导管，抽空球囊，注入对比剂观察酶作用后的动脉显影情况，将 3F 球囊导管退入鞘内后拔出球囊导管及鞘，结扎 CCA 中段。

(2)特点：①血管造影显示模型动脉分叉顶部观察到新生动脉瘤形成，平均直径(3.2±0.4)mm，未见到动脉瘤破裂。②组织病理学显示分叉部顶端动脉瘤表现为内弹力膜不连续、弹力纤维断裂、肌层变薄、平滑肌细胞减少。

2. 血管重建+外膜弹力酶孵化法[2]

(1)方法：动物麻醉后，无菌条件下行颈部前下正中切口，暴露和分离双侧 CCA 各约 10 cm。右侧 CCA 近端结扎，远端暂时性阻断，然后于结扎点远心端离断血管；左侧 CCA 两端阻断血流后中段离断。以肝素化生理盐水，用带钝头针的注射器冲洗游离血管段，保持切缘规整。然后对游离的右侧远心端 CCA 与左侧远心端 CCA，用 8-0 缝线行端-端吻合，吻合血管中段切开后再与左侧近心端 CCA 作端-侧吻合，从而建立 Y 形血管分叉模型。血管夹松开并观察吻合口处无出血后，分层缝合颈部切口。以弹性蛋白酶(3.0 U/μL)处理血管模型分叉部顶端 15 min，面积约 4 mm×4 mm。

(2)特点：①血管造影显示，模型动脉分叉顶部观察到新生动脉瘤形成，平均直径(3.2±0.4)mm，新生动脉瘤在随访过程中未见到动脉瘤破裂。②组织病理学分析显示，分叉部顶端动脉瘤表现为内弹力膜不连续、弹力纤维断裂、肌层变薄、平滑肌细胞减少。

【观察指标】

参见本节“犬静脉移植法颅内动脉瘤模型”。

【注意事项】

(1)弹力蛋白酶孵化前，尽量多地去除血管外膜，以方便弹性蛋白酶渗透。

(2)其他：参见本章第二节“兔弹性酶诱导法颅内动脉瘤模型”。

【模型评价】

参见本章第二节“兔弹性酶诱导法颅内动脉瘤模型”及本节“犬静脉移植法颅内动脉瘤模型”。

【参考文献】

[1]王启弘，马廉亭，周志红，等. 弹力蛋白酶诱发犬分叉部囊状动脉瘤模型的研究[J]. 中

国微侵袭神经外科杂志,2004,9(9):405-408.
[2]王珏,赵玉武,朱悦琦,等.颈动脉分叉部动脉瘤模型的建立[J].介入放射学杂志,2015,24(3):231-235.

三、犬介入法颅内动脉瘤模型

【基本原理】

采用血管内介入技术,利用球囊阻塞、球囊扩张和与牵拉等方法损伤血管内层结构,建立犬颅内动脉瘤(IA)模型。

【实验材料】

1.药品试剂　①麻醉药品:速眠新、水合氯醛、戊巴比妥钠等。②10%甲醛溶液或4%多聚甲醛溶液。③其他:肝素、利多卡因、青霉素、链霉素、磷酸盐缓冲液(PBS)、戊二醛、四氧化锇、丙酮、醋酸铀、枸橼酸铅等。

2.仪器设备　磁共振成像(MRI)仪,数字减影血管造影(DSA)机,经颅多普勒超声(TCD)仪,导丝,5F动脉鞘,4F单弯造影管,生物显微镜,电镜,病理图像分析系统,显微手术器械,常规手术器械等。

3.实验动物　健康成年家犬,雌雄兼用,体重15~25 kg。

【方法步骤】

将犬用2.5%戊巴比妥钠静脉麻醉后,采用改良Seldinger法穿刺右股动脉,置入8F导管鞘。取动脉血3 mL,送检测定血浆渗透压。用5F猎人头导管分别插至主动脉弓,左、右头臂干,两侧颈总动脉(CCA)、颈内动脉(ICA)、颈外动脉(ECA)行DSA造影检查。造影完毕,再将6F导引导管插至右CCA起始处,引入冠状动脉扩张球囊导管至右CCA近端,加压手推对比剂使球囊充盈,使右CCA直径扩张至6 mm,持续扩张3 min,重复3次。退出扩张球囊微导管,再将带1号可脱球囊的Magic-BDTE微导管,插入右CCA,在右CCA与右锁骨下动脉分叉以远约2 cm处用对比剂充填可脱球囊,充填满意后,释放球囊。再经DSA检查示栓塞满意后撤管,压迫止血,右股动脉穿刺点加压包扎。

【观察指标】

参见本节“犬静脉移植法颅内动脉瘤模型”。

【模型特点】

(1)术后检查动脉瘤平均大小为5.6 mm×12.5 mm,瘤颈平均宽度为2.6 mm,瘤体/颈比平均为2.2。

(2)动脉瘤模型的长度和宽度在第2天即明显减少,第3天趋于消失。

(3)组织学检查结果显示动脉瘤内膜完整、中膜部分破坏、内弹力层有轻微损伤,内皮完整,动脉瘤的顶端有血栓形成,动脉瘤腔内血栓逐日增多,术后第3天动脉瘤腔基本被血栓充填。

【模型评价】

1.优点　采用介入方法制作动脉瘤模型,操作简便、快捷、周期短、重复性好、创伤小,减少了手术并发症和感染的机会,较好地模拟了人颅内动脉瘤大小、形态及 DSA 表现,可用于介入治疗新材料、新技术的实验研究。

2. 缺点　①该动脉瘤模型由于内弹力层仅有轻微损伤,动脉瘤在内弹力层的弹力作用下逐渐萎缩,3 d 后基本恢复到正常水平,不适用于动脉瘤的长期实验研究;②操作中需要导管和造影设备,因此费用较为昂贵、操作技术难度大,限制其在动脉瘤模型的制作中的广泛应用。

【参考文献】

[1]梁晓东,刘一之,倪才方,等. 介入法制作犬颅内动脉瘤模型[J]. 介入放射学杂志,2004,13(5):444-445.

第六章 颅内静脉窦血栓形成模型

第一节　大鼠颅内静脉窦血栓形成模型

一、大鼠上矢状窦单纯结扎法颅内静脉窦血栓形成模型

【基本原理】

采用开颅直接结扎上矢状窦(superior sagittal sinus,SSS)的方法,建立大鼠颅内静脉窦血栓形成(cerebral venous sinus thrombosis,CVST)模型。

【实验材料】

1. 药品试剂　①麻醉药物:盐酸氯胺酮注射液、水合氯醛或戊巴比妥钠等;②10% 甲醛溶液或4% 多聚甲醛溶液等。

2. 仪器设备　磁共振成像(magnetic resonance imaging,MRI)仪,数字减影血管造影(digital subtractionangiography,DSA)仪,脑立体定位仪,手术显微镜,常规手术器械,显微手术器械等。

3. 实验动物　成年 SD 或 Wistar 大鼠,雌雄兼用,体重 250 ~ 300 g。

【方法步骤】[1-2]

将大鼠用 10% 水合氯醛腹腔注射麻醉(360 mg/kg),头部剃毛并固定于脑立体定位仪上,正中皮肤切口 1.5 cm,高速磨钻磨开额骨及顶骨,设计骨窗 6 mm×9 mm,手术显微镜下用显微缝合线结扎 SSS,闭塞后行血管造影观察静脉血流和血栓形成情况。假手术组开颅暴露硬脑膜及 SSS 前后两端后,用针线穿过 SSS 下方,但不结扎 SSS,余同模型组。

【观察指标】

1. MRI 检查　将大鼠置于 7.62 cm 正交表面线圈,行常规 T_2加权及弥散加权成像。弥散加权成像采用平面回波技术,梯度因子 b 选用 1 000 s/mm^{2}和 0 s/mm^2。将采集到的弥散图像传送到工作站进行后处理,构建表观弥散系数图,计算表观弥散系数值。同时计算对照组相同部位正常脑白质表观弥散系数值作为对照。

2. 脑组织病理学检查　将动物用 10% 水合氯醛腹腔注射麻醉,依次用 37 ℃生理盐水及 4% 多聚甲醛溶液经左心室灌流固定,取脑后固定于 4% 多聚甲醛溶液,常规石蜡包埋、切片,HE 染色,光镜下进行病理形态学观察。

3. 脑组织含水量测定　取上矢状窦中 1/3 窦旁脑皮层组织约 100 mg 脑组织,迅速用滤纸吸除残水,称重后置于 110 ℃ 恒温烤箱,烘干 48 h 至恒重,称取干重,干湿法测定脑组织含水量。

$$脑组织含水量=(湿重-干重)/湿重\times100\%$$

【模型特点】

(1)磁共振 T_2 加权成像表现为以上矢状窦为中心的梭形分布均匀的高信号;从皮质表面扩展到深部白质区;胼胝体以及额顶叶皮质。弥散加权成像显示额顶叶皮质区的高信号影。表观弥散系数图证实深部白质区高信号为血管源性脑水肿带,与弥散加权成像高信号区域相对应的低信号区为梗死。

(2)灰质和白质内可见不同程度的坏死灶,扩张的毛细血管和梗死周围散在点状的出血灶。梗死区与血管源性脑水肿带间无明显的界限。

(3)梗死区域与弥散成像的高信号区域一致。表观弥散系数图显示血管源性脑水肿为高信号,光镜下其内可见扩张的毛细血管,围绕在梗死区域周围。

【注意事项】

(1)手术操作宜在立体显微镜观察下进行(即宜采用显微外科技术)。

(2)结扎 SSS 时,速度宜慢,防止血管破裂,尽可能减少脑组织损伤。

【模型评价】[3-4]

(1)选择大鼠进行脑血管病模型研究具有以下优点:①大鼠脑血管解剖特点比较接近人类;②有关大鼠生理、生化、形态及药理等方面的实验资料比较丰富,有利于进行研究和比较;③价格低廉,可进行较大量的重复实验;④纯种鼠属近亲交配,品种相对一致,脑血管的解剖和生理功能变异较小;⑤大脑体积相对较小,有利于进行脑组织的固定染色及病理形态学观察。

(2)单纯结扎或阻塞 SSS 动物模型制作相对较为简易,易重复,方法易掌控。

(3)大多数通过单纯永久性结扎 SSS 的模型无法在皮质静脉形成血栓,不符合颅内静脉窦血栓的病理生理发展过程,且其形成的血栓在局部淤滞并与全身血液相隔绝,并不适合于抗凝、溶栓、介入操作等治疗方面的研究。

(4)大鼠侧支循环较人丰富,且血管相对细小,不适合进行血管造影和慢性血栓导致脑组织损伤的研究。

【参考文献】

[1]刘文源,许乙凯. 血管内皮生长因子在大鼠静脉窦血栓模型水肿脑组织中的表达与影像学评估指标的关系[J]. 中国临床康复,2006,10(9):136-137.

[2]SCHALLCR B,GRAF R,WICNHARD K,et al. A new animal model of cerebral venous infarction:ligation of the posterior part of the superior sagittal sinus in the cat[J]. Swiss Med Wkly,2003,133(29-30):412-418.

[3]魏莹,郭新宾,管生,等. 脑静脉窦血栓形成的动物模型[J]. 国际脑血管病杂志,2017,25(3):281-284.

[4]王军. 大鼠脑缺血模型研究进展[J]. 中医研究,2002,15(5):60-62.

二、大鼠上矢状窦永久结扎加促凝法颅内静脉窦血栓形成模型

【基本原理】

开颅直接结扎上矢状窦(SSS),在导致局部血流淤滞的基础上,向窦内注射促凝物

质，诱导建立大鼠颅内静脉窦血栓形成（CVST）模型。

【实验材料】

1. 药品试剂　①麻醉药物：盐酸氯胺酮注射液、水合氯醛或戊巴比妥钠等。②10%甲醛溶液或4%多聚甲醛溶液等。③促凝物质：脑磷脂白陶土悬浮液，凝血酶类，明胶海绵等。

2. 仪器设备　磁共振成像（MRI）仪，数字减影血管造影（DSA）仪，脑立体定位仪，体温维持仪，手术显微镜，常规手术器械，显微手术器械等。

3. 实验动物　成年SD或Wistar大鼠，雌雄兼用，体重250～300 g。

【方法步骤】[1-3]

将大鼠用10%水合氯醛经腹腔注射麻醉（340～360 mg/kg），头部剃毛并固定于脑立体定位仪上，直肠内插入温度传感器，体温维持仪维持体温在（37.0±0.5）℃。消毒皮肤，以枕骨粗隆为起点，向额部做长度为1.5 cm正中线皮肤切口，用棉签擦除骨膜，显露正中顶骨和枕骨鳞部，于Lambda、Bregma前端（即上矢状窦前后两端）以矢状缝为轴，分别设计骨窗3 mm×3 mm，手术显微镜下生理盐水持续冷却，高速颅钻磨除骨板，暴露硬脑膜及SSS前后两端。用9-0显微缝合线在上矢状窦前1/3及后1/3两端结扎，尽量减少对脑组织的损伤，10 min后微量注射泵以10 μL/min的速度在SSS近尾部结扎处向SSS腔内注射约100 μL脑磷脂白陶土悬浮液。确定无出血后消毒，严密缝合头皮，腹腔注射青霉素15万U预防感染。

【观察指标】

参见本节“大鼠上矢状窦单纯结扎法颅内静脉窦血栓形成模型”。

【模型特点】

（1）术后1 d出现明显脑水肿，3 d脑水肿明显减轻，7 d脑水肿消失[1]。

（2）当血栓仅局限于上矢状窦时，局部脑血流量无明显变化；只有当血栓扩展至皮质静脉或周围静脉桥时，局部脑血流量、血氧饱和度才出现明显降低，最终导致静脉性脑梗死、出血等严重病理生理学改变[4]。

【注意事项】

参见本节“大鼠上矢状窦单纯结扎法颅内静脉窦血栓形成模型”。

【模型评价】

（1）结扎SSS联合促凝物质注射诱导的CVST模型在一定程度上模拟临床CVST的病理生理过程，制作相对简易，重复性高，血栓形成稳定，可同时在SSS和皮质静脉诱导血栓形成，可用于血栓形成所致脑水肿、局部脑血流量变化及静脉性脑梗死等病理生理学研究。

（2）由于该模型诱导皮层静脉血栓（cortical vein thrombosis，CoVT）发生率低（6%），Li等[5]对该方法进行改进，在永久性结扎大鼠SSS头部和尾部后，显微镜下将微导管自SSS头部插入尾部并缝合，以防止向窦腔内注射凝血酶时外渗，1 min内注射完毕100 μL凝血酶（50 U/mL），注射期间暂时阻断颈动脉血流以减少SSS静脉回流，促进血栓形成，该模型不仅可以直接观察到静脉窦血栓和 CoVT 形成过程,并且能够较好地模拟人类 CVST 的病理生理学过程,可靠性较高。

(3)通过结扎静脉窦诱发的静脉血栓由于不能与颅内静脉系统相通,血栓不能再通,与临床静脉血栓形成后的病理生理变化不相吻合,因此限制其进行机制研究与疗效评价[6-7]。

(4)其他:参见本节"大鼠上矢状窦单纯结扎法颅内静脉窦血栓形成模型"。

【参考文献】

[1]闫文浩,吴军.大鼠静脉窦血栓形成后 VEGF 和 VEGF mRNA 的表达及意义[J].中风与神经疾病杂志,2012,29(3):942-945.

[2]UNGERSBOCK K,HEIMANN A,KEMPSKI O. Cerebral blood flow alterations in a rat model of cerebral sinus thrombosis[J]. Stroke,1993,24(4):563-570.

[3]FRERICHS K U,DECKERT M,KEMPSKI O,et al. Cerebral sinus and venous thrombosis in rats induces long-term deficits in brain function and morphology-evidence for a cytotoxic genesis[J]. Cereb Blood Flow Metab,1994,14(2):289-300.

[4]UNGERSBöCK K,HEIMANN A,KEMPSKI O. Cerebral blood flow in a rat model of cerebral sinus thrombosis[J]. Stroke,1993,24(4):563-570.

[5]LI G,ZENG X,JI T,et al. A new thrombosis model of the superior sagittal sinus involving cortical veins[J]. World Neurosurg,2014,82(1-2):169-174.

[6]魏莹,郭新宾,管生,等.脑静脉窦血栓形成的动物模型[J].国际脑血管病杂志,2017,25(3):281-284.

[7]肖立坡,赵婷玉,段建钢.颅内静脉窦血栓形成动物模型研究现状及发展方向[J].中国现代神经疾病杂志,2020,20(3):242-247.

三、大鼠光化学法联合凝血酶注射颅内静脉窦血栓形成模型

【基本原理】

利用静脉注射光敏材料荧光素、荧光素钠、四碘荧光素二钠或四碘四氯荧光素二钠(rose bengal)等,用特定激光源照射脑局部静脉窦,光线透过局部静脉血管壁与血管内的光敏物质接触,激发光化学反应而产生单线态氧,后者与细胞膜上的结构蛋白和脂质发生反应,从而启动脂质过氧化反应,损伤血管内皮细胞,进而诱导静脉血管内血小板的黏附聚集和血栓形成。在光化学导致局部血流淤滞的基础上,向窦内注射促凝物质,建立大鼠光化学联合凝血酶注射法颅内静脉窦血栓形成(CVST)模型。

【实验材料】

1.药品试剂　①四碘四氯荧光素二钠(rose bengal,RB):又名孟加拉红、玫瑰红等,分子量为1 017.60,用生理盐水配成5%的浓度,经0.45 μm 滤膜过滤后遮光低温保存备用。②凝血酶:将100 IU 凝血酶溶于1 mL 的生理盐水,充分振荡溶解后置于4 ℃下避光保存备用。③麻醉药物:盐酸氯胺酮注射液、水合氯醛或戊巴比妥钠等。④10%甲醛溶液或4%多聚甲醛溶液。

2. 仪器设备　全固态半导体激光器，大鼠脑立体定向仪，磁共振成像（MRI）仪，数字减影血管造影（DSA）仪，高速牙科钻，手术显微镜，常规手术器械等。

3. 实验动物　成年 SD 或 Wistar 大鼠，雌雄兼用，体重 250～300 g。

【方法步骤】[1-3]

1. 麻醉固定　将大鼠用 10% 水合氯醛腹腔注射麻醉（350 mg/kg），仰卧位固定手术台上，将静脉输液套装用生理盐水排气后，用乙醇稍擦拭尾部中下 1/3 处，可看见两侧皮下尾静脉，左手由上至下挤压大鼠尾部之后固定穿刺位置，右手持穿刺针行尾静脉穿刺术，见回血后，将穿刺针往血管方向推进 5 mm，随后将穿刺针拔出，留置套管于尾静脉中。

2. 上矢状窦暴露　将大鼠俯卧位固定于脑立体定位仪，头部正中切口约 2 cm，采用 H_2O_2 腐蚀筋膜及肌肉，暴露骨面，确认前囟与人字缝，于前囟及人字缝之间设计骨窗：前囟后 1 mm，左右旁开 3 mm，面积约 6 mm×7 mm。手术显微镜下高速牙科钻颅骨钻孔至硬脑膜，咬骨钳扩大骨窗，暴露上矢状窦、皮质静脉及部分脑皮质。

3. 光化学法诱导　打开全固态半导体激光器，将光源固定在垂直距离大鼠上矢状窦 100 mm 处，确定好激光照射位置后，尾静脉缓慢注射 RB 溶液，同时在手术显微镜的观察下用波长 562 nm 激光束在距后囟 0.5 mm 的上矢状窦尾端处照射 10 min。根据上矢状窦的大小调节光斑直径，按下式计算激光照射的功率密度。

$$功率密度=功率(mW)/激光光斑面积(mm^2)$$

10 min 后，观察到照射处血管形成棕黑色血凝块，将光斑转移至距前囟 0.5 mm 的上矢状窦头端处照射 10 min，其间持续缓慢注射 RB 溶液（总注射剂量为 60 mg/kg），待上矢状窦头端形成暗黑色血凝块后停止照射。

4. 凝血酶注射　微量注射器抽取 0.1 mL 凝血酶溶液，通过 PE 管连接至微量注射泵，手术显微镜下，将穿刺针缓慢刺入上矢状窦头端，以 10 μL/min 速率缓慢注射凝血酶溶液，10 min 后可见上矢状窦、桥静脉、皮质静脉中形成暗黑色血栓，缓慢拔出穿刺针。

5. 血管荧光造影　血栓形成 15 min 后，将大鼠置于黑室，在荧光体视显微镜下，通过尾静脉注射 2% 的荧光素钠溶液 1 mL，通过 450～470 nm 的激发光照射，进行血管荧光造影，进一步确认静脉血栓形成。

【观察指标】

参见本节“大鼠上矢状窦单纯结扎法颅内静脉窦血栓形成模型”。

【模型特点】

（1）凝血酶注射 15 min 后，通过手术显微镜可观察到上矢状窦及皮质静脉血液凝结成暗红色血凝块。荧光体视显微镜下观察到无对比剂残留的上矢状窦、桥静脉及皮质静脉呈黑色显影，而对照组无明显的血栓形成及黑色显影。

（2）术后不同时期血脑屏障破坏、脑水肿及脑梗死体积等病理学改变呈动态变化趋势。

【注意事项】

(1)颅骨钻孔及扩大骨窗时,避免穿透硬脑膜。

(2)凝血酶注射时,避免穿透上矢状窦下壁及损伤周围脑皮质。

(3)血管荧光造影时,避免长时间照射损伤脑组织。

【模型评价】[1,4-5]

(1)光化学结合凝血酶注射法的血栓形成过程与人类脑血栓形成发病机制、血栓形成过程、损害程度较为相近,加之光照或光敏剂对血管本身无机械性的损害,与临床上的血栓性疾病的病理、生理上的发病机制极为相似。

(2)光化学法结合凝血酶注射形成的血栓富含红细胞、血小板及纤维蛋白,类似于临床上静脉红色血栓的病理结构。

(3)光化学法结合凝血酶注射可引起血管内皮损伤、血小板聚集和局部血液高凝状态,血栓形成机制比较接近临床,且为可逆性非梗阻性血栓,适用于该病不同时期病理生理机制研究、抗血小板聚集与抗血栓药物研究及临床疗效评价。

(4)由于经尾静脉注射的 RB 溶液可随循环进入动脉系统,照射静脉窦的同时亦可引起邻近小动脉的血栓形成,导致局部动脉性脑组织损伤,从而对静脉性脑组织损伤的结果判定造成一定的影响。

【参考文献】

[1]CHEN C,WANG Q,GAO Y,et al. Photothrombosis combined with thrombin injection establishes a rat model of cerebral venous sinus thrombosis[J]. Neuroscience,2015,306:39-49.

[2]NAKASE H,HEIMANN A,KEMPSKI O. Local cerebral blood flow in a rat cortical vein occlusion model[J]. J Cereb Blood Flow Metab,1996,16(4):720-728.

[3]SCHALLER C,NAKASE H,KOTANI A,et al. autoregulation following cortical venous occlusion in the rat[J]. Neurol Res,2002,24(2):210-214.

[4]YENIGüN M,JüNEMANN M,GERRIETS T,et al. Sinus thrombosis-do animal model really cover the clinical syndrome[J]. Ann Transl Med,2015,3(10):138.

[5]魏莹,郭新宾,管生,等. 脑静脉窦血栓形成的动物模型[J]. 国际脑血管病杂志,2017,25(3):281-284.

第二节 兔颅内静脉窦血栓形成模型

一、兔上矢状窦 $FeCl_3$ 贴敷结合凝血酶注入法颅内静脉窦血栓形成模型

【基本原理】

手术开颅,在上矢状窦(SSS)表面贴敷 40% 三氯化铁基础上,窦内注入凝血酶,诱导

建立兔颅内静脉血栓形成(CVST)模型。

【实验材料】

1. 药品试剂　①麻醉药物:盐酸氯胺酮注射液、水合氯醛或戊巴比妥钠等。②10%甲醛溶液或4%多聚甲醛溶液等。③三氯化铁($FeCl_3$):用生理盐水配成40%的浓度,经0.45 μm滤膜过滤后遮光低温保存备用。④2,3,5-氯化三苯基四氮唑(2,3,5-triphenyl tetrazolium chloride,TTC):用磷酸缓冲液配成2%的染液(pH值7.4)。⑤伊文思蓝(Evans blue,EB):用生理盐水配成2%的浓度。

2. 仪器设备　数字减影血管造影(DSA)仪,磁共振成像仪,4F动脉鞘,0.09 cm泥鳅导丝,4F单弯造影管,Echelon-10微导管,Traxcess 14导丝,手术显微镜,常规手术器械,显微手术器械等。

3. 实验动物　健康新西兰大白兔,雌雄兼用,体重(2.5±0.5)kg。

【方法步骤】[1-2]

兔臀部肌内注射陆眠宁(0.1 mL/kg)实施全身麻醉,俯卧位固定于立体定位架上,用恒温控制加热垫维持肛温在38 ℃,保持呼吸道通畅。于颅顶正中作一纵形直切口(长约3 cm,前达额骨后至顶间骨前缘),液冷式钻头在冠状缝后、人字缝间一侧顶骨钻孔,将其扩大成2.0 cm×1.2 cm大小骨窗。术中仔细操作,保持硬脑膜及静脉窦完整,充分显露上矢状窦。剪取2.0 cm×0.2 cm无菌外科棉片备用。实验分为3组。①生理盐水对照组:局部贴敷0.9%氯化钠溶液棉片10 min。②$FeCl_3$组:将棉片蘸取40% $FeCl_3$溶液,黑暗环境下贴敷至上矢状窦表面10 min,移除棉片并用0.9%氯化钠溶液冲洗。③$FeCl_3$凝血酶组:黑暗环境下上矢状窦局部贴敷40% $FeCl_3$棉片5 min后,用微量注射器穿刺上矢状窦并缓慢注射凝血酶(100 U,1 000 U/mL),拔出注射器用无菌棉球压迫止血,逐层缝合伤口。

【观察指标】

1. DSA检查　术后将动物仰卧位固定,8%硫化钠腹股沟区脱毛,于股动脉搏动明显处用1%利多卡因做局部麻醉,切开3 cm皮肤切口,分离股动脉;动脉下留置3-0纤维缝合线2根,分置于动脉远近端备用;股动脉穿刺并置入4F动脉鞘,注入肝素钠(400 U/kg)全身肝素化;泥鳅导丝导引下4F单弯造影管由股动脉送至主动脉弓,然后以4F单弯造影管为导引导管,路图导引下微导管在微导丝配合下完成选择性和超选择性造影(碘普罗胺-300与0.9%氯化钠溶液按1∶1比例混合,1 mL/次,注射时间2 s内,曝光次数4帧/s,造影持续时间10 s),观察上矢状窦血流通畅情况,造影毕拔出动脉鞘并于股动脉穿刺点远近端用丝线结扎。术后7 d复查DSA,观察静脉窦有无再通,计算再通率。

2. 血脑屏障(blood brain barrier,BBB)通透性检测　将兔麻醉,耳缘静脉注入的EB溶液(4 mL/kg),2 h后用生理盐水500 mL快速心脏灌注,灌注完毕后断头取脑,取上矢状窦血栓周围损伤的脑组织0.5 g,组织匀浆器匀浆,37 ℃、14 000 r/min离心20 min,取上清液并按1∶3的比例将上清液与无水乙醇混合,酶标仪620 nm波长处测定吸光度(OD值),根据标准曲线计算每克脑组织EB含量。

3. 脑组织含水量测定　取上矢状窦旁脑组织，称湿重后置于 100 ℃烤箱中烤至恒重，称干重，干湿重法计算脑组织含水量。

$$含水量=(湿重-干重)/湿重\times100\%$$

4. 脑梗死范围测量　术后 2 d，动物于麻醉下取脑，将脑组织均匀切成厚 2 mm 薄片，置于 2% TTC 染液中，避光、37 ℃染色 20 min，正常脑组织呈红色，梗死组织呈白色。取白色梗死组织称重，以白色梗死组织占总脑重量的百分比作为梗死范围。

5. 脑组织病理学检查　动物深度麻醉下开胸，心内推注 200 mL 0.9% 氯化钠溶液后滴注 4% 多聚甲醛固定液 200 mL 灌流，取脑组织置入 4% 多聚甲醛固定，常规脱水、石蜡包埋、切片，HE 染色，光学显微镜下观察脑组织病理形态学改变。

【模型特点】

(1) 生理盐水对照组上矢状窦术前与术后相比无明显变化，$FeCl_3$ 组、$FeCl_3$ 凝血酶组术后上矢状窦内均有黑色血栓形成。

(2) 术后即刻 DSA 显示，生理盐水对照组兔上矢状窦内血流通畅，无血栓形成，$FeCl_3$ 组、$FeCl_3$ 凝血酶组上矢状窦内均有血栓形成，表现为上矢状窦局部血流中断；术后 7 d，生理盐水对照组上矢状窦血流通畅无变化，$FeCl_3$ 组血栓再通率为 70%，$FeCl_3$ 凝血酶组再通率为 10%，明显低于氯化铁组（$P<0.05$）。说明单用 $FeCl_3$ 和 $FeCl_3$ 结合凝血酶两种模型制作方法，均可造成上矢状窦内血栓形成，但 $FeCl_3$ 结合凝血酶较单用 $FeCl_3$ 诱导的血栓更加稳定。

(3) 术后 2 d，TTC 染色显示，$FeCl_3$ 组、$FeCl_3$ 凝血酶组兔上矢状窦周围脑实质内均可见苍白色缺血灶，提示缩短贴敷 $FeCl_3$ 时间结合凝血酶注入诱导的兔模型，同样可诱导上矢状窦周围脑组织梗死。

(4) 病理组织学显示，$FeCl_3$ 组 HE 染色显示上矢状窦管腔内血栓形成，窦壁上有明显 $FeCl_3$ 沉积，皮质下脑实质内可见炎症细胞聚集及轻度脑水肿等病理改变，$FeCl_3$ 凝血酶组除可诱导出上矢状窦血栓，同时伴有皮质静脉血栓形成及皮质下大量红细胞聚集。

【注意事项】

(1) 手术操作宜在手术显微镜观察下进行。

(2) $FeCl_3$ 滤纸敷在上矢状窦之前，最好置一小片塑料薄膜保护血管周围组织，防止血管破裂，尽可能减少脑组织损伤。

【模型评价】

1. 优点[3-4]　①兔易饲养，颅脑大小适中，便于进行多项生化指标观察，同时其上矢状窦管腔相对较大，可予以后续血管腔内介入治疗操作，且脑血管接近人脑血管，适合静脉闭塞后病理学和影像学研究；② $FeCl_3$ 诱导颅内静脉窦形成的血栓为混合血栓，具有位置固定、方法相对简单、模型稳定、重复性好、创伤小及形成血栓可逆等优点。

2. 缺点[5-8]　单纯 $FeCl_3$ 诱导的血栓术后再通率较高，术后 1 d 再通率达 50%，且血栓未延伸至皮质静脉，不能完全模拟颅内静脉窦血栓形成的病理损伤及慢性过程病理改变,使得慢性静脉窦血栓及损伤脑实质病理生理研究受限。

【参考文献】

[1]魏莹,管生,郭新宾,等. 氯化铁结合凝血酶构建兔静脉窦血栓模型[J]. 介入放射学杂志,2018,27(2):151-156.

[2]SCHALLCR B,GRAF R,WICNHARD K,et al. A new animal model of cerebral venous infarction:ligation of the posterior part of the superior sagittal sinus in the cat[J]. Swiss Med Wkly,2003,133(29-30):412-418.

[3]魏莹,郭新宾,管生,等. 脑静脉窦血栓形成的动物模型[J]. 国际脑血管病杂志,2017,25(3):281-284.

[4]张桂运,陈左权,凌锋,等. 超选择造影与实时乳胶灌注在兔脑动脉系统研究应用[J]. 中华神经外科杂志,2009,25(10):950-953.

[5]ROTTGER C,BACHMANN G,GERRIETS T,et al. A new model of reversible sinus sagittalis superior thrombosis in the rat:magnetic resonance imaging changes[J]. Neurosurgery,2005,57(3):573-580.

[6]SRIVASTAVA A K,GUPTA R K,HARIS M,et al. Cerebral venous sinus thrombosis:developing an experimental model[J]. J Neurosci Methods,2007,161(2):220-222.

[7]RAHAL J P,MALEK A M,HEILMAN C B. Toward a better model of cerebral venous sinus thrombosis [J]. World Neurosurg,2014,82(1-2):50-53.

[8]YENIGüN M,JüNEMANN M,GERRIETS T,et al. Sinus thrombosis-do animal model really cover the clinical syndrome? [J]. Ann Transl Med,2015,3(10):138.

二、兔上矢状窦临时夹闭加促凝法颅内静脉窦血栓形成模型

【基本原理】

开颅临时夹闭上矢状窦(SSS),并在上矢状窦注入脑磷脂白陶土悬液促凝,建立兔颅内静脉血栓形成(CVST)模型。

【实验材料】

1. 药品试剂 ①麻醉药物:盐酸氯胺酮注射液、速眠新、水合氯醛或戊巴比妥钠等。②10%甲醛溶液或4%多聚甲醛溶液等。③2,3,5-氯化三苯基四氮唑(TTC):用磷酸缓冲液配成2%的染液(pH值7.4)。

2. 仪器设备 数字减影血管造影(DSA)仪,磁共振成像(MRI)仪,经颅多普勒超声(TCD)仪,4F动脉鞘,0.09 cm泥鳅导丝,4F单弯造影管,Echelon-10微导管,Traxcess 14导丝,手术显微镜,常规手术器械,显微手术器械等。

3. 实验动物 健康新西兰大白兔,雌雄兼用,体重(2.5±0.5)kg。

【方法步骤】[1]

将速眠新与氯胺酮以2∶1混合后,按0.3 mL/kg臀部肌内注射麻醉。头部正中皮肤切口(约3 cm),手术显微镜下在矢状缝旁开1 cm处颅骨钻孔,扩大骨窗至25 mm×

15 mm,小心暴露上矢状窦。实验分为3组。①临时夹闭加促凝组:小血管夹分别夹闭上矢状窦前1/3段、后1/3段,显微注射器穿刺上矢状窦前2/3段,向腔内缓慢注射脑磷脂白陶土悬液100 μL,5 h后松开血管夹,TCD测定上矢状窦血流速度为零,证实血栓形成。②永久结扎组:将上矢状窦前1/3段、后1/3段用9-0线结扎。③假手术对照组:不进行上矢状窦阻断及促凝物质注射。

【观察指标】

参见本节"兔$FeCl_3$结合凝血酶颅内静脉窦血栓形成模型"。

【模型特点】

(1)临时夹闭加促凝组和永久结扎组家兔上矢状窦夹闭5 h后完全栓塞,血流速度为零。

(2)术后8 h,临时夹闭加促凝组和永久结扎组脑组织含水量明显升高,基底静脉血流速度明显降低,与假手术对照组比较有显著性差异($P<0.01$)。

(3)临时夹闭加促凝组与永久结扎组比较,脑组织含水量和基底静脉血流速度均无比较无明显差异($P>0.05$)。

【注意事项】

参见本章第一节"大鼠上矢状窦永久结扎加促凝法颅内静脉窦血栓形成模型"。

【模型评价】[2]

1.优点　手术时间较短,术中解剖、结扎和注射部位固定,可重复性良好,且松开血管夹后血栓有一定程度的自溶、脱落,较为真实地模拟人类颅内静脉窦血栓形成的病理生理学过程。

2.缺点　血管夹易造成静脉窦及其邻近脑组织损伤,且所形成的血栓不稳定,限制此种模型广泛应用。

【参考文献】

[1]汤恒心,王守森,王如密.临时夹闭加促凝法制作颅内静脉窦血栓形成的动物模型研究[J].中国微侵袭神经外科杂志,2009,14(4):176-179.
[2]肖立坡,赵婷玉,段建钢.颅内静脉窦血栓形成动物模型研究现状及发展方向[J].中国现代神经疾病杂志,2020,20(3):242-247.

第三节　猪颅内静脉窦血栓形成模型

一、猪介入法颅内静脉窦栓塞模型

【基本原理】

采用介入技术,经皮穿刺静脉插管静脉窦内弹簧圈和(或)明胶海绵植入,建立猪脑静脉窦栓塞模型。

【实验材料】

1. 药品试剂　①麻醉药物:盐酸氯胺酮注射液、水合氯醛或戊巴比妥钠等。②10%甲醛溶液或4%多聚甲醛溶液等。③其他:硫酸阿托品注射液、76%泛影葡胺,2%利多卡因注射液,肝素钠注射液,地西泮针剂等。

2. 仪器设备　数字减影血管造影(DSA)仪,磁共振成像(MRI)仪,动脉穿刺针,动脉防漏套鞘,短导丝,4F多功能导管,4F导管鞘,0.09 cm导丝,超滑导丝,交换导丝,3F导管,COOK铂金弹簧圈,明胶海绵,常规手术器械等。

3. 实验动物　健康成年小型猪,雌雄兼用,体重(30±2)kg。

【方法步骤】[1-2]

1. 术前准备及麻醉　手术前禁食12 h,氯胺酮12 mg/kg和阿托品0.04 mg/kg作为全麻前用药。将猪固定后,以2%的戊巴比妥钠25 mg/kg缓慢静脉滴注,待猪全身麻醉后,给予持续低流量吸氧,并持续静脉滴注戊巴比妥钠1.5 mg/h保持全身麻醉状态。实验期间血压、心电、呼吸监护。

2. 动脉造影　于膝关节内侧触摸隐动脉搏动,利多卡因局部麻醉。切开皮肤,逐层分离皮下组织、筋膜,分离出隐动脉(小心操作防止隐动脉痉挛);在直视下用手术刀尖将隐动脉挑开小口,送入0.09 cm导丝,沿导丝送入4F动脉导管鞘,结扎隐动脉远侧端,固定动脉鞘。以隐动脉内导管为参照,触摸股动脉搏动,利用Seldinger技术穿刺股深静脉,成功后送入4F导管鞘,沿导管鞘送入4F椎动脉导管。用导管通过一侧隐动脉→一侧股动脉→一侧髂外动脉→一侧髂总动脉→腹主动脉→胸主动脉→升主动脉→主动脉弓→臂头动脉(猪左右颈总动脉均起自臂头动脉)→一侧颈总动脉,在咽升动脉起始处,约为寰椎结节前方进入颈内动脉行DSA检查,使用Ultravist300对比剂,注药剂量4～6 mL,注射速度2～3 mL/s,采集一侧颈内动脉和颅脑血管的动脉前期、毛细血管期、静脉期和窦期图像。

3. 静脉造影　利用4F导管通过一侧股深静脉→一侧髂外静脉→一侧髂总静脉→下腔静脉→右心房→前腔静脉→一侧颈内静脉(DSA侧位像上猪的颈内动脉与颈内静脉在第4颈椎水平有个交叉,面静脉在第2、3颈椎水平发出,在第2颈椎水平颈内静脉与椎静脉有个交通支且较粗大),经颈内静脉逆行造影显示局部血管走行和分支,颈内静脉造影注射剂量6 mL,注射速度4 mL/s。

4. 造影完毕后处理　用3F微导管沿椎动脉导管送入,途经一侧乙状窦、横窦、窦汇到达上矢状窦,配合微导丝将微导管头端置于上矢状窦的不同部位。

5. 静脉窦栓塞　①通过上矢状窦行静脉注射数字减影血管造影(IVDSA),注射对比剂4 mL,流速2 mL/s。通过颈内动脉做动脉注射数字减影血管造影(IADSA),注射对比剂6 mL,流速3 mL/s,观察矢状窦血流情况及静脉导管头端的准确位置,确定矢状窦与Rolandic静脉的关系,并作为静脉窦栓塞前后的对照。②根据实验的要求在上矢状窦的不同部位采用不同的材料栓塞,栓塞部位分为Rolandic静脉前方1～2 cm、Rolandic静脉处、Rolandic静脉后方1～2 cm、直窦、窦汇、右侧矢状窦,分别采用自体血凝块0.5～

1.0 mL、1 mm×1 cm 的明胶海绵或铂金弹簧圈进行栓塞。③再次通过动脉导管行 IADSA，对比剂的量及速率同上，证实静脉窦栓塞情况。

6. 术后处理　静脉窦栓塞完毕后，拔出上述动脉、静脉导管，局部按压，分层缝合隐动脉处切口。

【观察指标】

1. 影像学检查　实验前对动物进行 MRI 预扫描，获取栓塞前 MRI 图像以资对比，静脉窦栓塞后准确记录静脉窦栓塞时间。实验后 1、6、24、48、168 h 重复进行 MRI 检查，首次 MRI 检查结束后迅速进行 CT 检查，主要观察有无急性硬脑膜下出血或脑出血。

2. 病理学检查　2 周后，麻醉下开颅，仔细剥离完整脑，尽量保存完整的硬脑膜，观察弹簧圈等栓塞材料在硬脑膜内的准确位置，观察大体标本的形态和色泽以及有无静脉淤血、脑肿胀和脑出血。用 10% 甲醛溶液固定，20% 明胶包埋。根据 MRI 轴位扫描基线，用解剖脑刀均匀切割猪脑标本，取与 MRI 异常信号相对应的脑实质切片，HE 染色，光镜下观察血栓病理形态。

【模型特点】

(1)脑静脉窦栓塞成功率 100%。

(2)MRI 检查显示，模型动物出现不同程度脑回肿胀、脑肿胀或轻度脑室扩大，部分伴脑出血和硬膜下出血。

(3)组织病理学显示，脑组织结构疏松，神经元和胶质细胞周围间隙增宽，毛细血管扩张充血，血管周围间隙增宽或有炎症细胞浸润。

【注意事项】

(1)穿刺股深静脉时，猪取侧卧位，触摸股动脉搏动时尽量在近腹股沟部或透视下定位于猪股骨头内下方触摸股动脉搏动。

(2)DSA 侧位像上猪的颈内动脉和颈内静脉在第 4 颈椎水平导管互相交叉，说明导管在颈内静脉内，否则导管可能位于颈外静脉内，另外，面静脉在第 2、3 颈椎之间水平分出，在第 2 颈椎水平颈内静脉和椎静脉有交通支，掌握这些血管解剖特点有助于准确插管。

(3)如导管不易进入颈内静脉或乙状窦内时，可加大对比剂进行颈内动脉造影显示脑静脉窦及颈内静脉情况，或在颈内静脉加大对比剂注射量采用血管路途(roadmap)方法。

(4)当动物双侧颈内静脉发育不对称，可以选择显影良好一侧做实验，可在前腔静脉水平将导管换到对侧。

(5)栓塞材料选用带纤毛的塔形弹簧圈，或联合应用明胶海绵进行栓塞的实验方法更可靠。

【模型评价】

(1)猪的正常解剖生理，疾病的发生、发展、转归等方面与人相似，主要大血管的径线接近于人，在经皮穿刺静脉血管内弹簧圈栓塞术操作时无须特别相应的器械，可以直接选用 4F、3F 导管和血管外科手术器械。

(2)猪的颅脑发育结构相对发育完全,在 DSA 上可以清晰显示上矢状窦和其他脑引流静脉,在 1.5 T 超导 MRI 常规扫描图像上可以辨别出与人类相似的脑回、脑叶结构,可以进行 DWI、TWI 等一系列的功能磁共振检查。

(3)经皮穿刺静脉插管脑静脉窦内弹簧圈和(或)明胶海绵栓塞术的优点是:①不破坏动物的正常生理状态;②可在 DSA 下准确选择栓塞部位;③可通过不同的栓塞材料不同程度闭塞上矢状窦;④可用 DSA 及解剖标本来证实栓塞效果;⑤可用 MRI 各种常规和功能序列监测脑实质信号变化,并可动态监测以区分静脉窦栓塞病程演变的各个阶段;⑥实验重复性强,对效果不明显的实验动物可再次行栓塞术。

(4)主要缺点:①对介入操作技术要求比较高;②微导管和铂金弹簧圈等栓塞材料价格较贵;③实验周期相对较长。

【参考文献】

[1]张琰,武乐斌,唐军. 脑静脉窦栓塞动物模型的建立方法[J]. 医学影像学杂志,2006,15(2):109-112.

[2]唐军,闫静,武乐斌,等. 脑静脉窦栓塞动物模型(猪)的建立[J]. 当代医学,2009,15(11):221-224.

二、猪介入结合凝血酶注射法颅内静脉窦血栓形成模型

【基本原理】

采用介入球囊封堵技术结合上矢状窦(SSS)内注射凝血酶,建立猪颅内静脉血栓形成(CVST)模型。

【实验材料】

1. 药品试剂 ①麻醉药物:盐酸氯胺酮注射液、水合氯醛或戊巴比妥钠等;②10% 甲醛溶液或 4% 多聚甲醛溶液等;③凝血酶。

2. 仪器设备 数字减影血管造影(DSA)仪,磁共振成像(MRI)仪,6F 动脉鞘,0.09 cm 泥鳅导丝,5F 单弯造影管,微导管,微导丝,封堵球囊,高压注射器,呼吸机,手术显微镜,常规手术器械等。

3. 实验动物 健康成年小型猪,雌雄兼用,体重(30±2)kg。

【方法步骤】[1]

将小型猪用 3% 戊巴比妥钠静脉注射麻醉(30 mg/kg),呼吸机辅助通气,开放静脉通路。行右侧股动脉及股静脉穿刺,置入血管鞘(6F,Terumo),单弯导管(5F,Terumo)经股动脉插管至一侧颈总动脉,高压注射器下行全脑血管造影(对比剂总量 7 mL,速度 3 mL/s),静脉期观察脑静脉窦及双侧颈静脉回流情况。经股静脉导丝导引下单弯导管超选择插管至左侧颈内静脉,高压注射器静脉逆行造影(对比剂总量 15 mL,速度 7 mL/s),使同侧脑静脉窦显影。通过交换导丝引入导引导管、微导管和微导丝,路径图导引下超选择插管到达相应脑静脉窦,经微导管造影确认后导管内引入封堵球囊,到位后充盈封堵球囊,在球囊充盈状态下缓慢回撤球囊约 1 cm,从微导管内注入 50 U/mL 的

凝血酶2 mL,封堵球囊持续充盈约15 min后排空并回撤封堵球囊,经颈动脉留置导管行脑血管造影,静脉期观察静脉窦回流情况。如先前显影的相应静脉窦不显影则手术成功,如静脉窦仅部分闭塞,则重复上述步骤直至静脉窦闭塞。

【观察指标】

1. 影像学检查　术后即刻及1周行DSA检查;术后1、3、7 d行MRI检查。

2. 病理学检查　造影完毕后,动物麻醉下开颅,大体肉眼观察相应静脉窦及受累区脑表面静脉扩张淤滞情况。解剖大脑半球,观察脑组织梗死等情况。取出静脉窦血栓,10%甲醛固定,常规脱水、石蜡包埋、切片,HE染色,光镜下观察血栓病理形态。

【模型特点】

(1)静脉窦血栓模型成功率100%,其中50%为上矢状窦,33.33%为上矢状窦合并左横窦乙状窦,16.67%为单纯左横窦乙状窦血栓。

(2)术后第1天出现明显脑水肿,1周后脑水肿明显减轻。

(3)部分动物出现脑梗死(出血性梗死)。

(4)大体解剖可见相应静脉窦内暗红色陈旧性血栓形成,受累区脑表面静脉扩张淤滞,与正常脑皮质静脉有明显区别。伴脑内梗死时,梗死灶色泽灰暗,皮髓质分界不清楚,其内可见散在的陈旧出血灶。

(5)陈旧性混合血栓,镜下可见血小板形成的白色小梁间大量红细胞聚集,伴有少量白细胞浸润,纤维蛋白原形成纤维蛋白网。

【注意事项】

参见本节“猪介入法颅内静脉窦栓塞模型”。

【模型评价】

1. 优点[1-2]　①猪脑实质和静脉窦的发育接近人类,动物大小适中,适合行介入手术操作;②通过介入静脉途径,在球囊阻塞下微导管灌注凝血酶,较好地模拟了血液流速减低和高凝状态这两个血栓形成的因素同时球囊回撤过程造成了静脉窦内皮细胞的损伤,从而也有利于血栓的形成,接近临床静脉窦血栓形成的发病机制。

2. 缺点[1]　①所用器械较多,操作较为复杂;②在注入凝血酶的过程中较难控制流量和范围,因此可出现血栓形成过度或形成不足的情况,并易诱发弥散性血管内凝血而造成实验失败;③同时,由于猪的颈内静脉和静脉窦之间的交通较细,有时可出现微导丝和微导管进行不同部位静脉窦超选择插管时存在一定困难。

【参考文献】

[1]王珏,李明华,孙晓江,等.经静脉途径建立猪脑静脉窦血栓模型的实验研究[J].上海交通大学学报(医学版),2008,28(1):5-8.

[2]FRIES G,WALLENFANG T,HENNEN J,et al. Occlusion of the pig superior sagittal sinus bridging and cortical veins multistep evolution of sinus-vein thromnbosis[J]. J Neumsurg 1992,77(1):127-133.

第四节　猫颅内静脉窦血栓形成模型

【基本原理】

采用开颅上矢状窦(SSS)穿刺注射液体栓塞剂醋酸纤维素聚合物(CAP),联合双侧颈外静脉结扎,建立猫颅内静脉血栓形成(CVST)动物模型。

【实验材料】

1. 药品试剂　①麻醉药物:盐酸氯胺酮注射液、水合氯醛、戊巴比妥钠、速眠新注射液等。②4%多聚甲醛溶液、磷酸盐缓冲液(PBS)、戊二醛、饱和醋酸铀、枸橼酸铅等。

2. 仪器设备　磁共振成像(MRI)仪,数字减影血管造影(DSA)仪,牙科钻,常规手术器械等。

3. 实验动物　健康成年猫,雌雄兼用,体重3.5~5.0 kg。

【方法步骤】[1-3]

1. 术前准备及麻醉　将猫用速眠新注射液肌内注射麻醉(0.2 mL/kg),头颅取俯卧位固定于自制立体定向仪手术台上,自制开口器分离上、下牙床,保持气道通畅,术中动物肛表测温维持在38.5~39.0 ℃。

2. 上矢状窦栓塞　取正中直线切口从鼻根至下枕部切开头皮5.0 cm,用牙科钻在颅骨矢状缝左右旁开1.0 cm处钻孔,钻头持续用生理盐水降温处理。用尖嘴钳沿钻孔处咬除骨板并扩大形成骨窗约3.0 cm×4.0 cm,用无菌骨蜡涂抹骨窗边缘制止板障静脉出血。用一次性静脉留置针(24 GA×0.7 in,0.7 mm ×1.9 mm)经骨窗在显露的上矢状窦前中1/3处与硬膜表面成15°~20°角向头侧成功穿刺上矢状窦后,经侧壁连接导管缓慢加压推注液体栓塞剂醋酸纤维素聚合物0.5~1.0 mL,留置套管30 s,栓塞成功后拔针,穿刺点无活动性出血。另换一同样规格静脉留置针在上矢状窦中后1/3处向尾侧穿刺上矢状窦,重复上述栓塞过程。

3. 颈外静脉结扎　动物取仰卧位,颈前皮肤纵行切开5.0 cm,于颈横静脉汇入颈外静脉点下1.0 cm处穿丝线结扎双侧颈外静脉,严密缝合头皮及颈部切口。

【观察指标】

1. 影像学检查　根据实验需要,分别于术前及术后不同时间,对动物进行MRI检查,使用头部正交发射、接收线圈,扫描室温度22 ℃。动物取俯卧位,以矢状定位像显示的视交叉为中心行冠状位扫描10层,层厚4 mm,扩散加权成像(diffusion weighted imaging, DWI)采用EPI序列,TR 5 700 ms,TE 139 ms,矩阵196×200,采集次数为3,其扩散敏感梯度分别施加在层面选择、频率编码、相位编码方向上,b值分别为50、500、1 000 s/mm^2,TSE-T$_2$WI序列,TR 2 700 ms,TE 96 ms,矩阵238×256,采集次数为3。

2. 病理学检查　麻醉下开胸,经左心室快速推注4%多聚甲醛固定液100 mL、PBS 250 mL。动物颈部变僵硬后开颅取脑沿颅底剪开硬脑膜肉眼观察脑组织、桥静脉和蛛网膜下腔病理变化,最后纵行切开上矢状窦观察腔内改变。沿与 MRI 扫描一致方向间隔 4 mm 断层切片,切取病变区脑组织置于3% 戊二醛溶液中固定,饱和醋酸铀、枸橼酸铅染色行透射电镜观察。另取脑组织块置于4% 多聚甲醛溶液中固定 72 h,石蜡包埋,沿 MRI 扫描方向切片,HE 染色,光镜下观察。

【模型特点】

(1)模型成功率为77.8% 。

(2)术后1 ~3 h 以细胞内毒性水肿为主,3 ~24 h 血管源性水肿逐渐出现并占优势,24 ~48 h 出现出血性脑梗死。

【注意事项】

(1)颅骨钻孔及扩大骨窗时,避免穿透硬脑膜。

(2)液体栓塞剂注射时,避免穿透上矢状窦下壁及损伤周围脑皮质。

【模型评价】

1. 优点　上矢状窦内注射醋酸纤维素聚合物能可靠、完全、永久地闭塞上矢状窦、桥静脉和皮质静脉,栓塞剂对血管内膜无毒副作用,操作方便不堵管,价格低廉。

2. 缺点　①实验采用的颅骨窗技术部分抵消了颅内压增高的影响,与人脑静脉闭塞后颅内压增高的改变有一定差异;②该方法脑静脉闭塞范围较大、程度严重,与临床所见脑静脉循环的区域性解剖变异以及脑静脉侧支循环的复杂性不相一致。

【参考文献】

[1] KANAIWA H, KUCHIWAKI H, INAO S, et al. Cerebmcortical capillary net work following venous sinus occlusion in cats[J]. Surg Neurol, 1995, 44(2):172-180.

[2] 查云飞,孔祥泉,徐海波,等. 猫急性脑静脉闭塞模型的建立[J]. 临床放射学杂志, 2005, 24(2):170-173.

[3] 查云飞,孔祥泉,徐海波,等. 猫急性脑静脉闭塞模型的 MR 扩散加权成像与病理学对照研究[J]. 中华放射学杂志, 2005, 39(9):943-947.

附　录　常用英文缩略词

附表　常用英文缩略词

中文全称	英文全称	缩写
^{18}FDG	flurine-18-fluorodeoxy-glucose	18-氟化脱氧葡萄糖
2-VO	two-vessel occlusion	二动脉阻断法
3-VO	three-vessel occlusion	三动脉阻断法
4-VO	four-vessel occlusion	四动脉阻断法
AAR	active avoidance response	主动回避反应
ACA	anterior cerebral artery	大脑前动脉
ACA-OA	anterior cerebral artery-olfactory artery	大脑前动脉-嗅动脉
ACAS	asymmetric common carotid artery surgery	双侧颈动脉非对称狭窄法
ACh	acetylcholine	乙酰胆碱
AChE	acetylcholinesterase	乙酰胆碱酯酶
ACM	autologous blood injection into cisterna magna	枕大池注血法
ADC	apparent dispersion coefficient	表观弥散系数
APC	prechiasmatic cistern respectively	视交叉池注血法
AS	atherosclerosis	动脉粥样硬化
Asp	aspartic acid	天冬氨酸
ATP	adenosine triphosphate	三磷酸腺苷
BA	basilar artery	基底动脉
BP	blood pressure	血压
BBB	blood brain barrier	血脑屏障
BCAO	bilateral common carotid artery occlusion	双侧颈总动脉阻断
BCAS	bilateral common carotid artery stenosis	双侧颈动脉狭窄
CAP	cellulose acetate polymer	醋酸纤维素聚合物
CAST	continuous arterial spin tagging	连续动脉自旋标记
CBF	cerebral blood flow	脑血流量
CBV	cerebral blood volume	脑血容积

续附表

中文全称	英文全称	缩写
CCA	common carotid artery	颈总动脉
CCH	chronic cerebral hypoperfusion	慢性脑低灌注
CGRP	calcitonin gene-related peptide	降钙素基因相关肽
CIR	cerebral ischemia-reperfusion	脑缺血再灌注
CoVT	cortical vein thrombosis	皮质静脉血栓
COW	circle of Willis	Willis 环
CPK	creatine phosphokinase	肌酸磷酸激酶
CPP	cerebral prefusion pressure	脑灌注压
CS	conditioned stimulus	条件刺激
CSF	cerebrospinal fluid	脑脊液
CVS	cerebral vasospasm	脑血管痉挛
Cys	cysteine	半胱氨酸
DA	dopamine	多巴胺
DBP	diastolic blood pressure	舒张压
DCVS	delayed cerebral vasospasm	迟发性脑血管痉挛
DND	delayed neuron death	迟发性神经元死亡
DOPAC	3,4-dihydroxyphenylacetic acid	3,4-二羟基苯乙酸
DSA	digital subtraction angiography	数字减影血管造影
EB	Evans blue	伊文思蓝
ECA	external carotid artery	颈外动脉
ECG	electrocardiograph	心电图
EEG	electroencephalogram	脑电图
EN	error number	错误次数
ER	escape response	逃避反应
ET	endothelin	内皮素
FCM	flow cytometer	流式细胞仪

续附表

中文全称	英文全称	缩写
FOV	field of view	视野
GABA	gamma-aminobutyric acid	γ-氨基丁酸
GCAS	gradual common carotid artery stenosis	颈总动脉渐进性狭窄
GFAP	glial fibrillary acidic protein	胶质纤维酸性蛋白
Glu	glutamic acid	谷氨酸
Gly	glycine	甘氨酸
HE	hematoxylin-eosin	苏木精-伊红
HPLC	high performance liquid chromatograph	高效液相色谱仪
HR	heart rate	心率
HSP	heat shock protein	热激蛋白
HVA	homovanillic acid	高香草酸
HVc	volumes of the ipsilateral hemispheres	同侧大脑半球体积
HVi	volumes of the contralateral hemispheres	对侧大脑半球体积
IA	intracranial aneurysm	颅内动脉瘤
Iba-1	ionized calcium bindingadaptor molecule-1	离子钙接头蛋白抗原-1
ICA	internal carotid artery	颈内动脉
ICAM	intercellular adhesion molecule	细胞间黏附分子
ICH	intracerebral hemorrhage	脑出血
ICP	intracranial pressure	颅内压
IL	interleukin	白细胞介素
IL-1β	interleukin-1β	白细胞介素-1β
IL-4	interleukin-4	白细胞介素-4
IL-6	interleukin-6	白细胞介素-6
IL-10	interleukin-10	白细胞介素-10
LDF	laser Doppler flowmetry	激光多普勒血流仪

续附表

中文全称	英文全称	缩写
LDH	lactate dehydrogenase	乳酸脱氢酶
LPR	lactate/pyruvate ratio	乳酸/丙酮酸比值
LSI	laser speckle imaging	激光散斑成像
LV	lesion volumes	病灶体积
MABP	mean arterial blood pressure	平均动脉压
MAP2	microtubule-associated protein 2	微管相关蛋白2
MBP	myelin basic protein	髓鞘碱性蛋白
MCA	middle cerebral artery	大脑中动脉
MCAO	middle cerebral artery occlusion	大脑中动脉阻断
MCI	multifocal cerebral infarction	多灶性脑梗死
MD	microdialysis	微透析
MD-GFAAS	microdialysis-graphite furnace atomic absorption spectroscopy	微透析-石墨炉原子吸收光谱法
MD-HPLC	microdialysis-high performance liquid chromatography	微透析-高效液相色谱法
MDA	malondialdehyde	丙二醛
mGS	modified Garcia score	改良加西亚评分
MMP	matrix metalloproteinase	基质金属蛋白酶
mNSS	modified neurological severity score	改良神经损伤严重程度评分
MRA	magnetic resonance angiography	磁共振血管成像
MRI	magnetic resonance imaging	磁共振成像
MTT	mean transit time	平均通过时间
NES	15-point neurological evaluation scale	15分神经学评估
NF-κB	nuclear factor kappa B	核转录因子
NOR	novel object recognition	新物体识别
PAR	passive avoidance response	被动回避反应

续附表

中文全称	英文全称	缩写
PBS	phosphate buffer saline	磷酸盐缓冲液
PCA	posterior cerebral artery	大脑后动脉
PET	positron emission tomography	正电子发射扫描仪
PI	pulsatility index	搏动指数
PPA	pterygopalatine artery	翼腭动脉
PS	permeability surface	血管表面通透性
PVA	polyvinyl alcohol	聚乙烯醇
RAS	renin–angiotensin system	肾素–血管紧张素系统
RB	rose bengal	四碘四氯荧光素二钠
rCBF	regional cerebral blood flow	局部脑血流量
RI	recognition index	识别指数
ROI	region of interest	感兴趣区
RVH	renovascular hypertension	肾血管性高血压
RVHSP	stroke–prone renovascular hypertension	易卒中型肾血管性高血压
SAH	subarachnoid hemorrhage	蛛网膜下腔出血
SBP	systolic blood pressure	收缩压
SHR	spontaneously hypertensive rat	自发性高血压大鼠
SHRSP	stroke–prone spontaneously hypertensive rat	易卒中型自发性高血压大鼠
SIVD	subcortical ischemic vascular dementia	皮质下缺血性血管性痴呆
SNS	sympathetic nervous system	交感神经系统
SOD	superoxide dismutase	超氧化物歧化酶
SRA	synchrotron radiation angiography	同步辐射血管造影
SSS	superior sagittal sinus	上矢状窦
SWM	spatial working memory	空间工作记忆

续附表

中文全称	英文全称	缩写
TCD	transcranial doppler	经颅多普勒
Tf	the total exploration time of familiar object	熟悉物体探索时间
TGF-β	transforming growth factor-β	转化生长因子-β
Tn	the total exploration time of novel object	新奇物体探索时间
TRT	total reaction time	总反应时间
TTC	2,3,5-triphenyl tetrazolium chloride	2,3,5-氯化三苯基四氮唑
UCAO	unilateral common carotid artery occlusion	单侧颈总动脉阻断
US	unconditioned stimulus	非条件刺激
VCI	vascular cognitive impairment	血管性认知障碍
VD	vascular dementia	血管性痴呆
VEC	vascular endothelial cell	血管内皮细胞
Vm	mean velocity	平均血流速度
VP	venous pouch	静脉囊
Vs	systolic velocity	收缩期血流速度
WKY	Wistar-Kyoto rats	京都 Wistar 大鼠